Eu não consigo emagrecer

DR. PIERRE DUKAN

Eu não consigo emagrecer

A dieta francesa que conquistou mais de 30 milhões de leitores

Tradução
Ana Adão

10ª edição

BestSeller

Rio de Janeiro | 2013

CIP-BRASIL. CATALOGAÇÃO-NA-FONTE
SINDICATO NACIONAL DOS EDITORES DE LIVROS, RJ.

Dukan, Pierre, 1941-
D914e Eu não consigo emagrecer: a dieta Dukan / Pierre Dukan; tradução: Ana
10ª ed. Adão — 10ª ed. — Rio de Janeiro: Best*Seller*, 2013.

Tradução de: Je ne sais pas maigrir
ISBN 978-85-7684-649-9

1. Dieta de emagrecimento. 2. Hábitos alimentares — França.
3. Emagrecimento. 4. Nutrição. I. Título.
12-5333 CDD: 613.25
CDU: 613.24

Texto revisado segundo o novo Acordo Ortográfico da Língua Portuguesa.

Título original francês
JE NE SAIS PAS MAIGRIR

Capa: Sense Design
Imagem de capa: iStock Photo
Editoração eletrônica: FA Studio
Revisão técnica: Mateus de Castro

Impresso no Brasil

ISBN 978-85-7684-649-9

A Sacha e Maya,
a Maya e Sacha,
meus filhos,
pela segunda vida que me ofereceram
em troca da que eu lhes dei.

A Christine, minha mulher,
sem a qual eu sequer poderia
ter imaginado essa troca.

A Sylvia e Maurice,
que ainda falam através da minha voz.

Sumário

Prefácio voltado aos profissionais da saúde

20 milhões de franceses são gordos demais,
50 mil morrem de obesidade todos os anos.
Quem se importa?
VOCÊS! Mas vocês não sabem o que fazer...

Sugiro o meu método

Não porque é meu, mas porque, ao fim de uma vida, após 35 anos de experiência cotidiana, estou convencido de que é o melhor método que conheci!

As provas?

Mais de 3 milhões de franceses experimentaram e, dez anos após a publicação, a obra é a mais vendida, logo atrás de Harry Potter.

100 alimentos

Entre os mais nobres, consistentes e satisfatórios do patrimônio alimentar humano acompanhados das palavras mágicas: À VONTADE.

Quatro fases

da mais rigorosa à mais aberta

1. **O ataque**, curto e fulminante.
2. **O cruzeiro**, proteico, até o Peso Certo.
3. **A consolidação**: dez dias por quilo perdido.
4. **A estabilização definitiva**: Quinta-feira Proteica + o abandono dos elevadores + 3 colheres de farelo de aveia para o resto da vida

174 médicos me pediram uma autorização para praticá-la, fazendo cópias das páginas de síntese. Eu disse **SIM**, e o digo a vocês também! O essencial é ter êxito. Tentemos, ao menos!

Dr. Pierre Dukan
Presidente da Associação RIPOSTE Mundo
Reação Internacional de Profissionais
Qualificados em Prevenção à Obesidade e ao Sobrepeso

Introdução

Um encontro decisivo ou o homem que só gostava de carne

Meu primeiro contato com a obesidade ocorreu quando, ainda um jovem médico, eu praticava medicina geral em um bairro de Montparnasse e ao mesmo tempo me especializava em Garches, em um serviço de neurologia repleto de crianças paraplégicas.

Nessa época, eu tinha entre meus pacientes um editor obeso, jovial, extremamente culto, que sofria de uma forte asma, com a qual eu frequentemente o ajudava. Um dia, ele veio me ver e, depois de ter se instalado confortavelmente em uma poltrona inglesa que rangia devido a seu peso, me disse:

— Doutor, sempre estive satisfeito com seus cuidados, confio em você e hoje vim vê-lo para que me faça emagrecer.

Naquele tempo, tudo o que eu sabia sobre nutrição e obesidade era o que tinham me ensinado na faculdade, que se resumia a propor dietas hipocalóricas — formas de refeições em miniatura parecidas com refeições normais, mas em porções de Lilliput, que faziam os obesos — habituados a viver intensamente — rir e sair correndo, desesperados diante da ideia de ter de ficar controlando porções daquilo que os faz felizes.

Gaguejando, me recusei a ajudá-lo, sob o pretexto justamente utilizado, de que não conhecia as sutilezas da ciência em questão.

— De que ciência está falando? Fui a todos os especialistas de Paris, todos os exploradores da área. Já perdi, sozinho, mais de 300 quilos desde a adolescência, e ganhei tudo de volta. Devo admitir que nunca tive uma motivação profunda e, involuntariamente, minha mulher errou em continuar a me amar apesar dos meus quilos a mais. Mas hoje fico ofegante só de levantar os olhos, não encontro mais roupas que sirvam e, para você ter uma ideia, estou começando a sentir medo de morrer.

E para concluir ele adicionou a última frase, que, sozinha, desviou bruscamente o curso de minha vida profissional:

— Faça-me seguir a dieta que quiser, tire todos os alimentos que quiser, mas não a carne, gosto demais de carne.

E, sem refletir, para responder a sua espera, me lembro de ter respondido, sem hesitação:

— Ora! Já que você gosta tanto de carne, venha amanhã cedo, para que eu possa pesá-lo em minha balança, e durante cinco dias coma apenas carne. Mas evite as carnes gordas, porco, cordeiro e pedaços gordurosos de carne de boi. Coma tudo grelhado, beba quanta água puder e volte daqui a cinco dias, em jejum, para se pesar novamente em minha balança.

— Ok, desafio aceito.

Após cinco dias, ele voltou. Tinha perdido quase cinco quilos. Eu não acreditava no que via, nem ele. Fiquei um pouco preocupado, mas ele estava radiante, mais jovial que de costume, falando do bem-estar encontrado, do ronco que desaparecera e, com isso, varrendo todas as minhas hesitações:

— Vou continuar, estou me sentindo no auge. Esta dieta funciona e estou comendo bem.

E lá se foi ele para um segundo turno de cinco dias de carnes, com a promessa de realizar análises de sangue e de urina.

Quando voltou, tinha perdido mais dois quilos e, em júbilo, esfregou-me no rosto os resultados do exame de sangue, que mostrava doses perfeitamente normais de açúcar, colesterol e ácido úrico.

Nesse meio-tempo, eu tinha ido à biblioteca da faculdade de medicina, onde tive o cuidado de me aprofundar nas características nutricionais das carnes, estendendo meu interesse pela grande família das proteínas, na qual as carnes têm o maior prestígio.

Assim que ele voltou, cinco dias depois, ainda em boa forma e tendo se livrado de mais um quilo e meio, pedi que adicionasse peixes e frutos do mar, o que ele aceitou de bom grado, pois já tinha comido todas as carnes possíveis.

Ao fim de vinte dias, o ponteiro mostrou os primeiros dez quilos perdidos, e ele fez um segundo exame de sangue, tão tranquilizador quanto o primeiro. Numa aposta arriscada, adicionei as últimas proteínas que restavam, lançando uma mistura de laticínios, aves e ovos, e, para acalmar minhas preocupações, pedi que intensificasse a quantidade de água e passasse a beber três litros por dia.

Depois de algum tempo, ele acabou aceitando adicionar legumes, pois eu começava a temer a ausência tão prolongada de outros alimentos.

Ele voltou, cinco dias mais tarde, sem ter perdido um grama sequer. Havia encontrado argumentos para exigir o retorno à sua dieta favorita e a todas as categorias de proteínas pelas quais tinha tomado gosto, apreciando o fato de não haver limitações em seu consumo. Permiti, sob a condição de que alternasse a dieta com períodos de cinco dias de consumo de proteínas associadas a legumes, alertando para o risco de carência de vitaminas, no qual ele não acreditava de forma alguma, mas que aceitou graças a uma diminuição de velocidade de seu trânsito intestinal por insuficiência de fibras.

Dessa maneira nasceu minha dieta de alternância de proteínas, assim como meu interesse pela obesidade e por todas as categorias de sobrepeso, que se tornaram o eixo de meus estudos e de minha vida profissional.

Uma vez estabelecido, utilizei essa dieta pacientemente, aperfeiçoei-a incessantemente e lhe dei forma com minhas próprias mãos, para transformá-la na dieta que, atualmente, me parece ao mesmo tempo a mais adaptada à psicologia extremamente peculiar do obeso e a mais eficaz em termos de emagrecimento.

Enquanto isso, à medida que o tempo passa, constatei amargamente que as dietas de emagrecimento, tão eficazes e bem-conduzidas quanto possam ser, não resistiam ao tempo e, na falta de uma real estabilização do peso do paciente, viam seus resultados desaparecerem, em um surdo e lento desvio, na melhor das hipóteses e, na pior, em uma retomada massiva, habitualmente ligada a uma desestabilização afetiva, ao estresse, a um fracasso ou a outras contrariedades.

Para encarar com determinação essa guerra incansavelmente perdida pela grande maioria dos que emagreceram, fui levado a construir uma dieta de consolidação do peso perdido, fortaleza defensiva contra os ganhos precoces, ganhos parciais que levam ao desencorajamento e, em seguida, ao desgosto de si, ao abandono total ou ao ganho extremo de peso. Concebi esse patamar de proteção, encarregado de reintroduzir, em estratos sucessivos, os elementos de base de uma alimentação aceitável, a fim de conter a revanche violenta de um organismo desapossado de suas reservas. E, para cobrir o tempo dessa revolta e tornar essa transição aceitável, fixei uma duração precisa para a dieta, proporcional à perda de peso e fácil de calcular, de dez dias por quilo perdido.

Mas, ainda assim, após a vitória na prova da consolidação, o retorno progressivo aos hábitos, com a ajuda da pressão dos metabolismos, e, sobretudo, o inevitável ressurgimento da necessidade de compensar as frustrações e preocupações mergulhando na gordura, nos doces e na abundância ainda triunfavam insidiosamente sobre essa muralha defensiva.

Para encontrar uma solução tive de tomar uma medida bastante difícil de se propor, uma palavra de ordem que ousa carregar o epíteto de "definitiva": o inaceitável entrave que todos os gordos, os pletóricos, pequenos ou grandes obesos, ou as pessoas com simples sobrepeso execram e recusam *a priori*. O problema dessa etapa é a duração, e vai em sentido contrário à necessidade de impulsividade e ao horror pelo cerceamento. Inaceitável, exceto se tal palavra de ordem a ser seguida por toda a vida e fiadora de uma autêntica estabilidade fosse restrita a apenas um dia de uma dieta particular por semana, dia predefinido, não intermutável, não negociável em seu conteúdo, mas muito eficaz em seus resultados.

Foi assim que cheguei à terra prometida, o sucesso verdadeiro e durável construído sobre um conjunto de quatro dietas sucessivas e de intensidade decrescente, que o tempo e a experiência me levaram a ligar um ao outro, para fazer dele um caminho bem-traçado e fortificado, proibindo qualquer escape. Uma dieta de ataque curto, severo, mas eficaz, substituída por uma dieta de cruzeiro alternativa, que alterna os ataques e as pausas, sustentada por um patamar de consolidação de duração proporcional ao peso perdido. Enfim, para estabilizar definitivamente o peso duramente conquistado, uma medida conservadora, tão pontual quanto eficaz: apenas um dia por semana de redenção alimentar, que mantém o resto da semana em equilíbrio, sob a condição de ser conservado para sempre ao seu lado, algo como um cão de guarda, para o resto da vida.

Obtive, enfim, meus primeiros resultados duradouros. Eu tinha não apenas um simples peixe a oferecer, mas um aprendizado sobre a pesca, um método global que permitia ao obeso se tornar autônomo, emagrecer rápido e conservar sozinho e de maneira duradoura o peso.

Eu havia passado vinte anos construindo essa bela ferramenta para um público restrito, um método de quatro dietas articuladas que, hoje, pretendo propor a um público ainda maior.

Esse método é para aqueles que tentaram tudo, que emagreceram com frequência — com frequência demais — e que procuram, antes de mais nada, a certeza de que poderão, em troca de um esforço realizável e sem falhas, porém limitado no tempo, não apenas emagrecer, mas, antes de mais nada, conservar o fruto desse esforço e viver à vontade, com o corpo que desejam e ao qual têm direito. Escrevi este livro para o uso dessas pessoas, esperando que a solução que lhes proponho se torne sua própria solução.

Mas é a todos aqueles a quem já convenci com palavras, inclusive as palavras de ordem direta, aqueles que transformaram minha vida de médico, meus pacientes de carne e osso, jovens e idosos, homens e mulheres, e especialmente ao primeiro entre eles, meu editor obeso, que dedico esta obra e este método.

Nascimento da dieta em quatro etapas

O Método Dukan

Vinte e cinco anos se passaram desde meu encontro decisivo com o obeso que mudou o curso da minha vida. Desde então, me dedico à nutrição e ajudo gordos e menos gordos a emagrecer e estabilizar o peso.

Como todos os meus colegas médicos, me formei na escola bem cartesiana e francesa da medida e do equilíbrio, da redução de calorias e das dietas hipocalóricas, em que tudo deve ser permitido, mas em quantidades moderadas.

A partir de minha chegada ao terreno da dieta esta bela construção teórica, fundada na esperança louca de ser possível desprogramar o obeso e suas extravagâncias culinárias para fazer dele um funcionário escrupuloso com relação à redução calórica, foi por água abaixo. Hoje, o que sei e o que pratico, aprendi e desenvolvi no contato direto e no cotidiano com seres de carne e osso, homens, mas principalmente mulheres, fervendo de desejos culinários e de necessidades gastronômicas.

Rapidamente compreendi que um obeso não o era por acaso, que sua gula e sua aparente desenvoltura diante de um alimento camuflavam uma necessidade de felicitar-se comendo, e que tal necessidade era não apenas muito grande, mas também ligada a circuitos de sobrevivência arcaicos e viscerais.

Tornou-se claro, para mim, que não era possível ajudar um obeso a emagrecer de maneira duradoura apenas dando-lhe conselhos, mesmo que fossem de bom-senso ou fundados em argumentos científicos, duas situações em que o sujeito quase não tem opção a não ser obedecer ou esquivar-se.

O que um obeso decidido a emagrecer deseja é o que pede a um terapeuta ou a um método: evitar ter que confrontar sozinho a punição infligida a todo ser que se opõe voluntariamente a um comportamento de sobrevivência.

O que ele busca é, assim, uma vontade exterior à sua, um líder que esteja à sua frente e que lhe forneça palavras de ordem, sempre as palavras de ordem, pois o que ele mais detesta no mundo e simplesmente não sabe fazer é decidir sozinho o dia, a hora e os meios de sua privação.

O obeso admite, sem vergonha — por que teria vergonha? —, sua fraqueza, até mesmo uma certa imaturidade no registro da gestão de seu peso. Conheci toda sorte de obesos ou obesas, de origens sociais diversas, gente simples como os grandes deste mundo, pessoas com poder de decisão, banqueiros e mesmo políticos, seres inteligentes, brilhantes, quiçá eminentes. No entanto, todos os que se sentavam à minha frente descreviam-se como espantosamente fracos diante da comida, comendo, apesar de tudo, como crianças gulosas.

Indiscutivelmente, a maior parte deles construiu, no segredo da primeira infância, uma "linha de fuga" fácil em direção ao alimento, pela qual se descarregam uma grande tensão, desgostos e estresses. Desse modo, toda prescrição racional lógica ou responsável não resiste, ou não resiste por muito tempo, à pressão de tal defesa arcaica.

Reforçando minha opinião, vi desfilarem, durante meus trinta anos de prática, todas as dietas que estiveram no centro das atenções e marcaram época. Contei 210 desde o início dos anos 1950. Algumas delas, apoiadas e popularizadas por livros que foram best-sellers mundiais, com tiragens de milhares de exemplares, como a dieta Atkins, a Scarsdale, a Montignac e o Vigilantes do Peso, todos modelos do gênero, os quais me fizeram entender até que ponto o obeso acolhe de braços abertos tais obras de fortes palavras de ordem, incluindo-se a draconiana, absurda e mesmo perigosa dieta da Mayo Clinic, célebre clínica americana, uma verdadeira inépcia nutricional, com seus vinte ovos por semana, mas que, trinta anos após seu nascimento, continua circulando, apesar das condenações unânimes de todos os nutricionistas do mundo.

A análise dessas dietas e das razões de seu incrível sucesso, a prática e a escuta cotidiana dos obesos, a observação do poder de sua determinação em certos momentos da vida e de sua extrema facilidade para se desencorajar na ausência de resultados rápidos e proporcionais a seus esforços me convenceram de que:

O obeso que deseja emagrecer tem necessidade de uma dieta que deslanche e logo traga rapidamente os primeiros frutos, suficientemente rápido para reforçar e manter a motivação. Ele também tem necessidade de objetivos precisos a serem atingidos, fixados por um conselheiro externo, com a instauração de etapas e de pontos de passagem em que possa dar conta de seus esforços, comparando-os às performances esperadas.

A maior parte das dietas espetaculares que tiveram sucesso no passado recente possuía esse efeito rápido e fornecia os resultados prometidos. Infelizmente, suas palavras de ordem, as orientações e etapas fornecidas eram esquecidas após a leitura da obra e deixavam o obeso que emagrecera novamente sozinho, tentando equilibrar suas tentações. As mesmas causas fazem surgir os mesmos efeitos, e tudo começava novamente.

Todas essas dietas, mesmo as mais originais e inventivas, ao curso da fase de ataque, revelavam-se estranhamente indigentes uma vez atingido o objetivo. Elas abandonavam seus adeptos com os eternos conselhos de bom-senso, moderação e equilíbrio que o ex-obeso nunca conseguirá seguir.

Nenhuma dessas célebres dietas conseguiu encontrar uma maneira de aplicar, no período que começa depois do emagrecimento, o acompanhamento e o fornecimento de palavras de ordem e sinais de referência precisos, simples e eficazes, que tivessem tanto sucesso quanto na fase de ataque.

O obeso que emagreceu vitorioso sabe, por instinto, que não tem o poder de conservar sozinho e sem enquadramento o fruto de seu esforço. Ele também sabe que, sem orientação, tornará a ganhar peso, primeiro lentamente, depois mais rápido, e com o mesmo extremismo que antes ele havia conseguido emagrecer.

A pessoa com sobrepeso que acaba de emagrecer com um método diretivo tem, desse modo, necessidade de conservar uma lembrança dessa mão estendida que o acompanhou e o dirigiu durante seu emagrecimento. Uma palavra de ordem suficientemente simples, pontual, eficaz, pouco frustrante, que possa ser seguida pelo resto da vida.

Insatisfeito com a maioria das grandes dietas da moda que se contentavam com uma vitória notável, mas sem futuro, consciente da ineficácia das dietas hipocalóricas e das recomendações de bom-senso que conservam, apesar de todos os inconvenientes, a esperança de transformar o consumista inveterado numa pessoa regrada, fui levado a criar minha própria dieta emagrecedora: a dieta de alternância de proteínas. Sei que, ao expressar-me desse jeito, serei considerado imodesto. Assumo o risco, pois é o que penso com a mais profunda convicção, e não dizê-lo, no contexto da catástrofe iminente, é quase uma não assistência à pessoa em perigo.

Essa dieta, em suas primeiras fases, profundamente emagrecedoras, é formada por um duo de dietas que funciona como um motor em dois tempos, no qual um período de dieta de proteínas puras, de ataque e de conquista por excelência, é imediatamente seguido por um período em que essas mesmas proteínas são associadas aos legumes, tempo de recuperação que permite ao corpo digerir sua perda de peso.

Com o passar do tempo, levando em conta a extrema facilidade de meus pacientes em relaxar assim que o objetivo era atingido e reincidir na ausência de palavras de ordem precisas essa dieta progressivamente se transformou em um método global de emagrecimento.

Esse método respeita a psicologia particular do obeso e reúne as condições indispensáveis ao êxito de todo emagrecimento, que acabamos de revisar e que resumo aqui: ele oferece ao obeso que tenta emagrecer uma rede de palavras de ordem precisas, uma retomada de caminho, de etapas e de objetivos que não dão lugar a qualquer interpretação ou transgressão.

À parte o jejum e a dieta à base de sachês e proteínas em pó, este método é, de todas as dietas à base de alimentos naturais que tive a oportunidade de experimentar o que apresenta, atualmente, mais resultados. A perda de peso inicial obtida é suficientemente forte e rápida para lançar as bases da dieta e reforçar a motivação de maneira durável.

É uma dieta pouco frustrante, que bane a necessidade de quantificar alimentos ou calorias, além de oferecer um espaço de liberdade total para certo número de alimentos.

Não é uma simples dieta, mas um método de emagrecimento global que se aceita ou se recusa como um todo indissociável. Ele se decompõe em quatro fases sucessivas:

A fase de ataque

Uma fase de ataque, com a "dieta das proteínas puras", que permite uma iniciação extremamente eficaz, praticamente tão rápida quanto a do jejum ou a da dieta das proteínas em pó, mas sem seus inconvenientes.

A fase de cruzeiro

Um período de cruzeiro conduzido com a "dieta de alternância de proteínas", um revezamento de dias de proteínas e dias de proteínas + legumes, o que permite atingir, de uma vez por todas e sem pausas, o peso desejado.

A fase de consolidação

Uma dieta de consolidação do peso obtido, destinada a evitar o efeito sanfona, que faz com que, depois do emagrecimento rápido, o corpo tenha tendência a ganhar de volta, com extrema facilidade, o peso perdido. Período de alta vulnerabilidade, sua duração é de precisamente dez dias para cada quilo perdido.

A fase de estabilização definitiva

Enfim — e principalmente —, uma estabilização definitiva, com base em três medidas de segurança simples, pouco penosas e indispensáveis à conservação do peso perdido: um dia fixo por semana da dieta de ataque, a ser seguida a cada quinta-feira para o resto da vida, o abandono dos elevadores e três colheres de farelo de trigo, constituindo três palavras de ordem, certamente estritas e não negociáveis, mas suficientemente pontuais e eficazes para serem aceitas por uma duração tão longa

Princípios teóricos da minha dieta

Antes de entrar nos detalhes desse método, de explicar por meio de um cardápio o seu modo de funcionamento e as razões de sua eficácia, parece-me necessário apresentá-lo sucintamente ao leitor em sua globalidade e sua estrutura em quatro etapas, além de precisar, de imediato, a quem ele se endereça e quais são suas eventuais contraindicações.

A dieta que apresento não se contenta em ser, das dietas emagrecedoras atuais, a mais segura e a que tem melhores resultados. É um método global mais ambicioso, um sistema em quatro etapas, de tensão e severidade decrescentes, que se encarrega do obeso a partir do primeiro dia de dieta para nunca mais abandoná-lo.

Um de seus principais méritos é o valor didático. Ele permite que o obeso aprenda, em campo e na própria pele, a importância relativa de cada grupo de alimentos em função da ordem de integração de cada um à sua alimentação, começando pelos alimentos vitais e, em seguida, introduzindo, em etapas sucessivas, os alimentos indispensáveis, os essenciais depois os importantes, para, finalmente, chegar aos supérfluos.

Seu objetivo claro é fornecer uma rede de instruções perfeitamente articuladas entre si e suficientemente precisas e diretivas para colocar o adepto em caminhos que evitarão os incessantes esforços de vontade que minam, lentamente, a determinação.

Essas instruções se sucedem em quatro dietas consecutivas, sendo que as duas primeiras compõem a fase de emagrecimento propriamente dita. As duas seguintes servem para a consolidação do peso obtido e para a estabilização definitiva.

O período de ataque: a dieta das proteínas puras

É o período de conquista ao longo do qual aquele que começa uma dieta está extremamente motivado e busca um método cuja eficácia e rapidez de obtenção dos primeiros resultados, qualquer que seja seu rigor, respondam à sua expectativa e lhe permitam atacar de frente seu excesso de peso.

Essa dieta inicial, particularmente adaptada às marchas rápidas, é a das "proteínas puras", cujo objetivo teórico é limitar a alimentação a apenas um dos três nutrientes alimentares: as proteínas.

Em teoria, com exceção da clara de ovo, não existe alimento exclusivamente proteico. Então é uma dieta que seleciona e combina certo número de alimentos cuja composição é a mais próxima possível da pureza de proteínas, tais como determinadas categorias de carnes, peixes, frutos do mar, aves, ovos e laticínios com zero por cento de gordura.

Essa dieta, comparada a todas as dietas hipocalóricas, é uma verdadeira máquina de guerra, um verdadeiro trator, diante da qual, se perfeitamente seguida, todas as resistências se minam. É, de longe, a mais rápida e eficaz das dietas sem perigo para a saúde e à base de alimentos. Ela revela toda a sua eficiência nos casos mais difíceis, especialmente o da mulher antes da menopausa, sujeita à retenção de líquidos e aos inchaços, ou o da mulher em menopausa, na fase crítica de instauração do tratamento hormonal. Também é muito eficaz quando aplicada a pessoas verdadeiramente resistentes por terem seguido e abandonado inúmeras dietas ou tratamentos agressivos.

O período de cruzeiro: a dieta da alternância de proteínas

Como o nome indica, essa dieta funciona alternando, de maneira repetitiva, duas dietas articuladas: a das proteínas puras e essa mesma dieta com a adição de legumes verdes ou cozidos. Cada ciclo dessa alternância funciona como injeção-combustão de um motor em dois tempos, que queima sua cota de calorias.

A alternância das dietas

Tanto a primeira quanto a segunda fase da dieta oferecem a mesma liberdade em quantidades. As duas permitem consumir os alimentos autorizados *à vontade*, a qualquer hora do dia e nas proporções e combinações convenientes a cada um, o que oferece, ao mesmo tempo, liberdade e um meio eficaz de neutralizar a fome, ao comer e compensar as vontades qualitativas por meio de satisfações quantitativas.

Em função da quantidade de peso a ser perdida, do número de dietas seguidas anteriormente, da idade e da motivação do candidato, o ritmo de alternância dessas duas dietas será estabelecido segundo normas precisas, que detalharemos posteriormente.

Essa fase de cruzeiro deve ser conduzida sem pausa até a obtenção do peso designado. Ainda que dependente, em parte, das experiências defeituosas do passado, a dieta de alternância de proteínas continua a ser uma das que menos sofra o efeito de resistência ocasionada pelas outras dietas emagrecedoras.

Patamar de consolidação do peso obtido: 10 dias por quilo perdido

Depois da fase de conquista vem a fase pacificadora do método. Sua missão essencial é abrir novamente a alimentação a um contingente de alimentos necessários, evitando o clássico efeito sanfona, uma ameaça quando há perda de peso consideráveis.

Ao longo do período de emagrecimento, e de maneira cada vez mais marcada, à medida que a dieta é mantida, o organismo tende a resistir. Ele reage ao desvio de suas reservas gastando menos e aproveitando mais, limitando todos os gastos calóricos e, sobretudo, aproveitando-se de tudo que se coloca na boca.

O ex-obeso vitorioso se encontra, assim, numa situação delicada, com um corpo que só espera o momento propício para refazer suas reservas perdidas. Uma refeição farta, que teria tido pouco no início da dieta, terá graves consequências ao final.

Por essa razão, a abertura da dieta baseia-se em alimentos mais ricos e gratificantes, mas cuja variedade e qualidade serão limitadas, a fim de que se atinja, sem riscos, o retorno à calmaria dos metabolismos exacerbados pela perda de peso.

Desse modo, serão introduzidas duas fatias de pão por dia, uma porção de frutas e de queijo por dia, duas porções de cereais por semana e, principalmente, duas refeições "de gala" por semana.

O papel desse primeiro patamar de estabilização é, assim, evitar o efeito sanfona explosivo, que é o mais imediato e uma das mais frequentes causas de fracasso das dietas emagrecedoras. A introdução de alimentos tão importantes quanto pão, frutas, queijo e certos farináceos, além de alguns pratos ou alimentos supérfluos, mas que proporcionam grande prazer, torna-se indispensável, mas é preciso estabelecer uma ordem de introdução e uma bateria de instruções suficientemente precisas e definidas, para ser feita sem qualquer desvio. Eis o papel dessa primeira muralha de proteção do peso perdido.

Sua duração, ligada à quantidade de peso perdido, é calculada de maneira muito simples, em uma base de dez dias por quilo de peso perdido.

Última estabilização a longo prazo

Depois da perda de peso e, em seguida, do sucesso em evitar o efeito sanfona, alcançado com a ajuda de uma rede segura de instruções e limitações aceitas, o obeso vitorioso e frequentemente eufórico sabe, por instinto, que essa vitória é frágil e que, privado de orientação, ele estará, mais cedo ou mais tarde — e, comumente, mais cedo que tarde —, entregue a seus antigos demônios. Porém, por outro lado, ele tem mais certeza ainda de que jamais poderá alcançar o equilíbrio e a medida alimentar que a maioria dos nutricionistas — com razão — aconselha a ele como garantia de preservação do peso perdido.

Nessa quarta fase, três medidas essenciais são propostas: um dia por semana da dieta de ataque inicial, a dieta das proteínas puras, ao mesmo tempo a mais eficaz e a mais penosa de suas armas, todas as quintas-feiras, pelo resto de sua vida; o abandono dos elevadores; três colheres de sopa de farelo de aveia por dia.

Por mais paradoxal que possa parecer, o obeso que conseguiu chegar ao peso desejado não apenas é capaz de aceitar tais instruções, mas tem consciência de que precisa delas, e as reivindica. O que ele aprecia é a precisão, a simplicidade concreta e pontual, a não negociabilidade e a eficácia, permitindo que ele se alimente normalmente seis dias por semana, sem risco de ganhar peso novamente.

O MÉTODO DUKAN EM RESUMO

Dieta de ataque: proteínas puras
Duração média: cinco dias

Dieta de cruzeiro: alternância de proteínas
Duração média: uma semana
por quilo perdido
Dieta de consolidação do peso perdido
Duração média: dez dias por quilo perdido

Dieta de estabilização definitiva
Quinta-feira proteica + recusa do elevador
+ três colheres de sopa de farelo de aveia

Noções de nutrição necessárias

O trio C-L-P: Carboidratos — Lipídios — Protídeos

A alimentação universal, tanto a humana quanto a animal, fornece um número impressionante de alimentos comestíveis, mas todos esses alimentos são formados por apenas três nutrientes: os carboidratos, os lipídios e os protídeos. Cada alimento tira seu gosto, sua textura e sua importância nutricional da mistura particular desses três compostos.

Desigualdade qualitativa das calorias

Houve um tempo em que os especialistas em nutrição atribuíam importância tão somente ao valor calórico dos alimentos e das refeições, compondo suas dietas emagrecedoras apenas pela redução calórica, o que deu origem a fracassos durante muito tempo inexplicáveis.

Atualmente, a maior parte dos nutricionistas abandonou essa visão exclusivamente quantitativa para se interessar mais pela origem das calorias, pela natureza do nutriente que fornecem, pela mistura de nutrientes que compõe o conjunto alimentar.

Desse modo, hoje está provado que as 100 calorias fornecidas pelo açúcar branco, pelo óleo ou pelo peixe não são tratadas da mesma maneira pelo organismo, e que o saldo final dessas calorias, depois da assimilação, varia muito em função da origem.

O mesmo acontece com a hora em que as calorias são consumidas e é clássico, atualmente, aceitar a ideia, antes incongruente, de que as calorias da manhã são tratadas pelo corpo de maneira diferente das calorias do almoço e, mais ainda, das calorias do jantar.

Independentemente de sua configuração adaptada ao perfil específico do obeso, a eficácia do meu método e das quatro dietas que o compõem se explica pela seleção muito particular dos nutrientes que entram na composição dos alimentos propostos, especialmente pela importância extrema atribuída às proteínas, tanto na fase de ataque quanto na estabilização a longo prazo.

Assim, é indispensável, principalmente para aqueles que não têm conhecimentos particulares nesse domínio, dispor de um quadro comparativo desses três nutrientes, para compreender como empregá-los a fim de otimizar a perda de peso.

Os glicídios ou carboidratos

Essa categoria de alimentos, muito conhecida e apreciada, sempre forneceu ao homem, qualquer que fosse seu lugar, época ou cultura, mais de 50% de sua ração energética.

Durante milênios, com exceção das frutas e do mel, os únicos carboidratos consumidos pelo homem eram aqueles hoje chamados de açúcares lentos, cereais, farináceos, leguminosas etc. Sua peculiaridade é o fato de serem absorvidos de maneira progressiva, de aumentar moderadamente a glicemia e, assim, evitar as descargas reacionais de insulina, cujas consequências nefastas para a saúde e, especialmente, para o ganho de peso são hoje conhecidas.

Desde a descoberta da extração de açúcar branco a partir da cana de açúcar e, em seguida, em maior escala, da beterraba, a alimentação humana foi profundamente modificada pela invasão crescente de alimentos de gosto açucarado e de carboidratos de absorção rápida.

Carburante alimentar por excelência, os carboidratos convêm muito bem ao atleta, ao trabalhador braçal ou ao adolescente. Estão, contudo, longe de ser tão úteis à grande maioria dos sedentários que hoje compõem nossa sociedade.

O açúcar branco e todos os seus derivados, doces e balas, são hidratos de carbono em estado puro, ao mesmo tempo ricos e de absorção ultrarrápida.

Mesmo que não sejam doces, os feculentos também são ricos em carboidratos. São eles: farináceos (pão, principalmente o pão branco, biscoitos, torradas, cereais etc.), massas alimentares, batatas, ervilhas, leguminosas, lentilhas, feijões etc.

As frutas mais ricas em carboidratos são banana, cereja e uva.

O vinho e todas as bebidas alcoólicas destacam-se.

Os produtos de confeitaria, combinação saborosa de farinha, açúcar e, ainda mais, gordura, também são ricos em carboidratos ou glicídios.

Os carboidratos fornecem apenas quatro calorias por grama, mas, habitualmente, seu consumo é grande, e a fatura calórica, elevada. Os carboidratos também são facilmente assimilados, o que os torna ainda mais prejudiciais para quem quer emagrecer.

Além disso, feculentos e farináceos são de digestão lenta, produzindo fermentações e gases que se transformam em flatulências e inchaços, tão desagradáveis quanto antiestéticos.

A maioria dos carboidratos são alimentos de sabor muito apreciado, tanto as féculas e os farináceos quanto os carboidratos de gosto doce. Essa afinidade com o gosto açucarado é, em parte, inata, mas a maioria dos psicólogos concorda com a ideia de que é resultado de um longo condicionamento que, desde a infância, dá ao açúcar um papel gratificante, assimilando-o a uma recompensa.

Enfim, os carboidratos são quase sempre alimentos cujo preço é relativamente baixo, o que faz deles alimentos presentes em quase todas as mesas, das mais ricas às mais pobres.

Para concluir, os carboidratos são alimentos ao mesmo tempo ricos, onipresentes, de gosto apreciado, que servem, frequentemente, como gratificação e, para os alimentos doces, como guloseimas para beliscar de maneira muitas vezes compulsiva.

No plano metabólico, eles facilitam a secreção de insulina, favorecendo a produção e a estocagem de gorduras.

Por todas essas razões, o carboidrato é um alimento de cuja predisposição à sobrecarga se desconfiou durante muito tempo. Tal desconfiança tende, atualmente, a se deslocar para a gordura, que foi, durante muito tempo, e com razão, o inimigo privilegiado do obeso. Não é uma razão para baixar a guarda, principalmente ao longo da fase de ataque, que deve ser o mais eficiente e rápida possível.

Meu método exclui totalmente qualquer carboidrato na fase de ataque. Ao longo do período de cruzeiro e até a obtenção do peso desejado, só são autorizados vegetais com baixo teor de açúcar. Os outros carboidratos reaparecem durante o período de consolidação, mas só há total liberdade em consumi-los, seis dias por semana, na fase de estabilização definitiva.

Os lipídios

O lipídio é, por excelência, o inimigo de todo candidato à magreza, pois representa, para toda espécie viva, a forma mais concentrada de estocagem de energia excedente. Para quem procura emagrecer, consumir gordura é o mesmo que se alimentar daquilo que se quer perder.

Desde a aparição da dieta Atkins, que abriu bastante as portas aos lipídios enquanto vilanizava os carboidratos, inúmeras dietas adotaram esse ponto de vista, que se tornou sensação e foi benéfico para seu promotor. É claro que se trata de um erro de suma importância, por duas razões: o aumento perigoso da porcentagem de colesterol e de triglicerídeos pelo qual alguns pagaram com a própria vida, além da perda de desconfiança com relação à gordura, o que impede perpetuamente qualquer forma possível de estabilização.

Existem duas grandes fontes de lipídios: as gorduras animais e as gorduras vegetais.

A gordura animal, encontrada em estado praticamente puro no toucinho e na banha de porco, está muito presente em certos embutidos, como patês, salsichas, salsichões, salames etc. Entretanto, outros animais também podem fornecê-la. A ovelha, o cordeiro e certas aves, como o ganso e o pato, são ricos em gordura animal. O boi é bem menos gorduroso, especialmente quando os pedaços são grelhados; apenas a costela e o entrecosto são pedaços repletos de gordura.

A manteiga, derivada do leite, é um lipídio praticamente puro. O creme de leite, mais aquoso, não é menos gorduroso, e seu teor de lipídios beira os 80%.

Entre os peixes existem cinco grandes fornecedores de gordura, que são fáceis de reconhecer graças ao gosto untuoso e à pele azul. São eles a sardinha, o atum, o salmão, o pintado e o arenque. Deve-se saber que esses cinco peixes, por mais gordurosos que sejam, não chegam perto de um bife comum. E, principalmente, a gordura de peixes de mares frios é muito rica em ácidos graxos ômega 3, conhecidos por sua ação de prevenção contra doenças cardiovasculares.

Os lipídios vegetais são essencialmente representados pelos óleos e pela família das oleaginosas.

O óleo é ainda mais gorduroso que a manteiga. Se certos óleos, como o azeite, o óleo de canola ou de girassol, têm qualidades nutricionais e ação de proteção comprovada para o coração e os vasos, todos os óleos têm o mesmo valor calórico e devem ser banidos das dietas emagrecedoras, e evitados ao longo da consolidação, e é preciso continuar desconfiando deles no estado de estabilização última. Já as oleaginosas — amendoins, nozes, avelãs, pistaches etc. — são alimentos para se beliscar, habitualmente consumidos na hora do aperitivo e cuja associação a bebidas alcoólicas aumenta fortemente a fatura calórica da refeição seguinte.

Para o candidato ao emagrecimento, ou ainda mais para aquele ou aquela que já tenta emagrecer, o lipídio carrega todos os perigos.

- É, antes de mais nada, e de longe, o mais calórico de todos os nutrientes: nove calorias por grama, ou seja, duas vezes mais que o carboidrato ou a proteína, que fornecem apenas quatro calorias por grama.
- Os alimentos ricos em lipídios raramente são consumidos sozinhos. O óleo, a manteiga e o creme de leite atraem o pão, os farináceos, as massas, o vinagrete. Essa combinação eleva consideravelmente a fatura calórica global.

- A gordura é assimilada de maneira um pouco mais lenta que os açúcares rápidos, mas em velocidade bem maior que as proteínas, e seu rendimento energético comparado é tão grande quanto.
- Os alimentos gordurosos reduzem apenas moderadamente o apetite, e o fato de beliscá-los, ao contrário dos alimentos proteicos, não reduz a quantidade da refeição seguinte e não mantém a saciedade por mais tempo.
- Por fim, os lipídios de origem animal — a manteiga, os embutidos e os queijos gordurosos —, cujo teor de ácidos graxos saturados e de colesterol é elevado, representam uma ameaça potencial para o coração. Por essa razão, eles não podem, em caso algum, como foi na dieta Atkins e para todos os que se inspiram nela, gozar de total liberdade de consumo.

Os protídeos (ou proteínas)

Os protídeos representam o terceiro nutriente universal. Formam um grande grupo de produtos azotados, entre os quais se distingue a classe das proteínas, as mais longas dentre as moléculas que constituem os seres vivos. Os alimentos mais ricos em proteínas provêm do reino animal e sua fonte mais prestigiosa é a carne.

O boi é gorduroso, mas alguns cortes são magros e muito abundantes em proteínas.

As carnes de ovelha e cordeiro são claramente mais gordurosas e sua infiltração de gordura, que atenua sua cor, reduz o teor de proteínas Enfim, o porco, ainda mais gorduroso, não é tão rico em proteínas para pertencer ao grupo restrito dos alimentos essencialmente proteicos.

Os miúdos são muito ricos em proteínas, muito pobres em gordura e em carboidratos, à exceção do fígado, que contém uma pequena dose de açúcar.

As aves, à exceção do ganso e do pato, oferecem uma carne relativamente magra e muito rica em proteínas, especialmente o peru e certos pedaços magros da galinha, como a carne da asa.

Os peixes, especialmente os brancos e particularmente magros, como o linguado, o bacalhau e a pescada, são uma fonte de proteínas de altíssimo valor biológico. Os peixes de mares frios, como o salmão, o atum, a sardinha ou o bacalhau, têm carne mais gordurosa, o que reduz ligeiramente seu teor de proteínas, mas não deixam de ser excelentes fornecedores de proteínas, raros geradores de untuosidade e eminentes protetores da saúde cardiovascular.

Os crustáceos e os mariscos são, ao mesmo tempo, magros e sem carboidratos, logo, ricos em proteínas. Os crustáceos são tradicionalmente desaconselhados por seu alto teor de colesterol, mas este é concentrado no coral da cabeça do animal, não em sua carne, o que faz com que possamos consumir, sem medo, camarões, caranguejos e outros frutos do mar, se tivermos a precaução de tirar o coral.

O ovo é uma fonte interessante de proteínas. A gema é misturada a lipídios e colesterol o suficiente para sermos obrigados a evitar seu abuso em caso de predisposição. Entretanto, a clara é a mais pura e completa das proteínas que conhecemos, o que lhe confere o status de proteína de referência para classificar todas as outras.

As proteínas não são um privilégio do reino animal. São muito encontradas no reino vegetal, mas estas são incompletas e nunca têm a totalidade dos oito aminoácidos essenciais, sem os quais os seres humanos não podem utilizá-las. Desse modo, os cereais são ricos em todos os aminoácidos, exceto um: a lisina. As leguminosas possuem a célebre lisina, mas carecem de metionina, que os cereais têm de sobra. Vocês já entenderam que para utilizar as proteínas de origem vegetal deve-se combiná-las em partes iguais. Além disso, se as proteínas animais contêm um pouco de gordura, é possível, quando se escolhe corretamente, encontrar algumas muito magras. As proteínas de origem vegetal, ao contrário, são, em geral, bastante ricas em carboidratos, e convém limitá-las e escolher as que contêm menos, como as massas ou as lentilhas.

Como se pode, então, ser vegetariano? Tudo depende da definição dessa palavra. Se significar contentar-se em excluir a carne vermelha, existem muitos outros alimentos que trazem proteínas animais, como o peixe, os frutos do mar, os ovos e os laticínios, que garantem um teor perfeitamente suficiente. Se se referir ao não consumo de tudo que tiver origem animal, que viveu e foi abatido para nossa alimentação, torna-se mais difícil, pois restam apenas os ovos e os laticínios, o que é possível e suficiente para aquele que não espera emagrecer. Enfim, se for absolutamente vegetal, a dieta que proponho se torna muito difícil de seguir, pois não deixa outra escolha senão as proteínas vegetais incompletas: deve-se casar os cereais e as leguminosas de maneira hábil para conseguir encontrar o conjunto de aminoácidos sem a totalidade dos quais não é possível fabricar as proteínas vitais.

O homem é um caçador carnívoro

É importante saber que o homem emergiu de sua condição animal tornando-se carnívoro. Seus ancestrais simiescos, a exemplo dos grandes macacos antropoides atuais, eram essencialmente vegetarianos, mesmo que ocasionalmente alguns deles não hesitassem em caçar outros animais para se alimentar. Foi, então, tornando-se um caçador coletivo e, desse modo, um consumidor de carne que o homem pôde adquirir suas faculdades puramente humanas. Seu organismo possui todo um sistema digestivo e eliminatório que lhe permite, ainda hoje, um consumo ilimitado de carnes e peixes. Somos feitos para consumir carne animal, carne vermelha, peixes ou aves, tanto no plano metabólico quanto no psicológico. Sim, podemos nos furtar de carne, é possível viver sem caçar e sem se alimentar de carne animal, MAS abandonaríamos, graças a isso, uma parte do que a nossa natureza espera, e reduziríamos a ressonância emocional que nosso corpo está programado para produzir quando lhe damos o que espera. O que quero dizer com isso pode parecer inofensivo, mas é simplesmente crucial, pois a finalidade de um organismo vivo, animal ou humano, é viver em adequação entre aquilo para o qual é feito e aquilo que faz.

Digestão, desperdício calórico e saciedade

A digestão de proteínas é a mais longa e laboriosa de todas as categorias de alimentos. É preciso mais de três horas para desintegrar e assimilar as proteínas. A razão é simples. As moléculas proteicas são longos canais de nós fortemente atados, que necessitam da ação combinada de uma boa mastigação, de uma laboriosa trituração mecânica no estômago e, sobretudo, do ataque conjugado de diferentes sucos gástricos, biliar e pancreático, para chegar ao ápice de sua resistência.

Esse longo trabalho de extração de calorias custa muito caro ao organismo e calcula-se que, para se chegar a trasfegar 100 calorias de um alimento proteico, é preciso gastar mais de 30. Resume-se essa particularidade afirmando-se que a ação dinâmica específica das proteínas é de 30%, enquanto é de apenas 12% para os lipídios e 7% para os carboidratos.

O que é importante guardar disso é que, quando um candidato ao emagrecimento consome carne, peixe ou um iogurte magro, o simples fato de digeri-lo e assimilá-lo impõe-lhe um trabalho, uma perda de calorias, que reduz o ganho energético da refeição. Essa característica lhe é, então, particularmente favorável. Voltaremos a isso de maneira mais detalhada quando houver a explicação do modo de ação da dieta de proteínas puras.

Além disso, a lentidão da digestão e assimilação retarda o esvaziamento gástrico e aumenta a sensação de satisfação e saciedade.

O único nutriente vital e indispensável a cada refeição

Dos três nutrientes universais, apenas as proteínas são indispensáveis à nossa existência.

O carboidrato é, dos três nutrientes, o menos necessário, pois o organismo humano sabe fabricar glucose, isto é, açúcar, a partir da carne ou da gordura. É o que acontece quando, privados de alimentos ou em dieta, esgotamos a gordura de nossas reservas para transformá-la em glucose, indispensável ao funcionamento de nossos músculos e de nosso cérebro.

O mesmo acontece com os lipídios, que o obeso é especialista na arte de fabricar e estocar a partir de seus excessos de doces e carnes.

Contudo, o homem não dispõe de meios metabólicos para sintetizar proteínas. Ora, o simples fato de viver, de garantir a manutenção do sistema muscular, a renovação de glóbulos vermelhos, a cicatrização de feridas, o crescimento dos cabelos e até o funcionamento da memória, todas essas operações vitais necessitam das proteínas, um mínimo cotidiano de 1 grama por quilo de peso corporal.

Em caso de insuficiência de proteínas, o organismo é obrigado a esgotar as próprias reservas, principalmente seus músculos, mas também a pele ou mesmo os ossos. Isso é o que acontece quando se segue uma dieta insensata, como o jejum hídrico à base de água e nada além disso, ou a dieta de Beverly Hills, composta exclusivamente por frutas exóticas, célebre dieta das estrelas de Hollywood, que devem ter deixado para trás, se realmente o seguiram, parte notável de seu poder de sedução.

Há pouco tempo na Europa, tendo vindo dos Estados Unidos, uma moda chamada "detox" ou dieta da desintoxicação faz crer que se desintoxica o organismo comendo apenas legumes e frutas durante alguns dias. Quando se sabe que é cientificamente comprovado que, para além de oito horas sem ingestão de proteínas de boa qualidade o organismo deve, por razões vitais, esgotar sua reserva muscular, mede-se a incongruência de tais propostas, que não passam de aparências e são voltadas exclusivamente para o marketing.

O candidato ao emagrecimento deve, então, saber que uma dieta, por mais restritiva que seja, nunca deve fornecer menos de 1 grama de proteínas por dia e por quilo de seu próprio peso e, sobretudo, que esse ganho deve ser uniformemente repartido em três refeições. Um café da manhã insuficiente, um almoço composto por uma torta de maçã e uma barra de chocolate e um jantar com pizza e uma fruta são refeições carentes em proteínas e ocasiões para secar a pele e deteriorar a consistência geral do corpo.

Baixo valor calórico das proteínas

Um grama de proteínas fornece apenas quatro calorias, duas vezes menos que a gordura, mas tanto quanto o açúcar. Contudo, a grande diferença está no fato de que os alimentos mais ricos em proteínas nunca têm concentração tão alta quanto o açúcar de mesa em carboidratos, ou quanto o óleo ou a manteiga em lipídios.

Todas as carnes, peixes e outras proteínas alimentares fornecem apenas 50% de proteínas assimiláveis, o resto é apenas lixo ou tecido anexo inutilizável. Um peito de peru ou um bife de 100 gramas fornecem, assim, apenas 200 calorias, e quando se lembra que o organismo ainda deve fornecer 30% do valor calórico, ou seja, 60 calorias para simplesmente assimilá-las, não restam desses alimentos saborosos e que saciam senão 140 calorias, isto é, o valor de uma simples colher de sopa de óleo que julgamos inofensiva quando a jogamos em algumas folhas de alface. É com essa simples constatação que se percebe a importância capital que pode ter a utilização de uma dieta que ousaria, por um período de tempo limitado, propor apenas proteínas.

Dois inconvenientes das proteínas

• **São alimentos caros:** o preço dos alimentos proteicos é relativamente elevado — a carne, o peixe e os frutos do mar podem aumentar em muito um orçamento modesto. Os ovos, as aves e mesmo os cortes de carne são mais acessíveis, mas continuam, de qualquer forma, custando caro. Muito felizmente, há algumas décadas, a chegada dos laticínios com 0% de gordura fizeram com que se fornecessem proteínas de excelente qualidade a preços que compensam o alto preço da refeição proteica.

• **São alimentos ricos em detritos:** contrariamente à maior parte dos outros alimentos, os alimentos proteicos não são totalmente desintegrados e, ao fim de sua degradação, subsiste no organismo um certo número de detritos, como o ácido úrico, que devem ser eliminados. Em teoria, um consumo elevado desses alimentos deveria, então, aumentar o teor de tais detritos e incomodar pessoas sensíveis ou predispostas. Na prática, o organismo humano — em especial o rim — possui um determinado número de mecanismos de eliminação que dão conta perfeitamente dessa tarefa. Contudo, para realizá-la, o rim tem, imperativamente, necessidade de uma grande quantidade de água. O rim filtra o ácido úrico do sangue, com a condição expressa de intensificar seu consumo habitual de água.

Tive a oportunidade de verificar cerca de sessenta casos de sujeitos predispostos à gota ou com históricos de cálculos biliares e tendo seguido uma dieta rica em proteínas, embora aceitando associar um consumo diário de três litros de água. Os que seguiam um tratamento de proteção, conservaram-no; os outros não foram submetidos a ele. Nenhum deles teve o nível de acido úrico aumentado ao longo da dieta. Um terço chegou a ter o nível reduzido.

É essencial pensar em beber água ao longo de toda alimentação rica em proteínas, especialmente durante fases exclusivamente compostas por alimentos proteicos.

É uma boa ocasião de abordar o tratamento dado às proteínas pelos eternos rabugentos e causadores de rumores, que dão a entender que os alimentos ricos em proteínas poderiam cansar, até mesmo destruir os rins. Os difamadores prolongaram a ofensiva afirmando que até mesmo a água poderia se revelar tóxica para o rim com uma dose de um litro e meio por dia! Em 30 anos de exercício e de prática cotidiana dessa dieta livremente aberta aos alimentos proteicos e que insiste na obrigatoriedade de beber ao menos um litro e meio de água, nunca tive uma sombra de contestação. Até mesmo recolhi 30 casos de pacientes que tinham apenas um rim e emagreceram sem nunca notar modificação em seus marcadores renais. Isso claramente sugere que um rim, se for normal e saudável, tolera bem uma dieta rica em proteínas quando acompanhado por uma quantidade de água e líquido suficiente. Um rim doente, em contrapartida, suporta mal o crescimento de detritos, que traz um grande ganho de proteínas. Habitualmente, uma pessoa com insuficiência renal o sabe, pois é uma doença que se instala com o passar do tempo. Mas, na dúvida, é preferível, se quisermos ter uma grande perda de peso e antes de praticar uma dieta rica em proteínas, verificar a função renal com um simples exame prescrito por um médico.

Conclusão

Convém evidenciar alguns princípios fundamentais que uma boa dieta emagrecedora deve respeitar:

- O grande inimigo de quem quer começar uma dieta é, sem dúvidas, o lipídio ou a gordura, tanto animal quanto vegetal. Mesmo sem levar em conta o teor em lipídios das carnes e dos peixes, apenas o que faz parte dos óleos de molhos e da fritura, da manteiga ou do creme de leite na preparação de acompanhamentos, assim como as gorduras dos queijos e das charcutarias, é suficiente para dar a esses lipídios o prêmio do ganho calórico. Uma dieta eficaz e coerente deve, então, começar por reduzir ou eliminar os alimentos que são ricos em lipídios. Não se pode perder gordura comendo a gordura alheia!
- É importante saber que as gorduras animais são as únicas distribuidoras de colesterol e triglicerídeos. Convém, assim, reduzir

sistematicamente seu consumo em caso de predisposição ao risco cardiovascular e a à hipercolesterolemia.

- Outro inimigo do candidato ao emagrecimento é o carboidrato simples. Não o açúcar lento do cereal integral ou da leguminosa, mas o açúcar rápido, o açúcar de mesa de assimilação não raro instantânea, e cuja presença facilita a passagem e a absorção do resto. Camuflado em seu gosto doce, alimento que se belisca por excelência, pode nos fazer esquecer sua alta concentração em calorias.
- As proteínas têm valor calórico moderado: quatro calorias por grama.
- Os alimentos mais ricos em proteínas, como a carne ou o peixe, possuem uma trama de tecido conectivo muito resistente à digestão que torna sua assimilação incompleta. A falta de ganho energético ligada a essa característica das proteínas é um deleite para o obeso em dieta que é, por definição, um grande assimilador de calorias, tirando proveito de todo alimento.
- A ação dinâmica específica das proteínas representa o custo calórico de sua desintegração ao longo da digestão. Esse gasto deve ser separado do ganho energético e realiza uma economia suplementar de 30%, bastante superior à de todos os outros alimentos.
- Nunca pratique uma dieta que compreenda menos de 60 a 80 gramas de proteínas puras, com o risco de devastar os músculos ou secar a pele.
- Não tema o ácido úrico, detrito natural das proteínas, totalmente eliminado pela adjunção diária de um litro e meio de água.
- Lembre-se de que, quanto mais lenta for a assimilação de um alimento, mais tardiamente aparecerá a fome. Os alimentos doces são mais rapidamente e menos massivamente absorvidos e assimilados; vêm, em seguida, os alimentos gordurosos e, ao final, as proteínas. Os que são frequentemente perseguidos pela fome tirarão eles mesmos suas conclusões.

As proteínas puras

O motor do Método Dukan

Antes de ir adiante, deixem-me dar explicações sobre o que pode parecer presunçoso: batizar uma dieta com meu nome. Em 2000, eu havia chamado esse método de "Protal", para lembrar que ele alternava fases de proteínas e de proteínas + legumes.

Com o passar dos anos, meu público me homenageou dando meu nome a essa dieta. Existem hoje sites de dukanianos e dukanetes, dukanões, a dudufamily... provas de proximidade afetiva de que minha filha, meu amor de filha, Maya, que sente tanto ciúme do pai, não gosta, mas que fazem a minha alegria. Então, tomo essa liberdade, mas vocês agora conhecem as razões.

O Método Dukan é composto por quatro dietas sucessivas que se articulam um com o outro para conduzir o obeso ao peso fixo e continuar nele.

Estas quatro dietas sucessivas e de abertura progressiva são concebidos para levar, respectivamente:

- A primeira, a uma iniciação relâmpago e a uma perda de peso intensa e estimulante.
- A segunda, a um emagrecimento regular que proporciona, de uma vez, o peso desejado: o Peso Certo de cada um.

- A terceira, a uma consolidação do peso carinhosamente adquirido e ainda instável durante uma duração fixa de dez dias por quilo perdido.
- A quarta, a uma estabilização definitiva, com três medidas simples, concretas, diretivas, muito eficazes, mas não negociáveis e que devem ser seguidas por toda a vida: a Quinta-feira Proteica, o abandono dos elevadores e as três colheres de sopa de farelo de aveia.

Todas as quatro dietas têm um modo de ação e uma missão particular a serem cumpridos, mas todas as quatro tiram sua força e sua eficácia decrescente da utilização das proteínas puras, antes puras em ataque, depois associadas aos legumes em cruzeiro, mais abertas aos alimentos na consolidação e, enfim, novamente puras, mas em um único dia por semana, na fase de estabilização definitiva.

É com essa dieta utilizada pura e sem partilha, com uma duração que pode variar, segundo o caso, de dois a sete dias, que a fase de ataque começa de maneira poderosa, criando um efeito surpresa.

É essa mesma dieta que, utilizada em alternância, confere seu poder e seu ritmo à dieta de alternância de proteínas e leva definitivamente à obtenção do peso desejado.

É ainda ele que, utilizado pontualmente, constitui o patamar da fase de consolidação, período de transição entre a dieta estrita e a não dieta.

É, enfim, ela que, em um único dia por semana, mas pelo resto da vida, autoriza uma estabilização definitiva que permite, em troca desse esforço pontual, uma alimentação sem culpas ou restrições particulares nos outros seis dias da semana.

Se o bloco dos 72 alimentos ricos em proteínas pouco gordurosos constitui o motor de meu método e de suas quatro dietas sucessivas, é preciso, antes que passemos à prática, descrever seu modo de ação muito peculiar, explicando sua impressionante eficácia, a fim de utilizar todos os seus recursos.

Como funciona a dieta das proteínas puras? É o assunto deste capítulo.

Esta dieta deve ser constituída apenas por proteínas

Onde se encontram as proteínas puras?

As proteínas formam a trama da matéria viva, tanto a animal quanto a vegetal, isto é, são encontradas na maior parte dos alimentos conhecidos. Mas a dieta das proteínas, para desenvolver seu modo de ação particular e todas as suas potencialidades, deve ser composta por alimentos o mais próximo possível da pureza em proteínas. Na prática, à parte a clara do ovo, nenhum alimento tem essa pureza.

Os vegetais, por mais proteicos que sejam, são sistematicamente associados aos carboidratos: é o caso de todas os cereais e de todos os farinhosos, leguminosas e diversos farináceos, inclusive a soja integral, conhecida pela qualidade de suas proteínas que são, no entanto, muito gordurosas e ricas em carboidratos. Entretanto, existem produtos derivados da soja e do trigo, trabalhados de maneira a isolar suas proteínas e a concentrá-las em produtos como o tofu, para a soja, ou o seitan, para o trigo. Por essa razão, você encontrará novos produtos integrados à lista dos alimentos autorizados em minha dieta. Quanto aos outros alimentos de origem vegetal, como certos cereais e leguminosas, seu teor em carboidratos os confina na versão de minha dieta reservada aos vegetarianos que, entre produtos de origem animal, não comem senão ovos e laticínios.

O mesmo acontece a certos alimentos de origem animal, mais proteicos que os vegetais, porém muito gordurosos. É o caso do porco, da ovelha, do cordeiro, de certas aves muito gordurosas, como o pato e o ganso, e de certas partes do boi e da vitela.

Existe, entretanto, um número de alimentos de origem essencialmente animal que, sem alcançar a pureza proteica, aproximam-se dela e que, por esse motivo, serão os principais atores do meu método.

- O boi, com exceção do entrecosto, da costela e de todos os pedaços estufados ou cozidos.
- A vitela grelhada.
- As aves, com exceção do pato e do ganso.

- Todos os peixes, incluindo-se os azuis, cuja gordura, eminentemente protetora para o coração e para as artérias humanas, os torna aceitáveis aqui.
- Os crustáceos e os mariscos.
- Os ovos, nos quais a pureza proteica da clara é maculada pelo leve teor de gordura da gema.
- Os laticínios magros, os muito ricos em proteínas e totalmente desprovidos de gordura. Eles contêm, no entanto, uma pequena quantidade de lactose, açúcar natural do leite, como a frutose é o das frutas. A fraqueza desse teor em carboidratos e o caráter gustativo desses alimentos fazem com que conservem seu lugar nessa seleção de alimentos essencialmente proteicos que constituem as forças estratégicas do meu método.

Como agem as proteínas?

A pureza das proteínas reduz o que estas trazem em calorias

Todas as espécies animais se sustentam com alimentos compostos por uma mistura dos três únicos nutrientes conhecidos: as proteínas, os lipídios e os carboidratos. Entretanto, para cada espécie, existe uma proporção ideal e específica desses três nutrientes. Para o homem, é de 5-3-2, esquematicamente, isto é, cinco partes de carboidratos, três de lipídios e duas de proteínas, composição bastante próxima à do leite materno.

Quando a composição do bolo alimentar respeita esse número de ouro específico, a assimilação das calorias no intestino delgado se efetua, então, com uma eficácia máxima, e seu rendimento é tão grande que pode facilitar o ganho de peso.

Inversamente, basta modificar essa proporção favorável para perturbar a absorção das calorias e, ao mesmo tempo, reduzir o rendimento dos alimentos. No plano teórico, a modificação mais radical que se pode conceber, a que reduziria mais intensamente a absorção de calorias, seria restringir a alimentação ao consumo de um único nutriente.

Na prática, ainda que se tenha tentado esse método nos Estados Unidos com os carboidratos (dieta de Beverly Hills, com base unicamente em frutas exóticas) e com as gorduras (dieta Esquimau), a alimentação reduzida aos açúcares ou às gorduras é dificilmente realizável e cheia de consequências nocivas para a saúde. O excesso de açúcares facilitaria a aparição de diabetes, e o de gorduras, à parte o enjoo inevitável, constituiria um enorme risco de engorduramento do sistema cardiovascular. Além disso, a ausência de proteínas indispensáveis à vida obrigaria o organismo a tirá-las de suas reservas musculares.

A alimentação limitada a um único nutriente é, portanto, concebível apenas para as proteínas, solução ao mesmo tempo aceitável do ponto de vista gustativo, evitando o risco de entupimento arterial e que, por definição, exclui qualquer carência proteica.

Quando se consegue instaurar uma alimentação limitada apenas ao nutrimento proteico, o órgão assimilador tem mais dificuldade para trabalhar com um bolo alimentar para o qual não é programado e não pode aproveitar plenamente seu conteúdo calórico. Ele se encontra na situação de um motor "dois tempos" de scooter ou de barco concebido para funcionar com uma mistura de gasolina e de óleo que se tenta utilizar com gasolina pura e que, depois de andar aos estouros, sufoca por não poder usar seu carburador.

Da mesma maneira, quando o organismo se alimenta de alimentos de composição proteica muito forte, ele se contenta em suprimir as proteínas indispensáveis à sua sobrevivência e à manutenção prioritária de seus órgãos (músculos, glóbulos, pele, cabelos, unhas) e utiliza mal e pouco o restante das calorias.

A assimilação de proteínas leva a um forte gasto calórico

Para compreender esta segunda prioridade das proteínas que contribui à eficácia da dieta, é necessário se familiarizar com a noção de ADE, ou ação dinâmica específica dos alimentos. A ADE representa o esforço ou o gasto que o organismo deve investir para desintegrar um alimento até reduzi-lo ao estado de elemento de base, única forma sob a qual pode passar pelo sangue. Isso representa um trabalho cuja importância varia com a consistência e a estrutura molecular do alimento.

Quando você consome 100 calorias de açúcar de mesa, carboidrato rápido por excelência, composto por moléculas simples e pouco agregadas, você o assimila rapidamente, e esse trabalho de absorção não custa mais de sete calorias ao organismo. Restam, então, 93 calorias utilizáveis. A ADE dos hidratos de carbono é de 7%.

Quando você consome 100 calorias de manteiga ou de óleo, a assimilação é um pouco mais laboriosa e esse trabalho custa 12 calorias, deixando ao organismo 88 calorias residuais. A ADE dos lipídios passa, então, a 12%

Por fim, para assimilar 100 calorias de proteínas puras, clara de ovo, peixe magro ou requeijão cremoso 0% de gordura, a adição é enorme, pois as proteínas são compostas por um agregado de três longos canais de moléculas, cujos elementos de base, os aminoácidos, estão ligados entre si por um cimento muito forte, que exige um trabalho infinitamente maior. Esse gasto calórico de simples absorção é de 30 calorias, deixando ao organismo apenas 70 calorias, isto é, uma ADE de 30%.

A assimilação das proteínas, verdadeiro trabalho interno, é responsável por uma liberação de calor e por uma elevação da temperatura no corpo. Esta é a razão pela qual é desaconselhável tomar banho de água fria após uma refeição rica em proteínas, pois a diferença de temperatura pode ocasionar uma hidrocussão.

Essa característica das proteínas, incômoda para os que têm pressa em tomar banho depois das refeições, representa um benefício para o obeso, tão hábil na arte de assimilar as calorias. Ela permite que ele realize uma economia indolor, que lhe oferece o direito de alimentar-se mais confortavelmente, sem sofrer uma sanção imediata.

Ao fim do dia, para um consumo proteico de 1.500 calorias, o que representa um ganho substancial, restam apenas 1000 calorias ao organismo após a digestão. Essa é uma das chaves do Método Dukan e uma das razões estruturais de sua eficácia. Mas isso não é tudo...

As proteínas puras reduzem o apetite

Com efeito, a ingestão de alimentos açucarados ou gordurosos, facilmente digeridos e assimilados, gera uma saciedade superficial, rapidamente submergida pelo retorno da fome. Estudos recentes provaram, desse modo, que beliscar alimentos doces ou gordurosos não retardava a volta da fome, nem diminuía as quantidades ingeridas na refeição seguinte. Contudo, beliscar alimentos proteicos retardava a hora da refeição seguinte e reduzia as quantidades ingeridas.

Além disso, o consumo exclusivo de alimentos proteicos leva à produção de corpos cetônicos, poderosos inibidores naturais de apetite, responsáveis por uma saciedade durável. Depois de dois ou três dias de uma alimentação limitada às proteínas puras, a fome desaparece totalmente e o Método Dukan pode ser seguido, evitando-se assim a ameaça natural que pesa na maior parte das outras dietas: a fome.

As proteínas puras combatem o edema e a retenção de líquidos

Certas dietas ou tipos de alimentação são conhecidos por serem "hidrófilos" e favorecer a retenção de líquidos e os inchaços, sua consequência imediata. É o caso das dietas com predominância vegetal, ricas em frutas, em legumes e verduras e em sais minerais.

As alimentações ricas em proteínas são o oposto das dietas de caráter mais "hidrófugo", facilitando a eliminação urinária e, assim, o ressecamento dos tecidos repletos de água, tão preocupantes em período pré-menstrual ou antes da menopausa.

A dieta de ataque, composta exclusivamente por proteínas de maior pureza possível é, de todas as dietas, a que mais elimina os líquidos.

Essa característica representa uma vantagem bastante particular para a mulher. Com efeito, quando um homem engorda, isso acontece principalmente porque ele come muito e estoca seu excedente calórico em forma de gordura. Na mulher, o mecanismo de ganho de peso é, com frequência, mais complexo e associado a uma retenção de líquidos que freia e reduz as performances das dietas.

Em certos momentos do ciclo menstrual, nos quatro ou cinco dias que precedem a menstruação ou em certas encruzilhadas da vida feminina: puberdade anárquica, pré-menopausa interminável ou mesmo no coração da vida genital sob efeito de distúrbios hormonais, as mulheres, especialmente aquelas acima do peso, começam a reter líquido e sentem que se tornam esponjosas, grandes, o rosto incha quando acordam e não conseguem tirar os anéis de seus dedos, que aumentam de tamanho, além de sentirem suas pernas pesadas e os calcanhares entumecidos. Essa retenção é acompanhada por um ganho de peso, habitualmente reversível, mas que pode se tornar crônico.

É preciso, às vezes, que essas mulheres, para voltar à sua forma e evitar o inchaço, comecem uma dieta e constatem, com surpresa, que os pequenos ganhos obtidos ao fim desses períodos permanecem inoperantes.

Em todos os casos, que não são assim tão raros, as proteínas puras, da maneira como as encontramos assimiladas na minha dieta de ataque, têm uma ação ao mesmo tempo decisiva e imediata. Em alguns dias, até mesmo algumas horas, os tecidos repletos de líquidos secam com uma sensação de bem-estar e leveza, repercutindo imediatamente na balança, o que reforça a motivação.

As proteínas puras aumentam a resistência do organismo

Aqui, trata-se de uma propriedade bastante conhecida pelos nutricionistas e sempre notada pelo leigo. Antes da erradicação antibiótica da tuberculose, uma das bases clássicas do tratamento era a alimentação em excesso, principalmente o aumento da proporção das proteínas. Em Berck, chegava-se a forçar os jovens adolescentes a beber sangue animal. Atualmente, os treinadores aconselham uma alimentação com forte teor proteico aos atletas que demandam muito do próprio organismo. Os médicos empreendem esforços nesse mesmo sentido para aumentar a resistência à infecção, no caso das anemias, ou para acelerar a cicatrização de feridas.

É útil dispor dessa vantagem, pois o emagrecimento, qualquer que seja, sempre enfraquece um pouco o organismo. Pessoalmente, notei que o período inaugural do método, composto exclusivamente por proteínas tão puras quanto possível, era sua fase mais estimulante. Certos pacientes chegaram a assinalar um efeito euforizante, tanto físico quanto mental, e isso desde o final do segundo dia.

As proteínas puras fazem emagrecer sem perda muscular, nem flacidez da pele

Esta constatação não tem nada de surpreendente quando se sabe que a pele, seu tecido elástico, assim como o conjunto dos músculos do organismo, é essencialmente constituída por proteínas. Uma dieta com insuficiência de proteínas obrigaria o corpo a utilizar as de seus próprios músculos e pele, fazendo com que essa elasticidade se perdesse, sem falar da fragilização dos ossos, frequentemente já ameaçados, da mulher na menopausa. A conjugação desses esforços produz um envelhecimento dos tecidos, da pele, dos cabelos e da aparência geral, comumente notado pelos próximos e que pode fazer com quem se interrompa a dieta prematuramente.

Inversamente, uma dieta rica em proteínas e, *a fortiori*, uma dieta composta exclusivamente por proteínas, como esta que o método Dukan inaugura, tem pouca razão para atacar as reservas do organismo, uma vez que elas são massivamente fornecidas. Nessas condições, o emagrecimento rápido e tonificante conserva a firmeza dos músculos e o brilho da pele, além de permitir que se emagreça sem envelhecer muito.

Tal particularidade do Método Dukan pode parecer secundária para as mulheres jovens e rechonchudas, musculosas e de pele grossa, mas torna-se primordial para mulheres que se aproximam dos 50 anos e, assim, da menopausa, ou que tenham o azar de possuir uma musculatura reduzida ou — principalmente — uma pele delicada e fina. Porque — esta é a oportunidade de falar a respeito — veem-se hoje em dia muitas mulheres que tomam conta de sua silhueta com base exclusivamente na balança. O peso não pode e não deve ter esse papel exclusivo. O brilho da pele, a consistência dos tecidos e a tonicidade geral do corpo são, na mesma medida, parâmetros que interferem na imagem exterior de uma mulher.

Esta dieta deve ser muito rica em água

O problema da água é sempre um pouco desconcertante. Opiniões e ruídos circulam a respeito, mas sempre se pode encontrar uma opinião pseudoautorizada que afirma o contrário do que você ouviu no dia anterior.

Ora, o problema da água não é um simples conceito de marketing da dietética, um guizo destinado a divertir os candidatos ao emagrecimento. É uma questão de suma importância que, apesar do imenso esforço combinado à pressa, os médicos, os comerciantes de água e o simples bom-senso nunca realmente tinham conseguido convencer o público e, em particular, a pessoa em dieta.

Para simplificar, pode parecer essencial e prioritário queimar calorias para obter uma fonte de reservas de gordura, mas essa combustão, por mais necessária que seja, não é suficiente. Emagrecer significa mais queimar que eliminar.

É como uma lavagem de roupa ou de louça que não passou pela etapa do enxágue. O mesmo acontece com o emagrecimento, e é indispensável que, sobre esse assunto em especial, as coisas estejam claras. Uma dieta que não esteja vinculada a uma porção de água suficiente é uma dieta ruim, não apenas pouco eficaz, mas que é acompanhada de um acúmulo de detritos nocivos.

A água purifica e melhora os resultados da dieta

Uma simples constatação de uma evidência mostra que, quanto mais se bebe e quanto mais se urina, mais o rim tem a possibilidade de eliminar os detritos provenientes dos alimentos queimados. A água é, então, o melhor dos diuréticos naturais. É surpreendente constatar a pouca quantidade de gente que bebe o suficiente.

As mil solicitações do cotidiano retardam e, em seguida, acabam por ocultar a sensação natural de sede. Os dias e os meses passam, ela desaparece e não tem mais o papel de advertir para a desidratação dos tecidos.

Muitas mulheres, com vasos mais sensíveis e menores que os dos homens, hesitam em beber para evitar os deslocamentos incessantes ou as necessidades intempestivas durante o trabalho, quando se está em um transporte público, ou mesmo por alergia aos banheiros públicos.

Ora, o que pode ser aceito em condições ordinárias não o é mais ao longo de uma dieta emagrecedora, e se os argumentos de higiene se mostram ilusórios, há um que sempre acaba por convencer. Vamos a ele:

Tentar emagrecer sem beber água não é apenas tóxico para o organismo, mas pode até mesmo reduzir ou bloquear totalmente a perda de peso e reduzir a nada muitos dos esforços feitos. Por quê?

Porque o motor humano, que consome suas gorduras ao longo de uma dieta funciona como qualquer motor de combustão. A energia queimada libera calor e detritos.

Se esses detritos não forem regularmente eliminados e se amontoarem nos rins, seu acúmulo em aval termina, cedo ou tarde, por interromper a combustão e freando toda a perda de peso; e isto mesmo com uma dieta seguida à risca. Seria a mesma coisa para um motor de carro do qual se obstrui o escapamento ou uma lareira. Ambos terminariam por se estufar e se apagar com o acúmulo dos detritos.

Os devaneios nutricionais do obeso e o acúmulo de maus tratamentos e de dietas excessivas ou incoerentes terminam por fazer com que seus rins se tornem preguiçosos. Mais que qualquer outro, o obeso tem necessidade de grandes quantidades de água para tornar a fazer funcionar os órgãos de excreção.

No início, a operação pode parecer desagradável e fastidiosa, principalmente no inverno. Contudo, ao insistir-se, o hábito acaba por tomar seu lugar e, reforçado pela agradável sensação de lavar-se interiormente e de emagrecer melhor, também acaba por voltar a ocupar o lugar de uma necessidade.

Água e proteínas puras conjugadas exercem poderosa ação sobre a celulite

Esta propriedade diz respeito apenas às mulheres, pois a celulite é uma gordura sob influência hormonal que se acumula e permanece aprisionada nos lugares mais femininos do organismo: as coxas, os quadris e os joelhos.

Neste caso específico em que a dieta é, normalmente, impotente, constatei pessoalmente que a das proteínas puras ligada a uma redução de sal e a um consumo intensificado de água pouco mineralizada possibilitava a obtenção de uma perda de peso mais harmoniosa, com o emagrecimento moderado — mas real — de zonas rebeldes como o culote ou a parte interna dos joelhos.

Comparada a outras dietas seguidas por uma mesma paciente em momentos diferentes de sua vida, essa combinação é a que, para um mesmo peso perdido, obteve a melhor redução global do contorno da bacia e das coxas.

Tais resultados aplicam-se pelo efeito hidrófugo das proteínas e a intensa filtração do rim diante do recebimento massivo de água. A água penetra em todos os tecidos, inclusive o da celulite. Ela entra neles pura e virgem e sai suja e cheia de detritos. A essa ação de excreção e dessalgamento adiciona-se o poderoso efeito de combustão das proteínas puras, e seu conjunto realiza uma ação, certamente modesta e parcial, mas rara, que se distingue da maior parte das outras dietas, que não têm qualquer efeito sobre a celulite.

Em que momentos se deve beber água?

Inúmeros resquícios de informação de outra era, mas ainda em vigor no inconsciente coletivo, persistem em fazer crer que é preferível beber fora das refeições, para evitar o sequestro de água pelos alimentos.

Essa privação durante as refeições não apenas carece de fundamento fisiológico, mas, em muitos casos, funciona como contra a regra. Não beber durante as refeições, no momento em que a sede vem de maneira mais forte, em que é tão fácil e agradável beber, faz com que o risco de acabar com a sede pese e, no calor das atividades cotidianas, faz com que se esqueça de beber no resto do dia.

Durante a dieta Dukan e, especialmente ao longo do período de ataque pela alternância de proteínas, é indispensável, exceto em caso excepcional de retenção de líquidos de origem hormonal ou de insuficiência renal, beber um litro e meio de água, se possível, mineral, mas também em qualquer outra forma líquida: chá, café ou infusão.

Uma taça de chá no café da manhã, um grande copo durante a manhã, dois outros no almoço e um café no final da refeição, um copo à tarde e dois à noite: eis que dois litros foram facilmente ingeridos.

Inúmeros pacientes afirmaram para mim que para beber sem sede eles adquiriram o hábito pouco elegante, mas, segundo eles, eficaz, de beber diretamente na garrafa.

Que água beber?

- As águas mais apropriadas no período de ataque, puramente proteico, são as minerais, ligeiramente diuréticas e laxativas. Evite as águas gasosas, que são boas, mas salgadas demais para serem consumidas em grandes quantidades.
- Para os que têm o hábito de beber água do filtro, não há problema em continuar, porque o essencial é mais a quantidade de água ingerida — que, por si só, é suficiente para despertar o rim — que a composição particular da água.
- O mesmo acontece com todas as infusões e chás — camomila, verbena ou menta —, que seduzirão os que estão habituados ao ritual da hora do chá e, principalmente, aqueles que preferem bebidas quentes para se esquentar no inverno.

- No que diz respeito aos refrigerantes light, todos são grandes aliados na luta contra o sobrepeso. A Coca-Cola light é o líder incontestável do mercado, uma vez que sua difusão se iguala, hoje, à da versão clássica, muito açucarada. Eu não apenas autorizo, mas aconselho o consumo de refrigerantes light. Por várias razões. Antes de mais nada, o refrigerante light faz com que se atinja facilmente os dois litros diários de água. Além disso, seu teor em açúcares e em calorias é praticamente inexistente: uma caloria por copo equivale ao valor de um amendoim por garrafa em formato familiar. Finalmente e sobretudo, a Coca light é, como sua versão tradicional, uma mistura de sabores intensos, cujo uso repetido, especialmente para quem gosta de beliscar em carência de sensações de açúcar, pode reduzir tal vontade. Muitos pacientes afirmaram que foram ajudados, ao longo de sua dieta, pelo uso reconfortante e lúdico dos refrigerantes light.

  A única exceção ao uso do refrigerante light é a dieta para a criança ou o adolescente. A experiência mostra que, nessas idades, o efeito da substituição do "açúcar falso" tem um papel ruim e reduz bem pouco a necessidade de açúcar. Além disso, esse uso ilimitado do açúcar pode criar um hábito de beber sem sede unicamente pelo prazer, o que pode originar dependências mais preocupantes posteriormente.

A água é uma autêntica fonte de saciedade natural

Na linguagem corrente, frequentemente se assimila a sensação de vazio no estômago com a fome, o que não é totalmente falso. A água bebida ao longo da refeição e misturada aos alimentos aumenta o volume total do bolo alimentar e cria uma distensão no estômago e uma sensação de plenitude, que são os primeiros sinais da saciedade. Essa é uma razão a mais para se beber à mesa, mas a experiência prova que esse efeito de ocupação e de gesto de levar à boca funciona também fora das refeições, por exemplo, ao longo da zona horária mais perigosa do dia, entre 17 e 20 horas. Um grande copo de bebida, qualquer que seja, com frequência, é suficiente para moderar as vontades alimentares.

Atualmente, um novo tipo de fome surge entre as populações mais ricas do mundo: a fome autoimposta do ocidental, assaltado pela gama infinita de alimentos de que dispõe, mas que não pode tocar sem envelhecer ou perecer.

É surpreendente constatar que, em um momento em que indivíduos, instituições e laboratórios farmacêuticos sonham em descobrir o moderador de apetite ideal eficaz, haja uma grande parte de seres poderosamente concernentes que ignoram ou — pior — se recusam a utilizar o meio simples, puro e comprovado que é a água para acalmar o apetite.

Esta dieta deve ser pobre em sal

O sal é um elemento indispensável à vida e se apresenta, em graus diversos, em todos os alimentos. Porém, o sal que adicionamos é quase sempre supérfluo, não passa de um condimento que melhora o sabor dos alimentos, aguça o apetite e, muito frequentemente, seu uso é fruto do hábito.

A dieta pobre em sal não apresenta qualquer perigo

Podemos e até mesmo devemos viver toda a vida com uma dieta pobre em sal. Cardíacos, insuficientes renais e hipertensos vivem permanentemente em uma dieta pobre em sal sem jamais apresentar carências. Uma precaução concerne, no entanto, às pessoas naturalmente hipotensas habituadas a viver com pressão baixa. Uma dieta muito restrita em sal, principalmente se for conjugada a um forte consumo de água, pode aumentar a filtração do sangue, lavá-lo e, por esse mesmo meio, reduzir seu volume e abaixar ainda mais a pressão arterial. Se esta já for naturalmente baixa, pode ocasionar fatiga e vertigens ao se levantar rápido, por exemplo. Essas pessoas devem se contentar em não adicionar sal e evitar beber mais de um litro e meio de água por dia.

Uma alimentação muito salgada, ao contrário, retém e fixa a água nos tecidos

Nos países quentes, frequentemente, são distribuídos sachês de sal aos trabalhadores, para evitar a desidratação ao sol.

Na mulher, especialmente na mulher sob forte influência hormonal, em período pré-menstrual ou pré-menopausa, ou, ainda, ao longo da gravidez, inúmeras partes do corpo podem se tornar esponjosas e reter quantidades impressionantes de água.

Nessas mulheres, a dieta, hidrófuga por excelência, desenvolve sua plena eficácia se a quantidade de sal absorvido for reduzida ao mínimo, permitindo que a água ingerida atravesse mais rapidamente o organismo, medida em todos os pontos comparável à imposta durante um tratamento com cortisona.

A esse respeito é comum ouvir pessoas reclamarem de ganharem 1 ou mesmo 2 quilos em uma noite, depois de um grande desvio em sua dieta. Quando se analisa a refeição em questão, nunca se encontra a quantidade de alimentos necessária para o ganho de 2 autênticos quilos, ou seja, 18 mil calorias, impossíveis de serem ingeridas em um espaço tão curto de tempo. Trata-se somente da conjunção de uma refeição muito salgada e regada, quando os efeitos do sal e do álcool tornam mais lenta a travessia da água ingerida. Nunca se deve esquecer que 1 litro de água pesa 1 quilo e que 9 gramas de sal fixam 1 litro no tecido durante um dia ou dois.

Desse modo, se ao longo da dieta uma razão forte impuser uma refeição profissional ou familiar que obrigue a desrespeitar as instruções em curso, evite, ao mesmo tempo, salgar demais ou beber muita água. E, principalmente, evite se pesar no dia seguinte, pois um ganho de peso brutal e injustificado poderá desencorajá-lo e acabar com sua determinação e sua confiança. Espere até o dia seguinte, ou melhor, espere dois dias, e intensifique a dieta, a ingestão de água pouco mineralizada e a restrição do sal, três medidas suficientes para voltar ao nível anterior.

O sal aguça o apetite e sua redução o abranda

Trata-se de uma constatação. Os pratos salgados aumentam a salivação e a acidez gástrica, o que aguça o apetite.

Inversamente, os pratos pouco salgados estimulam pouco as secreções gustativas e não têm ação no apetite. Infelizmente, a ausência de sal também acalma a sede e a pessoa em dieta Protal deve aceitar impor a si mesma um alto nível de bebida nos primeiros dias, de maneira a trazer de volta a necessidade de água e a sede natural.

Conclusão

A dieta das proteínas puras, dieta inaugural e principal motor das quatro dietas integradas que compõem meu método, não é como as outras. É a única que utiliza apenas uma família de nutrientes e uma categoria bem definida de alimentos com teor máximo em proteínas.

Nessa dieta e ao longo de todo o desenvolvimento do método, toda referência às calorias e sua redução deve ser abandonada. Consumir pouco ou muito influencia pouco os resultados; o essencial é não sair dessa categoria de alimentos.

Do mesmo modo, o segredo que as duas primeiras frases propriamente emagrecedoras reivindicam é comer muito, mesmo comer preventivamente, antes que a fome apareça, fome que se torna então incontrolável e que não se contentará mais com as proteínas autorizadas, mas levará o imprudente a alimentos de pura gratificação, alimentos de baixo valor nutricional, mas de forte carga emocional, do açucarado ao cremoso, ricos e desestabilizadores.

A eficácia dessa dieta está, assim, inteiramente ligada à seleção de alimentos, fulminante, uma vez que a alimentação está limitada a essa categoria de alimentos, mas bastante mais lenta e fundamentada na triste regra da redução de calorias quando se escapa delas. Para falar de maneira clara, seguindo essa dieta você não estará mais no sistema de **calorias**, mas no das **categorias**. Você não terá necessidade de contar quantidades, mas de permanecer dentro de suas fronteiras. Se sair da lista de alimentos autorizados, você não terá mais direto às quantidades e deverá voltar à contagem do número de calorias que coloca na boca.

É, assim, uma dieta que não pode ser feita pela metade. Ela responde à lei do tudo ou nada, que explica não apenas sua eficácia metabólica, mas também seu formidável impacto psicológico no obeso que também funciona segundo essa mesma lei de extremos.

Com um temperamento excessivo por excelência, tão ascético no esforço quanto propenso aos abandonos, o obeso, encontra nessa dieta um comprometimento com sua imagem em cada uma das quatro etapas do método.

Essas afinidades entre perfil psicológico e estrutura da dieta criam um encontro cuja importância é de difícil compreensão para o leigo, mas que, na prática, é decisiva. Essa adaptação recíproca gera uma forte adesão à dieta, o que facilita o emagrecimento, mas assume toda sua dimensão no estágio da estabilização última, quando a dieta das proteínas acontece em único dia da semana, um dia de redenção, um "golpe" pontual e eficaz e que, sozinho e dessa maneira, pode ser aceito por todos que lutam desde sempre contra sua predisposição ao sobrepeso.

Prática do Método Dukan

Eis que você chega ao momento decisivo da prática do meu método. Você sabe, agora, tudo que é necessário à compreensão de seu modo de ação e à eficácia das quatro dietas que o compõem.

Nesta introdução teórica tentei fazer com que você entendesse que não se é gordo por acaso e que o ganho de peso que lhe diz respeito e que você deseja hoje abandonar é parte de você mesmo que você recusa, mas que reflete sua natureza, de sua psicologia e, portanto, de sua identidade.

Tanto de seus incômodos e de sua tendência familiar para engordar quanto da sua história, tanto do funcionamento de seu metabolismo quanto de sua personalidade, sua afetividade e suas emoções e, frequentemente, de uma maneira particular de usar o prazer fornecido pelos alimentos para amenizar os pequenos e grandes desprazeres da vida.

O que quero dizer é que esse negócio não é tão simples quanto parece e explica por que tantos outros além de você falharam, e talvez até você mesmo no passado, e por que tantas dietas são inúteis.

Lutar contra uma força tão poderosa e arcaica quanto a necessidade de comer, uma força quase animal, que vem das profundezas, indomável, que varre todos os argumentos da razão, não pode, evidentemente, ser fundada em um simples aprendizado racional da nutrição, por mais inteligente que seja, e na esperança de um autocontrole do obeso por si mesmo.

Para ter uma chance de se opor à violência do instinto, deve-se combater em seu terreno, com os meios, uma linguagem e os argumentos originários do mesmo registro instintivo.

A necessidade de seduzir, a necessidade de bem-estar, o medo da doença, a necessidade de pertencer a um grupo e de se conformar com os critérios culturais revelam esse registro e são as únicas forças instintivas atualmente capazes de motivar e mobilizar o obeso, mas elas se acabam ao primeiro embelezamento, assim que a imagem melhora, que as roupas começam a afrouxar e que não se fica mais tão ofegante ao subir escadas.

Mas, sobretudo, para que uma dieta, ou melhor, para que um método global tenha chance de ser adotado e seguido pelo obeso, deve utilizar um outro recurso instintivo: o argumento de autoridade.

A preconização de um método para emagrecer deve, então, ser formulada por uma autoridade exterior a ele, uma vontade que substitua a sua e que se exprima em forma de palavras de ordem precisas, não sujeitas a interpretações, não negociáveis e, sobretudo, mantidas em uma forma aceitável por tanto tempo quanto se pretenda conservar seus resultados.

Construí o Método Dukan com base na incontestável eficácia da alternância de proteínas, ajustando-o ao perfil do obeso ao longo dos anos, confeccionando-lhe uma rede de instruções infalíveis, que canaliza e utiliza sua natureza excessiva e apaixonada, seu heroísmo e suas empolgações iniciais, que supre sua inconsistência no esforço.

Também compreendi, com o uso, que uma única dieta não poderia, sozinha, bastar para uma tarefa tão complexa. Assim, confeccionei um método em que se sucedem, em um todo global e coerente, quatro dietas que se revezam para não deixar o gordo obeso um único instante sequer diante de sua tentação e de seu desfalecimento.

Mais recentemente compreendi que emagrecer sem referência ao gasto físico, o mais simples e natural que existe para ter uma duração e se tornar um hábito, corria o risco de fragilizar essa proposta. Em um mundo onde o sedentarismo faz parte integrante do modelo econômico de nossas sociedades e em que não é simplesmente aceito, mas procurado, o simples conselho de bom-senso não era suficiente. Tomei, então, a decisão de integrar uma atividade física, e mais particularmente a caminhada, como um motor de suma importância em meu método, e de não mais aconselhar simplesmente, mas PRESCREVER, como eu o faria para um medicamento.

Período de ataque. a dieta das proteínas puras

Quaisquer que sejam as modalidades, a duração e a indicação, meu método começa sempre pela dieta das proteínas puras, dieta extremamente peculiar que utilizo para criar um gatilho psicológico e um efeito metabólico de surpresa que conjugam seus efeitos para levar a uma primeira queda de peso decisiva.

A partir de agora, farei uma revisão com detalhes de todos os alimentos que vão acompanhá-lo nesse primeiro período, combinando essa descrição com um certo número de conselhos destinados a facilitar suas escolhas.

Quanto tempo deve durar essa primeira etapa-relâmpago para assegurar plenamente seu papel de abertura e de desencadeamento de perda de peso? Não há uma resposta padrão para essa importante pergunta. Sua duração deve ser adaptada a cada caso. Ela depende, sobretudo, do peso a ser perdido, mas também da idade, do número de dietas seguidas anteriormente, da intensidade da motivação e das afinidades particulares com os alimentos proteicos.

Darei algumas indicações extremamente precisas sobre os resultados que você poderá esperar dessa dieta de ataque, que serão, evidentemente, ligados à observação perfeita da dieta e da escolha certa de sua duração.

Assinalarei, enfim, as diversas reações que podem ser encontradas ao longo desse período inaugural.

Os alimentos autorizados

Ao longo deste período, cuja duração pode variar entre um e dez dias, você terá direito a onze categorias de alimentos para se alimentar, apresentados a seguir.

Dessas onze categorias, você poderá consumir quantos alimentos quiser ou quantos lhe convierem, sem qualquer limitação de quantidades e hora do dia.

Voce também terá a liberdade de misturar esses alimentos uns com os outros.

Você pode escolher os que lhe agradam sem tocar nos outros e, até mesmo, em um caso extremo, alimentar-se de uma única categoria de alimentos em determinada refeição ou mesmo um dia inteiro.

O essencial é permanecer dentro dessa lista perfeitamente definida, sabendo que eu a recomendo há muito tempo e que nada esqueci.

Saiba, também, que o menor desvio, a menor quebra de fronteiras, por mais ínfima que seja, age como uma picada de agulha em um balão de ar.

Um desvio aparentemente benigno, pode ser suficiente para fazer com que se perca o benefício dessa preciosa liberdade de comer sem qualquer limitação.

Por um pouco de qualidade, você terá perdido acesso à quantidade e se verá obrigado, durante o dia em curso, a entrar na fastidiosa redução das calorias e a comer com limitações.

Para resumir, a palavra de ordem é, deste modo, simples e não negociável: tudo que for mencionado na lista a seguir é para você, totalmente para você; o que não se encontra nela, você deve esquecer por ora, sabendo que, em um futuro próximo todos os alimentos deixados de lado poderão ser consumidos novamente.

Primeira categoria: as carnes magras

Entendo por carne magra três tipos de carne: a vitela, o boi e o cavalo, para aqueles que, infelizmente cada vez mais raros, ainda o consomem.

- O boi: todos os pedaços para assar ou grelhar são autorizados, em especial o bife, o filé, o rosbife, os pedaços do açougue, evitando-se escrupulosamente o entrecosto e a costela de boi, muito gordurosos.

- A vitela: os cortes aconselhados são o escalope, o assado e o fígado de vitela, se seu nível de colesterol permitir este último. A costela de vitela é autorizada com a condição de que se deixe de lado o empanado que a envolve.
- O porco e o cordeiro não são autorizados nessa dieta de ataque, que deve ser o mais puro e eficaz possível.

A preparação dessas carnes pode ser efetuada da maneira que lhe convier, mas sem utilização de gordura, manteiga, óleo ou creme de leite, mesmo o light. Para conservar o gosto do grelhado, adicione algumas gotas de óleo em sua frigideira e espalhe com papel-toalha.

O cozimento aconselhado é o grelhado, mas essas carnes também podem ser assadas no forno ou na assadeira, preparadas em papelote, ou até mesmo fervidas.

O grau de cozimento fica ao gosto de cada um, mas deve-se saber que o cozimento retira progressivamente a gordura da carne, aproximando-a, assim, do ideal da proteína pura importante para a dieta.

A carne de hambúrguer é autorizada, mas sua preparação crua ou em carpaccio deve ser realizada sem óleo.

A carne moída cozida ou em forma de hambúrguer é aconselhada para aqueles que não têm problemas em deixar de lado os cortes de carnes e para quem seria interessante preparar almôndegas amalgamadas com ovo, ervas, alcaparras e cozidas no forno.

O bife congelado é autorizado, mas deve-se atentar para que seu nível de gordura não passe de 10%. O de 15% é gorduroso demais para o período de ataque. Cuidado! Os hambúrgueres *kosher* são muito gordurosos e é mais aconselhável moer você mesmo pedaços inteiros de carne. Senão, você pode cozinhá-lo o suficiente para que boa parte de sua gordura seja retirada.

Lembro mais uma vez que as quantidades não são limitadas.

Segunda categoria: os miúdos

Nesta categoria, apenas o fígado e a língua são permitidos: fígado de vitela, de boi ou de galinha.

As línguas de vitela e do cordeiro, pouco gordurosas, são autorizadas. Do boi deve-se consumir apenas a metade anterior da língua, especialmente a ponta, que é a zona mais magra, e evitar a parte de trás, muito gordurosa.

No que diz respeito ao fígado, o que interessa em seu forte teor em vitaminas, extremamente útil ao longo da dieta de emagrecimento, é infelizmente reduzido por sua riqueza em colesterol, excluindo-o da alimentação de pessoas com riscos cardiovasculares.

Terceira categoria: os peixes

Para esta família de alimentos não há qualquer restrição ou limitação. Todos os peixes são autorizados, sejam eles gordurosos ou magros, brancos ou azuis, frescos ou congelados, em conserva ou naturais — mas nunca em conserva de óleo —, defumados ou secos.

- Todos os peixes gordurosos e azuis são autorizados, especialmente a sardinha, o carapau, o atum e o salmão.
- Todos os peixes brancos e magros também são autorizados, como a solha, a pescada, o bacalhau, o dourado, o ruivo, a raia, a truta, a merluza, a lota e muitos outros menos consumidos.
- O peixe defumado também é autorizado, especialmente o salmão, que apesar de gorduroso e reluzente não é mais gorduroso que um bife com 10% de gordura. O mesmo acontece com a truta defumada e a enguia.
- O peixe em conserva, muito útil em caso de refeições rápidas ou ligeiras, é autorizado quando se trata de uma conserva natural como o atum, o salmão ou o carapau no vinho branco, consumido sem molho, e sardinha com tomate.
- Finalmente, o kani, preparação de origem japonesa à base de peixe branco extremamente magro, aromatizado com molho de caranguejo.

  Muitos dos meus pacientes e leitores têm um preconceito desfavorável com relação ao kani.

  De fato, é um alimento reconstituído, mas por ter investigado seu modo de preparo pude constatar que é um alimento de boa qualidade nutricional preparado logo após a pesca de pequenos peixes brancos em barcos-usina em alto-mar. Outros me dizem que sua etiquetagem mostra um alto teor de carboidratos. Isto é verdade, mas não é redibitório, pois se trata do amido, e o resto de suas qualidades é suficiente para tolerá-lo. Com efeito, seu teor de gordura é muito baixo, seu uso é extremamente prático, é fácil de ser transportado, sem cheiro, não necessitando qualquer preparação ou cozimento e pode ser beliscado a qualquer hora do dia.

O peixe deve ser preparado sem adição de gordura, feito com limão e salpicado de condimentos, ou levado ao forno, recheado de ervas e limão, mas também no vapor ou, melhor ainda, em papelotes, para conservar integralmente os sucos de cozimento.

Quarta categoria: os frutos do mar

Nesta classe de alimentos reagrupo todos os crustáceos e mariscos.

- Os camarões cinza e rosa, os gambas, os caranguejos, as lagostas, os lagostins, as ostras, os mexilhões, os escargots, as vieiras etc.

É importante pensar nesses alimentos, que diversificam a alimentação e podem dar um ar de festa à dieta. Eles também têm o poder de nos deixar facilmente satisfeitos.

Quinta categoria: as aves

- Toda ave é autorizada — menos as de bico chato, pato e ganso —, com a condição expressa de serem consumidos sem a pele. Cuidado! O cozimento se faz com a pele, que deve ser retirada no último momento, já no prato, para evitar que a carne fique seca.
- O frango é a ave mais consumida e mais prática para a dieta das proteínas puras. Todos os seus pedaços são autorizados, exceto a parte interna da asa, inseparável da pele e muito gordurosa. Deve-se saber, contudo, que existe uma clara diferença do teor de gordura entre os diferentes pedaços do frango, sendo o peito a parte mais magra, depois a coxa e, em seguida, a asa. Por fim, o frango escolhido para essa alimentação deve ser o mais jovem possível.
- O peru em todas as suas formas, em escalope na frigideira ou a coxa assada no forno, com bastante alho. A perua, a pintada e a codorna também são autorizadas, assim como as aves de caça, como o faisão, o perdigoto e o pato selvagem, que é magro.

- O coelho é uma carne magra que pode ser consumida assada ou cozida na mostarda e com requeijão cremoso 0% de gordura.

Sexta categoria: os presuntos sem ou com baixo teor de gordura

Já há alguns anos encontram-se facilmente nos supermercados presuntos de porco com baixo teor de gordura, mas também o peito de peru ligeiramente defumado e o blanquet de frango, cujo teor de gordura varia entre 4% e 2% — bem mais magro que as carnes e os peixes mais magros. Ou seja, eles são autorizados e até mesmo aconselhados, graças à sua extrema disponibilidade e facilidade de uso.

O mesmo acontece com a carne de caça, assim como a bresaola, adaptação italiana da primeira, ambas vindas da carne-seca. Uma charcutaria particularmente magra e muito apreciada, mas infelizmente de alto custo. É possível encontrá-la em supermercados em embalagens de plástico, bem menos saborosa e menos salgada que seu corte em um açougue ou mercearia fina italiana.

Apresentadas em embalagens de plásticos, já cortadas em fatias, limpas, sem odores ou detritos, essas carnes podem ser consumidas e transportadas com facilidade para a confecção de refeições à hora do almoço.

Além disso, se o seu gosto não se aproxima do gosto dos presuntos comuns, seu valor nutricional é comparável. Lembremos que os presuntos de charcutaria e o pernil não são autorizados, e os presuntos crus e defumados, bem mais gordurosos, ainda menos.

Sétima categoria: os ovos

Os ovos devem ser consumidos duros, na casca, cozidos, em omelete ou mexidos em uma frigideira antiaderente, ou seja, sem adição de óleo, nem de manteiga.

Para que seu consumo seja ainda mais agradável e não muito monótono você pode adicionar alguns camarões ou lagostins, ou até mesmo um pouco de carne de caranguejo. Também é possível prepará-los como omelete com cebolas picadas, como a tortilha espanhola, ou com um pouco de aspargos, para ficar mais saboroso.

Em uma dieta em que os alimentos são autorizados sem limitações quantitativas, os ovos podem trazer dois problemas ligados respectivamente, ao seu teor de colesterol e à sua tolerância.

Os ovos são, efetivamente, ricos em colesterol e seu consumo excessivo é desaconselhável para pessoas que apresentam uma taxa anormalmente elevada. Nesses casos, é aconselhável limitar o consumo de três ou quatro gemas por semana, podendo-se utilizar a clara, proteína pura por excelência, sem qualquer restrição.

Nesses casos, também é útil preparar omeletes e ovos mexidos utilizando uma gema para duas claras.

No que diz respeito à intolerância aos ovos, existe uma alergia à gema bastante autêntica, mas muito rara e perfeitamente conhecida pelo paciente que sofre dela e sabe como evitá-la.

De maneira mais frequente, tem-se a má digestão dos ovos, comumente atribuída a uma fragilidade do fígado. Com exceção dos ovos de má qualidade ou insuficientemente frescos — o que o fígado não suporta —, o problema não é ovo em si, mas a manteiga com que é preparado.

Desse modo, se você não for verdadeiramente alérgico e preparar os ovos sem adição de gordura, poderá consumir, sem qualquer perigo, um ou dois ovos por dia durante a breve duração dessa dieta de ataque.

Oitava categoria: as proteínas vegetais

Há quase dez anos se começou a constatar uma redução de apetência pela carne, especialmente na mulher. Essa é a razão pela qual introduzi e valorizei essa categoria, a fim de atenuar tal desafeição. A maior parte das proteínas vegetais veio da Ásia, principalmente do Japão, e teve sucesso na alimentação instaurada pelos restaurantes japoneses. As proteínas vegetais vêm da soja e do trigo.

Nesta oitava categoria reagrupei sete alimentos muito ricos em proteínas e pobres em gordura. Mas apenas os dois primeiros, o tofu e o seitan, dois alimentos derivados, respectivamente, da soja e do trigo, têm uma predominância de proteínas suficiente para que seu uso "à vontade" seja permitido, como os alimentos das sete categorias precedentes. Os cinco últimos, tempeh, hambúrgueres vegetais, proteínas de soja texturizadas, leite e iogurte de soja, são alimentos interessantes, mas que eu reservo aos leitores vegetarianos, que não consomem nem carne nem peixe. Para os não vegetarianos, esses cinco alimentos devem ser consumidos entre os alimentos tolerados, cujo uso é submetido a condições de peso e frequência.

1. O tofu

É simples e fácil de se fabricar em casa, bastando triturar grãos de soja na água para fazer leite de soja, depois coalhar no sal para fazer um tofu firme, tendo a consistência de um queijo coalho. Para ficar mais cremoso, basta adicionar um coagulante chamado "nigari" e esquentar. Você consegue encontrar os detalhes dessas duas receitas em uma infinidade de sites de culinária. Para quem não quiser ter muito trabalho todas as manhãs, o tofu é agora vendido em todos os supermercados de produtos orgânicos.

O tofu se apresenta em duas formas: cremosa e firme.

- O tofu cremoso apresenta consistência semelhante a de um pudim ou iogurte. É vendido em garrafa em temperatura ambiente, mas é aconselhável conservá-lo resfriado por três a quatro dias. É útil, principalmente em receitas de sobremesas e confeitaria e nas panquecas de farelo de aveia. Também se destaca em preparações de molhos que substituem a maionese e o creme de leite. Sua consistência permite que concorra com o chantilly.
- O tofu firme tem a consistência de um queijo coalho e é usado em muitas receitas. É consumido esmigalhado, ralado, em pequenos cubos ou em forma de purê para todo tipo de pratos ou sobremesas. Ele é naturalmente sem gosto, mas fica impregnado por todos os sabores dos alimentos ao redor. Vai muito bem com cebolinha, molho shoyu e condimentos leves. Utilize-o em cubinhos em saladas ou em tortas de legumes preparadas com farelo de aveia.

O tofu também fica excelente marinado no molho de sua escolha, durante algumas horas, antes de ser cozido. Para que adquira ainda mais sabor na marinada, tire bem sua água, prensando-o com duas tábuas ou dois pratos.

O tofu firme é conservado como a mozarela, em local fresco, e dentro da água, que deve ser trocada todos os dias, não mais de dez dias no total.

O tofu tem se instalado no Ocidente, um pouco como o kani, e tem bastante lugar em meu método. É possível encontrar, hoje em dia, tofus preparados com ervas, curry, ou tofu defumado. Encontram-se até mesmo receitas de pratos como o tofu provençal, com alho, ervas finas, curry, papoulas ou açafrão. Também são encontrados substitutos de salsichas vegetais, raviólis, todos de muito boa qualidade e muito sabor. Mas cuidado! Todos esses pratos e apresentações não foram preparados em função de nossos códigos dietéticos e é importante observar de perto sua lista de ingredientes, a fim de evitar o teor de gordura que ultrapasse os 8%.

2. O seitan

O seitan, ou "carne vegetal", é equivalente ao tofu, mas fabricado a partir das proteínas do trigo, em vez das proteínas da soja. Sua textura resistente lembra a da carne, o que faz com que possa ser usado na maior parte dos ragus à francesa, como os cozidos. Também é preparado em forma de fricassê. É encontrado pronto, natural ou aromatizado, em lojas asiáticas ou orgânicas.

Como sua fabricação em casa é simples e pouco onerosa, é possível, de maneira lúdica e responsável, confeccioná-lo você mesmo quando tiver tempo. É feito lavando-se a farinha de trigo em um saco de tecido, a fim de eliminar seu amido, para guardar apenas o glúten. Se não tiver tempo, compre pronto, mas aproveite esse ganho de tempo para prepará-lo.

O seitan surgiu entre os consumidores de comidas orgânicas, especialmente para os vegetarianos. Creio que é tempo de colocá-lo à disposição de um público mais amplo, especialmente para os que querem emagrecer aumentando seu campo de escolhas alimentares. Também penso de maneira ainda mais particular naqueles que seguem meu método, no qual as duas primeiras fases são ricas em proteínas e pobres em gordura.

No plano nutricional, o seitan é um alimento extremamente rico em proteínas (25%) e pouco calórico (110 calorias a cada 100 gramas), contendo pouquíssimos carboidratos, quase sem gordura, sem colesterol ou purina.

O seitan pode ser conservado de três a quatro dias na geladeira (sem o caldo) ou durante meses no congelador (possibilidade de se fazer "carne" vegetal moída).

Se quiser cozinhá-lo, faça-o coberto, em fogo baixo, sem misturar muito, para que não se torne muito rígido. Melhor, cozinhe-o na frigideira para deixá-lo ainda mais macio. E para conservar o melhor de sua consistência e sabor, evite fatias muito grossas. Você também pode mariná-lo em uma mistura de molho shoyu com ervas, condimentos e alho antes de levá-lo à frigideira. Deixe as fatias ficarem embebidas com o molho de sua escolha e sirva-o com ou sem legumes, de acordo com os dias PP ou PL. Falta espaço aqui para falar das infinitas possibilidades de preparação do seitan, pois preparei um catálogo de receitas vegetarianas adaptadas ao meu método. A partir de agora posso mostrar a vocês os mais apreciados pelas mulheres que cozinham e que me enviam, regularmente, o fruto de sua inventividade:

Escalope de seitan empanado com farelo de aveia
Espetinhos de seitan marinados
Seitan com legumes provençais
Os três recheados de Nice: berinjela, tomate e abobrinha com seitan
Goulash de seitan
Seitan na mostarda
Abóbora-menina recheada com soja
Ragu de soja
Filé de seitan com laranja (em consolidação)
Almôndegas de legumes

3. O tempeh

É um outro alimento derivado da soja. Originalmente da Indonésia, é obtido por meio da fermentação de seus grãos. O tempeh tem uma textura firme e um sabor natural de avelã e cogumelo. Sua riqueza em proteínas, um baixo teor em gorduras e a ausência de colesterol fazem dele um alimento muito escolhido pelos vegetarianos. Cuidado! Seu teor de carboidratos limita seu lugar em minha dieta e entra para a lista de alimentos tolerados, sem poder ser usado "à vontade".

4. Os bifes de soja ou hambúrgueres vegetais

É uma alternativa vegetal à carne e útil essencialmente aos vegetarianos, que não consomem carne. Habitualmente, os amadores de carne não os apreciam e os consomem obrigados ou forçados, mas os vegetarianos apreciam e, principalmente, acostumam-se com esse alimento.

Na França, deve-se, imperativamente, ler a relação de ingredientes, pois o teor em lipídios ou em gordura dos bifes de soja pode variar do simples ao dobro, especialmente nas lojas orgânicas. A referência dos grandes supermercados é o bife de soja Sojasun, cujo teor de gordura é de 8%, o mesmo do bife meio magro em um açougue.

Nos Estados Unidos, as opções de veggie burgers são muito maiores e existe grande variedade de produtos de grande distribuição e já preparados. Essa grande escolha de marcas e sabores apresenta o inconveniente de misturar ingredientes muito diferentes. Certos hambúrgueres são à base de soja, outros, à base de cereais, outros, à base de legumes, essencialmente. Essa diversidade intervém muito na composição nutricional. Também é importante consultar a relação de ingredientes para verificar seu teor de carboidratos, que é o fator limitador em minha dieta.

5. As proteínas de soja texturizada ou PST

Elas se apresentam como preciosas pedrinhas granulosas que se parecem com pralinas.

São preparadas a partir de farinha de soja sem óleo. A farinha é misturada com água e esquentada na pressão. A mistura fica, então, seca e fragmentada em grãos ou em pedaços grandes.

As proteínas de soja texturizadas têm muitas vantagens. Contêm duas vezes mais proteínas que a carne de boi. São pouco calóricas e contêm pouco colesterol. Podem ser estocadas facilmente e conservadas durante muito tempo. Enfim, são bastante baratas e fáceis de cozinhar. Preparadas, desenvolvem uma textura próxima da carne, o que faz com que os vegetarianos possam preparar pratos e receitas tradicionalmente feitas com carne.

Contudo, em estado bruto, têm uma consistência crocante e um leve gosto natural de amendoim, o que as torna muito agradáveis para beliscar, especialmente em minha dieta, que não tem muitos alimentos com essa sensação crocante na boca e nos dentes.

Cuidado! Em minha dieta, como para o tempeh, o teor de hidratos de carbono faz com que não possam ser consumidas "à vontade", mas faz parte dos alimentos tolerados.

6. O leite de soja

É uma bebida sem lactose, rica em proteínas vegetais, pouco calórica, pobre em lipídios, em cálcio, em vitamina D e desprovida de colesterol. Pode se tornar um leite de substituição para os que se recusam a tomar o de vaca, vegetarianos ou intolerantes à lactose ou aversivos ao gosto do leite de vaca, ou em caso de tendência ao colesterol.

Pode ser bebido ao natural ou aromatizado, ou entrar na composição de todos os molhos preparados com leite, como o molho branco.

Pode ser conservado na geladeira por cinco a sete dias.

Cuidado! Em minha dieta, o leite de soja não é autorizado "à vontade", mas apenas dois copos por dia, em substituição ao leite desnatado de vaca, sabor natural.

7. O iogurte de soja

Fabricado a partir do leite de soja, apresenta as mesmas características. Oferece uma alternativa a todos os que são alérgicos à lactose ou que digerem mal os laticínios, e mais ainda para os vegetarianos puros.

No plano calórico e nutricional, difere pouco do iogurte de leite semidesnatado, com um teor médio, de acordo com as marcas, de 2% de gordura, mas sem colesterol.

Assim como o leite desnatado, o iogurte de soja, em minha dieta, não é autorizado "à vontade", sendo permitidos dois iogurtes por dia, de sabor natural, evidentemente.

Nona categoria: os laticínios magros (iogurtes, queijos brancos com 0% de gordura)

Esses alimentos, concebidos para facilitar uma alimentação saudável, são verdadeiros laticínios, em todos os pontos parecidos com os queijos brancos e iogurtes tradicionais, mas sem gorduras. Como a transformação do leite em queijo é responsável pela eliminação da lactose, único açúcar contido no leite, os laticínios magros praticamente só contêm proteínas, e essa é a razão de sua extrema importância nessa dieta de ataque, em busca da pureza da proteína.

Há alguns anos os produtores de leite colocaram no mercado uma nova geração de iogurtes magros edulcorados com aspartame e aromatizados ou enriquecidos com polpas de frutas. Se o aspartame e os aromas são apenas chamarizes desprovidos de valor calórico, o enriquecimento em frutas introduz uma pequena quantidade de carboidratos indesejada.

Em consequência disso e para que a palavra de ordem seja perfeitamente clara, existem três tipos de iogurte com 0% de gordura: os brancos, os aromatizados — de coco, baunilha ou limão — e os iogurtes frutados com 0% de gordura, ou seja, contendo pequenos pedaços de frutas ou um pouco de compota.

- Os brancos e aromatizados são totalmente autorizados, sem qualquer reserva.
- Os iogurtes magros com frutas são autorizados, mas com uma dose máxima de dois potes por dia. Entretanto, os que buscam uma perda de peso fulminante devem evitar esse tipo de iogurte na fase de ataque, ainda mais os que atravessam uma estagnação de peso.

Décima categoria: um litro e meio de líquido por dia

É a única categoria desta lista realmente obrigatória. Todas as demais são facultativas e só dependem da vontade do candidato ao emagrecimento. Como já disse — e corro o risco de me repetir —, o fato de beber líquidos é indispensável e não negociável. Sem essa intensa drenagem o seu emagrecimento irá parar, mesmo que seja perfeitamente conduzido, pois os detritos originados na combustão de gorduras serão acumulados a ponto de apagar o fogo.

Todas as águas são autorizadas, especialmente as de fonte ligeiramente diurética. Evite as águas salgadas demais nessa dieta.

Se você não for um consumidor de água sem gás, beba-a, sem problema algum. Bolhas e gases não têm qualquer incidência sobre essa dieta; apenas o sal deve ser evitado.

Além disso, se você for refratário às bebidas frescas, saiba que o café, o chá e todas as outras infusões são assimiláveis à água e, por esse motivo, podem ser deduzidas do litro e meio imposto.

Finalmente, as bebidas lights, como a Coca-Cola ou qualquer marca que não tenha mais de uma caloria por copo, são autorizadas em toda as etapas do Método Dukan.

Os nutricionistas estão divididos a respeito da qualidade desses refrigerantes edulcorados com aspartame. Alguns pensam que seu efeito de chamariz é compensado pelo organismo. Outros estimam que seu consumo ajuda no gosto e na necessidade de açúcar.

A mim, a prática ensinou que a abstinência, por mais prolongada que seja, nunca faz com que o gosto ou a necessidade de açúcar desapareçam. Não vejo, então, motivo algum para se privar desse sabor desprovido de calorias. Por outro lado, constatei que a utilização dessas bebidas facilita muito a observância da dieta e que seu sabor açucarado, seu forte teor aromático, sua cor e seu caráter gaseificado, assim como sua aura festiva, unem-se para fazer dele um dos alimentos de gratificação com forte ação sensorial, que acalma a vontade "de mais alguma coisa", tão frequente para quem está fazendo dieta.

Chegou o momento de falar de uma polêmica sobre o aspartame. Para ser claro, diz-se que é cancerígeno, e compreendo que isso preocupe as pessoas. Em minha opinião, essa polêmica não tem razão de ser. Esse edulcorante é utilizado por milhares de indivíduos em todos os países do mundo já há 25 anos, sem que nunca se tenha ouvido falar de queixas ou da aparição de efeitos secundários e, menos ainda, em cânceres humanos. Em minha opinião, mas — ainda mais importante —, na opinião do governo francês, das autoridades europeias e de todos os países do mundo, não há qualquer razão para que as pessoas em dieta e muito ligadas ao gosto doce se privem dele. Certamente, não será privando-as que sua necessidade de açúcar desaparecerá. No entanto, privá-las gera uma frustração que volta, mais cedo ou mais tarde, com juros.

Décima primeira categoria: uma colher e meia de sopa de farelo de aveia

Durante muitos anos meu método não tinha, durante suas duas primeiras fases propriamente emagrecedoras, qualquer farinha, cereal ou farináceo. Isso não o impedia de funcionar, mas inúmeros foram os que romperam com a duração da dieta, por sonhar com carboidratos.

Descobri o farelo de aveia durante um congresso americano de cardiologia. Nele, apresentou-se sua ação benéfica na redução do colesterol e no diabetes. Levei uma caixa que, na falta de farinha, me serviu, certa manhã, para preparar um creme improvisado com farelo de aveia, um ovo e requeijão cremoso 0% de gordura, adoçado com aspartame.

Minha filha adorou e ficou completamente saciada, o que me incitou a propor esse creme aos meus pacientes. Como constatei um entusiasmo geral, inseri-o em meu método e, em seguida, em meus livros. Desse modo, progressivamente, o farelo de aveia passou a ter lugar nos fundamentos do meu método, o único carboidrato admitido em meio às proteínas e mesmo milagroso para a fase de ataque. Por quê?

Antes, no plano clínico, constatei rapidamente uma melhora nos resultados, melhor observância da dieta em sua duração, atenuação do apetite, saciedade mais precoce e forte redução da frustração a longo prazo.

Procurei entender o modo de ação do farelo de aveia e me apoiei nos trabalhos existentes. O farelo de aveia é o envelope fibroso que envolve e protege o grão de aveia. O grão, com origem nos flocos de aveia, é rico em açúcares rápidos. O farelo de aveia é a camisa do grão, pobre em açúcares rápidos, muito rico em proteínas e, sobretudo, em fibras solúveis.

Tais fibras possuem duas propriedades físicas que lhe conferem papel medicinal:

- Seu poder de absorção. Pode absorver mais de vinte vezes seu volume de água. Por esse motivo, assim que chega ao estômago, incha e ocupa lugar suficiente para levar a uma saciedade rápida.
- Sua extrema viscosidade. Tendo chegado, com os alimentos reduzidos a papa, ao intestino delgado, se comporta como um apanha-moscas e cola em todos os nutrientes ao redor. Freia a passagem de tais nutrientes no sangue e leva uma pequena parte consigo nas fezes.

Saciedade e perda calórica fazem com que o farelo de aveia seja um aliado em minha luta contra o sobrepeso. Digo minha luta pois a presença do farelo de aveia não me priva de um dos maiores trunfos do meu método: o livre acesso às quantidades e o consumo À VONTADE de meus cem alimentos. É claro que as dietas de baixas calorias não têm tantos benefícios, pois integram, desde o início, farináceos e mesmo alimentos doces em quantidades limitadas e bem marcadas.

Pessoalmente, trabalhei para verificar o modo de ação das fibras do farelo. O estudo coprológico permite que se compare o teor de calorias das fezes dos mesmos indivíduos, com ou sem consumo de aveia.

Este trabalho fez com que eu constatasse que nem todos os farelos do mercado eram válidos e que o modo de fabricação do farelo tinha grande impacto em sua eficácia. Os principais países produtores de farelo são o Canadá e a Finlândia. Tive oportunidade de trabalhar com engenheiros-agrônomos finlandeses. Dois parâmetros de fabricação revelaram-se cruciais: a moedura e a peneiração.

A moedura é a trituração do farelo e, logo, o tamanho de suas partículas.

A peneiração é o trabalho de separação do farelo da farinha de aveia.

Uma moedura muito fina esteriliza o farelo e faz com que perca quase integralmente sua intensidade. Do mesmo modo, um farelo muito grosso e insuficientemente moído perde sua superfície útil de viscosidade.

O mesmo acontece com a peneiração, pois, caso seja insuficiente, resulta em um farelo insuficientemente puro, cheio de farinha. Mas uma peneiração muito intensa é também cara.

Com esses agrônomos e o estudo coprológico das fezes, definimos um índice de eficácia do farelo, integrando a moedura e a peneiração que permitem desenvolver os melhores efeitos medicinais.

A moedura ideal é a que produz partículas de tamanho médio +, M2bis.

Quanto à peneiração, trata-se da sexta passagem na peneira, o B6, que lhe confere um teor negligenciável de carboidratos rápidos. Esses dois indícios reunidos compõem o índice global M2bis-B6.

A maior parte dos fabricantes, especialmente os anglo-saxões, comercializam o farelo unicamente para uso culinário, como o porridge inglês, verdadeira instituição nacional. Eles preferem o farelo de moedura muito fina e não se importam muito com a peneiração, a fim de que o farelo seja o mais macio e untuoso possível na boca, mas, com isso, privam-se de seus efeitos medicinais.

Há previsão de reuniões nos colóquios e congressos de nutrição e dietética para falar sobre esses trabalhos e tentar conciliar o culinário e o nutricional.

Eu trabalho, atualmente, com os fabricantes e distribuidores internacionais, para comunicar esses resultados e tentar relacioná-los com esse índice, cuja produção é um pouco mais onerosa, mas também mais interessante no plano nutricional.

Ao longo da fase de ataque prescrevo a dose de uma colher e meia de farelo de aveia por dia. Aconselho que seja tomado em forma de panqueca, adoçada com aspartame, ou salgada, preparando-se da seguinte maneira:

Adicione uma colher e meia de sopa de farelo de aveia em uma tigela, acrescente meia colher de sopa de requeijão cremoso 0% de gordura ou de iogurte e uma clara de ovo ou um ovo inteiro, se não houver problema de colesterol.

Adoce com uma colher de sopa de aspartame ou salgue ligeiramente a gosto.

Misture bem.

Coloque a massa em uma frigideira antiaderente com algumas gotas de óleo, que devem ser enxugadas com papel-toalha. Deixe cozinhar por dois a três minutos de cada lado.

As panquecas se conservam por mais ou menos uma semana na geladeira, embaladas em papel-alumínio ou filme, para evitar que fiquem secas. Você também pode congelá-las, pois assim conservam o sabor, a consistência e o valor nutricional.

A maior parte de meus pacientes consome a panqueca pela manhã, o que evita que sintam fome antes do almoço. Outros usam-na em sanduíches para o almoço, com o recheio de uma fatia de salmão defumado ou fatias de carne de caça.

Outros a consomem no meio da tarde, na "hora do crime", em que podem surgir vontades compulsivas. Ou, ainda, após o jantar, quando vem a vontade de atacar a geladeira em busca de algo para acalmar a fome antes de dormir.

Se você quiser ter acesso a outras receitas com farelo de aveia, pesquise no Google "farelo de aveia" ou "receitas Dukan". Você encontrará uma infinidade de receitas de crepes, muffins, pães, massas de pizza, pão de farelo de aveia...

É importante notar que a panqueca de farelo de aveia é excelente ferramenta de defesa contra a bulimia. Certamente, quem sofre de bulimia sai do alvo do meu método de emagrecimento, mas pode ser que leia este livro e eu sei, por usá-lo regularmente com meus pacientes, que isso pode ajudar, e muito: é possível fazer quantas panquecas se queira, em todas as formas e todos os sabores, o que evitará crises podendo atingir cumes calóricos de alimentos de péssima qualidade.

Contudo, sem sofrer de bulimia, é possível atravessar períodos difíceis ou vontades irrepreensíveis que podem arruinar uma fase bem-construída e estruturada do emagrecimento. Em casos inabituais, é possível aumentar, por um dia ou dois — atenção: um dia ou dois —, o consumo de farelo de aveia e comer até três panquecas por dia.

Os adjuvantes

- O leite desnatado, fresco, em caixa ou em pó, é autorizado e pode melhorar o sabor e a consistência do chá ou do café, além de poder ser usado na confecção de molhos, cremes, pudins ou preparações diversas.
- O açúcar é proibido, mas o aspartame, o edulcorante de síntese mais conhecido e utilizado no mundo, é perfeitamente autorizado e sem qualquer restrição, inclusive para a mulher grávida, o que corrobora sua total inocuidade.
- O vinagre, os condimentos, as ervas, tomilho, alho, salsa, cebola, echalota, cebolinha etc., assim como todas as especiarias, são não apenas autorizados, como fortemente aconselhados. Seu uso faz com que o sabor dos alimentos seja enriquecido, além de aumentar seu valor sensorial, ou seja, a captação de todas as sensações da boca pelos centros nervosos que geram a saciedade, o que aumenta seu poder de satisfação. De maneira clara, digo que as especiarias não apenas melhoram o gosto, o que já seria nada mau por si só, mas que são alimentos que facilitam a perda de peso. Certas especiarias, como a baunilha ou a canela, têm por vocação trocar seu sabor caloroso, tranquilizador e afetivo por um sabor açucarado. Outros, como o coentro, o curry, o colombo e o cravo podem reduzir a necessidade de sal, especialmente

para as mulheres com retenção de líquidos, que têm dificuldades em não salgar, mesmo sem ter experimentado anteriormente.

- Os picles e as cebolas são permitidos se utilizados como condimentos, mas saem do âmbito da dieta das proteínas puras se as quantidades utilizadas forem muito grandes, a ponto de serem considerados como legumes.
- O limão pode ser utilizado para dar sabor aos peixes e frutos do mar, mas não em forma de suco ou limonada, mesmo que não seja doce, pois, nesse caso, já não se trata de um condimento, mas de uma fruta, certamente ácida, mas açucarada e incompatível com as duas primeiras fases do método, o ataque e o cruzeiro.
- O sal e a mostarda são autorizados, mas seu uso deve permanecer moderado, principalmente em caso de retenção de líquidos, particularmente frequente na adolescente com menstruações anárquicas e na mulher antes da menopausa ou em curso de instauração de um tratamento hormonal de substituição. Para aqueles que não podem se privar desses sabores, existem mostardas sem sal e sais dietéticos com pouco sódio.
- O ketchup comum não é autorizado, pois é, ao mesmo tempo, muito doce e muito salgado. Existem, contudo, molhos de tomate de excelente qualidade, como o célebre Heinz, o que basta para aromatizar e dar gosto, um verdadeiro prazer sem o gosto açucarado que pode prejudicar a degustação das carnes.
- Os chicletes merecem um espaço especial na categoria dos adjuvantes. Para mim, eles representam um trunfo de primeiro patamar na luta contra o sobrepeso, particularmente na travessia das duas primeiras fases emagrecedoras, o ataque e o cruzeiro. Não sou um consumidor de chicletes, pois a mastigação influencia na elegância, mas às vezes consumo, quando estou um pouco estressado. Os dentistas chamam isto de "bruxismo", uma doença noturna que consiste em ranger os dentes durante o sono até corroer o esmalte dentário. E como um grande número de pessoas em sobrepeso comem "com estresse", o chiclete é capaz de amenizar seu mecanismo diante da alimentação. Além disso, uma boca ocupada mascando chiclete não pode conter outra coisa: é a técnica da boca ocupada! Ademais, existem chicletes **sem**

açúcar simplesmente deliciosos, repletos de sabores variados, muitas vezes estimulantes. Inclusive, inúmeros estudos científicos provaram os benefícios do chiclete na luta contra o sobrepeso, o diabetes e mesmo as cáries dentárias.

O que se deve pensar da composição nutricional do chiclete sem açúcares e quais chicletes escolher? Devem ser escolhidos os chicletes sem açúcar branco de mesa, sem sacarose, mas os edulcorantes usados não são menos doces em termos de teor calórico, muito próximo ao do açúcar branco. Felizmente, seu poder adoçante é centenas de vezes mais poderoso que o do açúcar ordinário, sua absorção intestinal e sua assimilação bastante lentas e sua ação sobre a insulina e a estocagem de gorduras muito reduzida. Escolha chicletes sem açúcar em função do gosto, mas dê preferência àqueles cujo sabor dura mais tempo na boca.

- Todos os óleos são proibidos. Se alguns óleos, como o azeite, têm a justificada reputação de serem favoráveis ao coração e às artérias, não deixam, por isso, de ser óleos, e lipídios puros não devem existir nessa dieta de proteínas puras. Contudo, o óleo mineral é autorizado para a preparação de vinagretes, mas nunca no cozimento. Use-o em pequenas quantidades e com água gasosa, que reduz seu poder oleoso muito elevado, porque, como é muito lubrificante, corre o risco de acelerar deploravelmente o trânsito intestinal.

À parte esses adjuvantes e as 11 grandes categorias descritas anteriormente,
NADA MAIS.
Todo o resto, tudo que não tiver sido expressamente mencionado nessa lista, é proibido durante o tempo relativamente breve dessa dieta de ataque.
Concentre-se, então, em tudo que for autorizado e esqueça o resto. Varie sua alimentação, coma os alimentos na ordem que quiser e nunca se esqueça de que os alimentos autorizados e inscritos nessa lista podem ser consumidos a gosto, de acordo com sua vontade e sua fome.

Alguns conselhos gerais

Coma quantas vezes quiser

E não se esqueça de que o segredo dessa dieta é comer muito e antes que a fome apareça, para evitar que se sucumba a um alimento tentador ausente da lista.

Nunca pule refeições

Este é um erro grave, que costuma partir de uma boa intenção, mas que corre o risco de desestabilizar cada vez mais a dieta. A economia realizada ao longo de uma refeição é não apenas compensada por maior quantidade na refeição seguinte, mas tal economia se inverte, pois o organismo intensificará também o proveito que tira dela e a extrairá até a última caloria. Além disso, a fome, contínua e aumentada, tende a passar para alimentos mais gratificantes, obrigando a um aumento de resistência, cuja solicitação muito frequente pode acabar com as melhores motivações.

Beba sempre que comer

Por razões estranhas, persiste no espírito do público uma velha instrução que data dos anos 1970, de que não se deve beber durante as refeições. Essa instrução, que não apresenta qualquer benefício para o mortal comum, pode se revelar nociva para quem segue uma dieta, particularmente uma de proteínas puras. Não beber durante as refeições faz com que se corra o risco de se esquecer de beber. Além disso, beber ao comer aumenta o volume do conteúdo gástrico e gera uma sensação de plenitude e saciedade. Finalmente, a água dilui os alimentos, torna sua absorção mais lenta e aumenta a duração da saciedade.

Não deixe faltar os alimentos necessários à sua dieta

Sempre tenha em mãos ou na geladeira um grande leque de opções das onze categorias de alimentos, que se tornarão seus amigos e seus alimentos-fetiche. Leve-os consigo em todos os seus deslocamentos, pois a maior parte dos alimentos proteicos necessita de preparação e, contrariamente aos carboidratos e aos lipídios, conservam-se bem menos e não são tão facilmente encontrados nas despensas quanto biscoitos ou chocolate.

Antes de consumir um alimento, certifique-se de que faz parte da lista

Para ter certeza de estar comendo algo permitido conserve essa lista consigo durante a primeira semana; ela é simples e se resume a três linhas: carnes magras e cortes de carne, peixes e frutos do mar, aves, presuntos e ovos, laticínios e água.

O café da manhã

O café da manhã costuma ser um ponto de questionamento particular, pois nem todos têm o hábito, como o anglo-saxão, de comer alimentos proteicos na primeira refeição do dia. Essa refeição não escapa, contudo, da lógica da proteína pura. O café ou o chá, adoçado ou não com aspartame, pode vir com leite desnatado e ser associado a um laticínio, um ovo ou uma fatia de peito de peru ou presunto sem gordura, o que, no plano da nutrição, é muito mais satisfatório que algo como um croissant ou cereal matinal achocolatado.

O café da manhã é o momento ideal para preparar sua panqueca de farelo de aveia. Se estiver com pressa demais para prepará-la, consuma a colher de sopa de farelo misturando-a com leite quente adoçado com aspartame, e faça um porridge ou misture com iogurte para lhe dar um gosto de cereal e uma consistência mais densa.

Cuidado! Durante a fase de ataque, não se pode passar de uma colher e meia de farelo de aveia por dia, para não perturbar o modo de ação específico das proteínas.

No restaurante

É uma das situações em que a dieta das proteínas é mais fácil de ser seguida. Depois de uma entrada com um ovo, uma fatia de salmão defumado ou um prato de frutos do mar, a escolha é grande, entre um bife ou filé grelhado, costela de vitela, um peixe ou um frango. A dificuldade surge depois do prato principal, para quem gosta muito de açúcar ou queijo, que corre o risco de ficar tentado ao ver os demais comendo. A melhor estratégia defensiva é o recurso a um primeiro café, que pode ser repetido ao longo da conversa que se segue. Alguns restaurantes começaram a propor laticínios com baixo teor de gordura ou até mesmo magros. Se não for este o caso, tenha sempre em seu trabalho, ou em seu carro, iogurtes brancos ou frutados, que permitirão finalizar uma refeição com um gosto doce, fresco e cremoso.

Duração da dieta de ataque

Uma escolha decisiva

É um dos momentos mais importantes desse método, pois esse ataque-relâmpago por meio das proteínas puras é, ao mesmo tempo, o *starter* que dá o primeiro impulso e o molde, a primeira marca nas quais vão se articular as outras três outras dietas até a estabilização definitiva.

Além disso, as proteínas são alimentos cuja extrema densidade e ocupação durável do sistema digestivo geram forte efeito de satisfação.

E, principalmente, sua desintegração ao longo do processo metabólico produz corpos cetônicos, conhecidos por sua ação de saciedade.

Essas duas propriedades fazem com que as proteínas puras se oponham aos comportamentos compulsivos e à introdução de alimentos desequilibrados.

Finalmente, por sua extrema eficácia, essa dieta traz resultados imediatos e patentes, que transformam os pacientes que o seguem em pessoas dinâmicas e eufóricas, reforçando sua vontade de lutar contra o sobrepeso.

Ou seja, é importante ter êxito nessa primeira etapa e, com isto, fixar com precisão a duração certa que lhe é atribuída.

A duração da dieta de ataque é de cinco dias

É o tempo que permite à dieta fornecer os melhores resultados, sem desenvolver resistência metabólica ou cansar quem o pratica. É também a duração de um ataque que melhor convém às perdas de peso mais frequentemente encontradas, habitualmente compreendidas entre dez e vinte quilos. Veremos, ao fim do capítulo, os resultados em números para uma dieta seguida à risca.

Para objetivos menos ambiciosos e inferiores a dez quilos

A melhor solução é um ataque de três dias, passando sem esforço à fase de alternância de proteínas.

Para perdas inferiores a cinco quilos

Quando se quer evitar uma perda muito rápida, um dia de ataque é o suficiente. Esse primeiro dia, conhecido como dia de abertura, apresenta um efeito de ruptura que surpreende o organismo e proporciona uma perda de peso surpreendente e suficientemente encorajadora para lançar a dieta.

Para obesidades maiores

Nesses casos muito particulares, em que o objetivo de perda passa dos vinte quilos ou quando a motivação é extrema, ou, ainda, quando inúmeras dietas anteriores foram tentadas sem êxito, essa fase pode, depois de uma consulta a um médico, ter uma duração de sete ou mesmo dez dias, com a condição de não se deixar de consumir líquidos.

Reações do organismo durante a dieta das proteínas puras

O efeito surpresa e a necessidade de se adaptar a uma nova alimentação

O primeiro dia dessa dieta de ataque é um dia de adaptação e combate. Claro, ele abre as portas a diversas categorias de alimentos usuais e saborosos, mas fecha-as a muitos outros, que o obeso tem o hábito de consumir, nem sempre considerando seu número e quantidade.

O melhor meio de remediar esta sensação de restrição, que pode invadir os que desistem mais fácil, é aproveitar-se plenamente das possibilidades dessa dieta que, pela primeira vez, permite que sejam consumidos "à vontade" alimentos consistentes e de prestígio, como a carne de boi ou de vitela, peixes, quaisquer que sejam, inclusive o salmão defumado, o atum em lata, de conserva, o haddock, o kani, as ostras, os lagostins, os ovos mexidos, uma enorme gama de laticínios desnatados e presuntos sem gordura, sem esquecer dos pudins de leite desnatado. No primeiro dia, coma mais. Substitua a variedade que falta pela quantidade permitida. E, principalmente, organize-se para sempre ter em mãos "todos" os alimentos indispensáveis, uma vez que são autorizados, em sua despensa ou em sua geladeira.

Beba mais, você terá a sensação de estar "ocupado" e mais rapidamente saciado. Você urinará muito, pois, não tendo o hábito de beber tanto, seus rins serão obrigados a abrir suas válvulas e eliminar detritos.

Essa drenagem secará os tecidos tão comumente infiltrados da mulher, em quem a água estagna, em especial nos membros inferiores: coxas, pernas e calcanhares, nos dedos inchados dos quais não conseguem tirar seus anéis, assim como o rosto.

Na manhã seguinte ao primeiro dia, pese-se, e ficará surpreso com os primeiros resultados.

Pese-se com frequência, principalmente nos três primeiros dias De hora em hora pode haver um novo peso. A propósito, conserve o hábito de se pesar todos os dias de sua vida, pois, se a balança é inimiga de quem engorda, também é amiga e a justa recompensa daquele que emagrece. Toda perda de peso, por mínima que seja, será seu melhor estímulo.

Um leve cansaço pode ser sentido durante os dois primeiros dias, com uma mínima resistência a todo esforço prolongado.

Este é o período de surpresa, em que o corpo queima sem contar ou resistir. Não é, portanto, o momento de impor-lhe gastos extremos. Desse modo, durante esse período, evite esportes de competição e, principalmente, o esqui em altitude. Se você costumava praticar ginástica leve, jogging ou natação, pode continuar, mas, qualquer que seja o caso, prati que os vinte minutos de caminhada que fazem parte do método. Como você verá no capítulo "Movimento", esses vinte minutos não são apenas aconselhados, mas prescritos e, por esse motivo, não são negociáveis.

A partir do terceiro dia o cansaço para e, habitualmente, dá lugar a uma impressão de euforia e dinamismo que reforçam ainda mais as mensagens encorajadoras do ponteiro da balança.

Um hálito um pouco forte e a impressão de boca seca

Estes sintomas não são específicos da dieta das proteínas, mas fazem parte de qualquer dieta que faça emagrecer. Eles serão, contudo, mais marcados aqui que em dietas de caráter mais progressivo. Significam que você está emagrecendo e deve acolher com satisfação essas mensagens de sucesso. Beba bastante para atenuá-los.

A fome desaparece depois do terceiro dia

Ela é mais sensível nos predispostos e em quem não bebe o suficiente. Para os outros, as fezes são mais raras, mas não é o caso de prisão de ventre. Trata-se apenas de uma redução considerável de detritos, pois os alimentos proteicos contêm pouquíssimas fibras e os alimentos com maior fonte de fibras, como as frutas e os legumes, ainda não são autorizados nessa fase. Se essa redução de fezes o preocupa, compre farelo de trigo e adicione uma colher de sopa em sua panqueca de farelo de aveia ou em seus laticínios.

Se isso não for suficiente, tome, ao fim da refeição, uma colher de óleo mineral. E, principalmente, beba muito, pois a água é conhecida por fazer com que se urine, mas também hidrata e amolece as fezes, melhora o rendimento de contrações e facilita o trânsito intestinal. Há casos de verdadeira prisão de ventre, desagradável e contra a qual medidas devem ser tomadas. Seu farmacêutico poderá ajudá-lo e aconselhá-lo com produtos naturais à base de fibras de frutas, como a ameixa.

Se isso ainda não for suficiente, peça ajuda ao seu médico. Tente resistir à tentação de tomar laxantes, muito violentos e aos quais acabamos por nos habituar, cuja eficácia passageira nos obriga a aumentar suas doses.

Depois do quarto dia, desaparece a prisão de ventre

Tal desaparecimento surpreendente está ligado ao aumento de liberação dos famosos corpos cetônicos, na ausência de consumo de açúcar, os maiores moderadores naturais de apetite. Para quem não gosta muito de carne e peixe, o tédio logo aparece e a monotonia tem um efeito muito marcado no apetite. Os desejos súbitos e as compulsões reacionais desaparecem totalmente. A porção de proteínas, muito grande nos primeiros dias, é progressivamente diminuída.

É preciso tomar vitaminas?

Eu aconselho, mas não é, de forma alguma, obrigatório para um período curto de três a cinco dias. Entretanto, se a dieta de cruzeiro deve atacar um grande excesso de peso e prolongar-se em duração, é útil associar uma dose diária de complementos polivitamínicos, evitando-se doses fortes ou os diversos e múltiplos, cujo acúmulo pode se revelar tóxico. Na prática, é frequentemente preferível e mais útil consumir alimentos repletos de vitaminas e preparar uma fatia de fígado bovino duas vezes por semana e uma colher de fermento biológico todas as manhãs, preparando boas saladas compostas com alface, pimentão cru, tomates, cenouras e endívias, assim que os legumes começarem a ser autorizados.

Que resultado se pode esperar da dieta de ataque?

Fatores gerais de resistência ou facilitação

A perda de peso adquirida por meio da dieta de proteínas puras é, em um espaço tão curto de tempo, a maior que se pode esperar de uma dieta composta de alimentos e análoga à perda obtida com pós ou mesmo com o jejum, mas sem seus inconvenientes.

Entretanto, essa perda depende da quantidade de peso ao início da dieta. Evidentemente, o corpo de um obeso de mais de cem quilos perderá mais facilmente seus primeiros quilos que o de uma jovem mulher já magra, que tenta perder alguns quilinhos antes das férias.

Também influenciam na dieta o efeito do "costume", graças a muitas dietas seguidas anteriormente, assim como a idade e, para mulher, o encontro de encruzilhadas hormonais, como a puberdade, o período pós-parto, os contraceptivos orais e, principalmente, a pré-menopausa e suas desregulações passageiras, especialmente durante as tentativas prolongadas de substituição hormonal.

Para um ataque de cinco dias de proteínas puras

Nesse caso, que costuma ser o mais praticado e o mais eficaz, a perda de peso habitual varia entre dois e três quilos. Essa perda pode chegar aos quatro e até mesmo cinco quilos para os muito obesos, especialmente para homens ativos e, no pior dos casos, ser de apenas um quilo para a mulher em menopausa em pleno tratamento hormonal, sujeita à retenção de líquidos e edemas.

Saiba que existe um período de três a quatro dias que precedem a menstruação, ao longo dos quais o corpo feminino retém água. Essa retenção reduz a eliminação de detritos e diminui a combustão de gorduras, o que reduz, momentaneamente, a eficácia da dieta e bloqueia o peso.

É importante compreender que, na espera da menstruação, a perda de peso não é interrompida, apenas camuflada pela retenção de líquidos, reaparecendo a partir do segundo ou terceiro dia depois do início da menstruação.

Esse quadro pré-menstrual, quando não bem-compreendido e interpretado, pode desesperar as mulheres que pensam, com razão, não estarem sendo recompensadas por seus esforços. Isso pode influenciar em sua determinação e incitá-las a abandonar a dieta. Espere sempre o fim da menstruação antes de tomar essa decisão, pois, assim que a água é eliminada, a maré tendo baixado após a maré alta pré-menstrual, é comum ver o ponteiro da balança descer vertiginosamente e mostrar até um ou dois quilos ao menos, depois de uma noite em que se urinou muito.

Quando o período de ataque dura apenas três dias

Aqui a perda de peso se situa entre um e dois quilos e meio.

Para um ataque de um único e primeiro dia

A perda habitual chega a um quilo, pois o efeito surpresa é máximo durante o primeiro dia.

Resumo recapitulativo da dieta de ataque

Ao longo desse período, cuja duração pode variar entre um e dez dias de acordo com o caso, você terá o direito de se alimentar das onze categorias de alimentos que se seguem e dos adjuvantes.

Dentro dessas onze categorias você poderá consumir a quantidade de alimentos que quiser ou que lhe convier, sem qualquer limitação e a qualquer hora do dia.

Você também terá a possibilidade de misturar esses alimentos entre si.

A palavra de ordem é, portanto, simples e não negociável: tudo que estiver mencionado na lista a seguir é para você, totalmente para você. O que não estiver nela não é para você e deve ser esquecido por enquanto, sabendo que, em um futuro próximo, todos os alimentos lhe serão novamente permitidos.

1. As carnes magras: vitela, boi, menos o entrecosto e a costela, grelhados ou assados, sem gordura.
2. Os cortes: fígado, rins e língua de vitelo e boi (ponta).
3. Todos os peixes, gordurosos, magros, brancos, azuis, crus ou cozidos.
4. Todos os frutos do mar (mariscos e crustáceos).
5. Todas as aves, exceto o pato, sem pele.
6. Presuntos sem gordura, fatias de peru, frango e porco magros.
7. Ovos.
8. Proteínas vegetais.
9. Laticínios desnatados.
10. Um litro e meio de água sem sais.
11. Panqueca de farelo de aveia ou uma colher e meia de sopa de farelo de aveia no leite ou qualquer laticínio.
12. Vinte minutos de caminhada obrigatória todos os dias.
13. Os adjuvantes: café, chá, infusões, vinagres, ervas aromáticas, condimentos, especiarias, picles, limão (não em bebida), sal e mostarda (com moderação).

À parte esses adjuvantes, a caminhada e as 11 categorias de alimentos descritas anteriormente, NADA MAIS É PERMITIDO.

Todo o resto, tudo que não tiver sido expressamente mencionado nesta lista, é proibido durante o tempo relativamente curto dessa dieta de ataque.

Concentre-se, portanto, em tudo o que for autorizado e esqueça o resto.

Varie sua alimentação, misture esses alimentos em ordem ou desordem, nunca se esqueça de que os alimentos autorizados e inscritos nesta lista são total e verdadeiramente para você.

Período de cruzeiro: A dieta das proteínas + legumes

Eis que você se lançou na primeira etapa e tem em mãos o volante de um trator pronto a liquidar tudo que aparecer em seu caminho. Começa, assim, a fase de cruzeiro, que vai continuar a levá-lo ao peso desejado.

Essa fase é ocupada por duas dietas que se alternam: a das proteínas + legumes e a das proteínas puras, até que se atinja o peso fixado.

Acabamos de descrever, com detalhes, a dieta das proteínas puras; examinemos, agora, a dieta das proteínas + legumes.

Aqui também, como no período de ataque, o ritmo de alternância dessas duas dietas não é um padrão uniforme, mas adapta-se a cada situação e cada caso, de acordo com as modalidades que descreverei neste capítulo. Durante muito tempo o modelo que eu utilizava mais frequentemente era a alternância 5/5, cinco dias de proteínas + legumes e, em seguida, cinco dias de proteínas puras. Com o tempo, e especialmente para os objetivos de perda de peso superior a dez quilos, passei, lentamente, à alternância 1/1, um único dia de proteínas + legumes seguido de um dia de proteínas puras. Minhas estatísticas me mostraram que, ao fim do primeiro mês, as perdas de peso de dois grupos comparados foram as mesmas, e isso era perfeitamente compreensível, uma vez que, ao fim de trinta dias, cada grupo havia efetuado quinze dias de proteínas e quinze dias de proteínas + legumes. Mas, de maneira ainda mais decisiva, a alternância 5/5 corria o risco de ser deixada para trás com mais facilidade que a 1/1.

Constatei que, conhecendo leitores ou lendo as mensagens que me escreviam, em sua grande maioria, sempre escolhiam soluções mais radicais, como sete a dez dias de ataque e 5/5 de cruzeiro. Isso confirma uma de minhas observações de campo mais importantes: quando uma pessoa em sobrepeso que postergou durante muito tempo a decisão de se lançar em uma dieta finalmente tem um desbloqueio, ela sabe perfeitamente que essa força súbita é, ao mesmo tempo, poderosa e frágil. Logo, o melhor meio de mantê-la é seguir à risca instruções extremamente precisas, simples, enquadradas, concretas e pouco negociáveis.

Assim, peço a vocês que confiem em mim e que sigam essa fase de cruzeiro em modo 1PP/1PL.

Ao terminar a dieta de ataque estritamente proteica, principalmente quando essa dura cinco dias, há uma categoria de alimentos cuja ausência se faz sentir em especial: os legumes e verduras, o que vem bastante a calhar, uma vez que esse é o momento de reintroduzi-los.

Para ser perfeitamente claro, tudo que era permitido na dieta de proteínas puras continua a ser permitido, com a mesma liberdade com relação às quantidades, aos horários e às misturas. Não cometa o erro muito comum de alimentar-se apenas de legumes, eliminando as proteínas.

Legumes autorizados e legumes proibidos

A partir de agora, além dos alimentos proteicos, você poderá comer todos os legumes e verduras crus ou cozidos, e isso também sem qualquer restrição de quantidade, horário ou mistura. São, portanto, permitidos: tomates, pepinos, rabanetes, espinafres, aspargos, alhos-porós, vagens, couves, cogumelos, aipos, funchos, todas as alfaces, inclusive endívias, acelga, berinjelas, abobrinhas, pimentões e até mesmo cenouras e beterrabas, com a condição de não serem consumidos em todas as refeições.

São proibidos todos os que forem designados como carboidratos: batatas, arroz, milho, ervilhas secas ou frescas, grãos-de-bico e ervilhas partidas, favas, lentilhas. É importante mencionar o abacate, que não é um legume, mas uma fruta e, além disso, um oleaginoso bastante gorduroso, mas que alguns ficam tentados a consumir, pois é frequentemente tido como um legume verde.

A alcachofra e o salsifi, no meio do caminho entre o legume verde e o carboidrato, também devem ser esquecidos, pois não podem ser consumidos com a liberdade dos demais legumes.

Como preparar esses legumes?

Crus

Para todos aqueles cujo intestino tolera legumes crus, é sempre preferível consumi-los totalmente frescos e sem cozimento para evitar a evasão de boa parte de suas vitaminas.

• **O problema do tempero.** Sob sua aparência inocente, o tempero pode ser um dos maiores problemas da dieta. Com efeito, para muitas pessoas, legumes e verduras crus e saladas representam a base de uma alimentação de dieta pouco calórica, rica em fibras e em vitaminas. Isso é correto, mas também envolve esquecer o molho de acompanhamento que muda radicalmente esse belo conjunto de alimentos. Desse modo, para dar um exemplo, em uma saladeira normal contendo duas belas alfaces ou endívias e duas colheres de sopa de óleo, tem-se 20 calorias de salada e 280 calorias de óleo, invasão insidiosa que explica o fracasso de tantas dietas à base de saladas compostas, nas quais nos esquecemos de contar o valor calórico dos molhos.

Também é importante falar sobre a ambiguidade com relação ao azeite. Se esse óleo mítico é o símbolo da civilização mediterrânea e unanimemente reconhecido como referência da proteção cardiovascular, ele não é menos rico em calorias que outros óleos do mercado.

Por todas essas razões, durante as duas primeiras fases de ataque e de cruzeiro propriamente emagrecedoras, é fundamental evitar o preparo de legumes verdes e crus com molho contendo qualquer tipo de óleo.

O VINAGRETE COM ÓLEO MINERAL

Eis a melhor solução para substituir o óleo, com a condição de não se ter ideias préconcebidas ou diarreia crônica.

O óleo mineral apresenta duas grandes vantagens: não contém qualquer caloria e, excelente lubrificante que é, facilita o trânsito intestinal. Quaisquer que sejam os rumores que ouvir a respeito desse óleo, não leve em conta, pois seu uso, mesmo prolongado, não traz qualquer problema. Seu único inconveniente tem a ver com a dosagem que, se for muito elevada, faz com que se corra o risco de ter algumas fugas que podem sujar a roupa íntima.

Para evitar esse tipo de inconveniente e atenuar sua consistência um pouco mais pesada que a do óleo de mesa, pegue um velho pote de mostarda vazio e adicione:

- 1 colher de sopa de mostarda de Dijon ou, melhor ainda, mostarda de Meaux, com pequenos grãos.
- 5 colheres de sopa de vinagre balsâmico.

- 1 colher de sopa de água com gás.
- 1 colher de café de óleo mineral.
- Se você gosta de alho, adicione um dente para marinar no fundo do pote e adicione sete ou oito filhas de manjericão.

Se você nao gosta de vinagre balsâmico, é uma pena, pois é o mais sensorial. Você pode, entretanto, escolher um outro, se colocar um pouco menos, 4 colheres de sopa para o vinagre de vinho, de framboesa ou de xerez e 3 para o vinagre de álcool.

É importante saber que o vinagre é um condimento que pode ter um papel crucial ao longo da dieta. Na realidade, descobriu-se há pouco tempo que o homem dispõe da percepção de quatro sabores universais: o doce, o salgado, o amargo e o azedo, e que é o vinagre o único alimento do registro alimentar humano que possibilita essa preciosa e rara sensação de azedo.

Por outro lado, pesquisas recentes provaram a importância das sensações da boca, da quantidade e da variedade de sabores para a produção da satisfação e da saciedade.

Atualmente, sabe-se, por exemplo, que certos condimentos fornecem sabores extremos, especialmente o cravo, o gengibre, o anis e o cardamomo, que possibilitam o acúmulo de sensações poderosas e penetrantes, com o poder de aumentar a capacidade do hipotálamo, centro cerebral encarregado de contabilizar até o acionamento da saciedade. É muito importante utilizar, ao início da refeição, toda a gama de condimentos, e tentar habituar-se a elas quando não se é um entusiasta incondicional.

Molho de iogurte ou de requeijão

Para os que não desejam usar o óleo mineral, existe a possibilidade de se preparar um molho saboroso e natural com algum laticínio e sem gorduras.

Escolha um iogurte natural, mais cremoso que o magro e com pouca diferença de calorias.

Adicione 1 colher de sopa rasa de mostarda de Dijon e mexa para que a mistura cresça, como uma maionese, até tomar forma. Adicione um fio de vinagre, sal, pimenta e ervas.

Em forma de guarnição cozida

Este é o momento de usar a vagem, os espinafres, alhos-porros, couves de qualquer tipo, cogumelos, endívias, aipo e funcho.

Os legumes podem ser cozidos na água, fervidos ou, ainda melhor, cozidos no vapor, para conservar o máximo de vitaminas.

Pode-se, também, prepará-los no forno, com o molho da carne ou do peixe, como o robalo com funcho, dourado com tomate ou a couve recheada de carne de boi.

Enfim, o cozimento em papelote reúne todas as vantagens, tanto em gosto quanto no valor nutricional, com a vantagem decisiva para o peixe, especialmente o salmão, que conserva sua maciez com o acompanhamento de alho-porro ou caviar de berinjela.

A introdução de legumes depois do período de ataque trouxe mais frescor e variedade à dieta de ataque inicial. Os legumes tornam a dieta mais fácil e confortável. Há praticidade em se começar uma refeição com uma salada bem-temperada, rica em cores e em sabores, ou à noite, no inverno, com uma sopa, para depois passar ao prato de carne ou de peixe preparado com legumes temperados e aromatizados.

Quantidade de legumes autorizada

A princípio, a quantidade não é limitada. Mas é aconselhável não ultrapassar os limites do bom-senso apenas para afrontar essa ausência de restrição. Conheço pessoas que se colocavam diante de monstruosos pratos de saladas misturadas e que comiam sem fome, como se mascassem chiclete. Tenha cuidado com essa tentação: os legumes não são inofensivos. Coma-os até ficar satisfeito e sem fome, mas nunca além disso. Isso não muda em nada o princípio de não restrição quantitativa, cerne do meu método e, por extensão, do meu método. Qualquer que seja a quantidade integrada, a perda de peso será mantida, mas com um ritmo menos sustentado e, por esse mesmo motivo, menos encorajador.

A respeito disso, devo adverti-los quanto a uma reação frequente que acontece durante a passagem da dieta de ataque estritamente proteico à dieta melhorada pela introdução de legumes.

Com muita frequência, o emagrecimento é espetacular durante a primeira fase e, em seguida, depois da introdução dos legumes, a balança parece parada e não desce mais, às vezes ameaçando que o peso seja recuperado. Não se preocupe, você não está no caminho errado. Mas o que acontece?

Ao longo da fase de ataque, a alimentação limitada às proteínas, exclusivamente, desenvolve um poderoso efeito hidrófugo que não apenas faz com que se perca a gordura de reserva, mas também expulsa grande quantidade de água estagnada há muito tempo no organismo. É esse efeito de água e de gordura eliminada que explica a quantidade de peso perdido mostrada pelo ponteiro da balança.

Contudo, assim que alguns legumes vêm adicionar-se às proteínas, essa água, artificialmente expulsa, volta e explica a súbita e incompreensível estagnação. A real perda de peso, a ligada à fonte de gorduras, continua, ainda que reduzida pela introdução de legumes, mas é camuflada pelo retorno da água. Um pouco de paciência e, assim que voltar à dieta de proteínas puras, a grande expulsão de água acontecerá novamente e mostrará o peso realmente perdido.

Saiba, entretanto, que nesse período de dieta alternativa, que será sua realidade até atingir o peso esperado, é sempre a fase das proteínas sem legumes que faz a máquina funcionar, sendo ela a responsável pela eficácia geral. Não se assuste, portanto, se vir o peso descer diversos degraus, caindo com as proteínas puras e subindo com o retorno dos legumes.

Ritmo de alternância

A dieta de alternância de proteínas, proporcionando o impulso e a velocidade adquirida fornecidos pela dieta de ataque das proteínas puras, tem agora a responsabilidade de levar ao peso escolhido. Por isso, essa fase vai ocupar a maior parte da duração estritamente emagrecedora do Método Dukan.

A adjunção ritmada dos legumes reduz muito o impacto das proteínas puras e dá ao conjunto dessa segunda dieta um passo sincopado tanto na organização das refeições quanto na obtenção dos resultados.

Com efeito, a perda de peso vai, ao longo das semanas, se concentrar nos períodos de proteínas puras, durante os quais o organismo não tem como resistir à violência da dieta. Entretanto, a cada vez que os legumes reaparecerem, o corpo retomará o controle da situação e será capaz de resistir. Tudo isso deve ser realizado com pausas entrecortadas de acelerações, uma série de conquistas seguidas de descansos que, contudo, levam alternativamente ao objetivo.

Que ritmo de alternância essa dieta deverá seguir?
Eu já expliquei, mas repetirei de maneira sucinta.

- O mais eficaz a curto prazo é o 5/5, cinco dias da dieta das proteínas puras seguidas de cinco dias de proteínas + legumes. Mesmo não sendo o mais fácil, começa em festa, mas pode se tornar entediante com os riscos que implica.
- A outra solução é a cadência 1/1, um dia de proteínas puras alternado com um dia de proteínas + legumes. Essa alternância é a que começa um pouco menos rápido, mas que em 20 dias alcança seu atraso e que, na duração, é mais fácil a seguir, menos sujeita a frustrações.
- Existe uma terceira solução, que convém aos pequenos sobrepesos: a cadência 2/7, que associa dois dias por semana de proteínas puras, a segunda-feira e a quinta-feira, e cinco dias de proteínas + legumes.
- Uma variante do 2/7 é o 2/0, ou seja, dois dias por semana de proteínas puras, a segunda-feira e a quinta-feira, por semana e cinco dias normais, sem dieta específica, mas sem excessos particulares. É a dieta de cadência que mais convém às mulheres com celulite, frequentemente bem magras na parte superior do corpo, busto, peitoral e rosto, mas com quadris e, sobretudo, coxas exuberantes. Essa dieta proporciona, especialmente se associada a um tratamento local (mesoterapia) e a um tratamento com *Centella asiatica*, em doses suficientes, a obtenção dos melhores resultados locais, poupando o máximo possível a parte superior do corpo.

O farelo de aveia

Ao longo da fase de cruzeiro, o farelo de aveia deve ser utilizado diariamente, com uma dose de 2 colheres de sopa, e entrar nas mesmas preparações que as da fase de ataque.

A atividade física

São indicados 30 minutos de caminhada. Em caso de travessia do patamar de estagnação, passe para 60 minutos durante quatro dias, apenas para "quebrar o patamar".

Que perda de peso se pode esperar?

Quando o sobrepeso é grande, da ordem dos 20 quilos ou mais, a perda obtida é difícil de ser fixada para cada semana, mas a experiência prova que a perda média se estabelece em torno de 1 quilo por semana.

Na primeira metade da dieta, a perda é, via de regra, superior a 1 quilo, mais próxima de 1,5 ao início da dieta, o que faz com que, habitualmente, se percam os 10 primeiros quilos em pouco menos de dois meses.

Passados os dois primeiros meses, a curva ponderal se inclina progressivamente, graças a um processo metabólico de defesa que descreverei com detalhes na dieta de consolidação, terceira fase do método A curva estaciona por um momento em torno de 1 quilo por semana, depois se mantém abaixo da barra psicológica do quilo com alguns períodos de estagnação nos momentos de abandono ou, na mulher, ao longo da síndrome pré-menstrual.

A respeito disso, deve-se saber que o organismo aceita, sem muita resistência, a perda dos primeiros quilos. Ele reage bem mais quando o desvio de suas reservas se torna mais ameaçador.

Em teoria, seria o momento de reforçar ainda mais a dieta. Mas, na prática, normalmente, o que acontece é o inverso. As vontades mais firmes acabam por se desfazer, as tentações deixadas de lado há muito tempo e os convites diferenciados se tornam cada vez mais insistentes. Contudo, a verdadeira ameaça vem de outro lugar. A perda dos 10 primeiros quilos leva a uma melhora do estado geral, a forma e a flexibilidade voltam, o estado ofegante desaparece, surgem os elogios, assim como a satisfação de poder colocar roupas antes proibidas.

Com todos esses fatores e o clássico argumento do "finalmente" ajudando, a bela e franca determinação do início dá lugar a abandonos seguidos de tentativas drásticas de retomar a dieta, o que cria uma situação caótica e sincopada rapidamente ameaçadora.

Nessas condições a pessoa em sobrepeso, até então vitoriosa, corre o risco de dormir em seus louros, estagnar e acabar abandonando a aposta. Deve-se saber que, no meio do percurso, nesses perigosos mares do tédio e da autossatisfação próprios da dieta prolongada, um a cada dois obesos cai na armadilha e se afunda.

Nesse caso, há três maneiras de se evoluir:

- Abandonar a dieta e naufragar com complacência em comportamentos de compensação e compulsivos, mas com um profundo sentimento de fracasso que leva a uma retomada do peso muito rápida, frequentemente com um peso ainda maior que o inicial.
- Satisfazer-se e, depois de respirar com mais calma, voltar firmemente à dieta de início e mantê-la até atingir o objetivo esperado.
- Sentir-se incapaz de ir mais longe, mas fazer tudo para, ao menos, conservar o fruto do esforço e, para isso, interromper a fase emagrecedora do método e passar diretamente à fase de consolidação, bem mais diversificada e de duração fácil de estabelecer (dez dias por quilo perdido), para, em seguida, passar à fase de estabilização definitiva, que deixa o livre curso à espontaneidade alimentar com um único dia de dieta das proteínas puras por semana.

Quanto tempo deve durar a dieta?

A dieta de cruzeiro é o tempo mais importante e mais estratégico do período de emagrecimento, o que o levará ao seu objetivo, ao seu Peso Certo. É papel da fase de cruzeiro — depois da fulminante etapa inicial — levar de uma só vez ao peso desejado e fixado desde o início.

Se considerarmos um caso de verdadeira obesidade e de um sobrepeso de 20 quilos, poderemos esperar essa perda em 20 semanas de dieta de alternância, ou pouco mais que cinco meses, se o caso não apresentar dificuldades particulares.

Quando o caso é mais difícil:

- Seja por motivos psicológicos, como vontade fraca, uma motivação inconsistente.
- Seja por fisiológicos, como tendência genética à obesidade.
- Sejam históricos, como um percurso repleto de fracassos e a prática de múltiplas dietas mal-escolhidas, malconduzidas ou abandonadas ao longo da estrada.
- Seja, enfim, para a mulher durante a travessia de encruzilhadas perigosas da vida hormonal, no momento da puberdade caótica, com a chegada anárquica da menstruação, durante a gravidez e, principalmente, no momento da pré-menopausa e da menopausa confirmada, especialmente durante tratamentos de substituição hormonal sem sutileza.

Em todos esses casos, a progressão da perda de peso é mais lenta e demanda ajustes particulares. Entretanto, mesmo em casos difíceis, o impulso da dieta inicial continua igualmente forte, assim como a velocidade das duas ou três primeiras semanas, que acabam com todas as resistências e inibições latentes, o que, em geral, leva a uma perda de 4 a 5 quilos.

A partir disso, os antigos demônios podem ressurgir e reduzir a velocidade da perda de peso.

- A pessoa dotada de forte predisposição ao sobrepeso passará, em pouco menos de um mês, a uma perda de 1 quilo por semana, para manter uma velocidade aceitável de 3 quilos por mês durante dois ou três meses. Isso, acumulado à perda inicial, se aproxima dos 15 quilos. Nesse estágio, a perda mensal vai se reduzir ainda mais, para se estabelecer em torno de 2 ou mesmo 1,5 quilo por mês. A pergunta, para eles, é simples: o esforço vale a pena? De maneira geral, a resposta é não. Salvo em caso particular de indicação formal à perda de peso, como para diabetes ameaçador ou uma artrose grave e inoperável, ou uma razão pessoal imperativa, é preferível não insistir para não ameaçar o resultado adquirido. Apegue-se a seu benefício, consolide-o e, em seguida, estabilize-o. Espere dias melhores e um retorno à calmaria do organismo, para, enfim, atingir o objetivo inicialmente fixado. Saldo da operação: 15 quilos perdidos em quatro meses de dieta de alternância.

- A pessoa pouco motivada ou de vontade fraca é menos favorecida. Ela perderá seus primeiros 4 ou 5 quilos e, em seguida, a tentação e os abandonos aparecerão imediatamente. No melhor dos casos, se as pessoas ao redor forem insistentes e houver ajuda e apoio, especialmente por parte do médico, é possível esperar uma perda complementar de 5 quilos em cinco semanas. Assim, pode-se passar com urgência à consolidação e ainda mais rápido à estabilização definitiva, que deve, apesar de tudo, impor um dia por semana de dieta de proteínas puras pelo resto da vida, algo que deve ser aceito imperativamente e desde o início. Caso contrário, evite categoricamente entrar nesse método. Saldo da operação: 10 quilos em dois meses e meio de dieta de alternância.
- A pessoa acostumada a dietas mal-escolhidas ou malconduzidas tem em meu método sua melhor indicação. A dieta de ataque também tem para ela o efeito de um trator de grande resistência. Ela perderá seus primeiros 5 quilos em três semanas, mas poderá, se conseguir se manter firme nas palavras de ordem do método e suas quatro dietas integradas e consecutivas, continuar a emagrecer sem parar e chegar ao objetivo de 20 quilos perdidos em seis meses de dieta de alternância. Isso é, há pouca diferença entre este e o caso fácil, pois o costume às dietas anteriores diz respeito apenas às fases de proteínas associadas aos legumes, e não aos períodos de proteínas puras. Deve-se saber que o Método Dukan pode ser retomado posteriormente, sem grande desgaste, pois essa resistência decorrente do costume cede ao impacto da alternância de proteínas.
- A mulher perto do período de menopausa. Ela atravessa, sucessivamente, a pré-menopausa e, em seguida, a menopausa

confirmada. Assim, afronta o período de sua vida de mulher com mais ameaças de sobrepeso, especialmente quando chega a ela já em excesso de peso. Ao atravessar esse longo túnel que pode, às vezes, durar cerca de dez anos, dos 42 aos 52, ela se submete a uma iluminação hormonal excessiva e, em seguida, dissociada que, às vezes, se apaga bruscamente em uma avalanche de calores.

Contudo, por mais paradoxal que possa parecer, é justamente entre essas mulheres no difícil caminho desse desvio hormonal que se encontram as guerreiras mais determinadas e acaloradas. Com elas, podemos ter certeza de que irão até o fim da dieta, respeitando todas as instruções. Para essa mulher, a resistência à dieta é tanta que até mesmo os primeiros quilos obtidos sem dificuldades por todas as outras categorias de casos podem ser difíceis de eliminar em um primeiro momento. Por esse motivo, é imperativo que, antes de entrar nesse método, sua situação hormonal seja colocada em ordem. Ela deve consultar seu ginecologista e um clínico geral, mas deve saber que o ganho de peso ocasionado pela menopausa não é uma fatalidade e que, se existe efetivamente um período difícil, ele poderá ser ultrapassado depois de uma espera que não dura mais que seis meses a um ano. Se for bem-conduzido e começar com doses mais leves para se chegar, progressivamente, à dose útil, o tratamento hormonal é, não raro, o melhor meio de se conseguir perder peso de maneira eficaz.

Resultado das operações: sem modificação do terreno nem regulação hormonal especializada, a perda de 20 quilos pode durar um ano e parecer longa, mas há mulheres que querem fazer a dieta. Com a ajuda de um bom especialista, a escolha de hormônios naturais e o uso, às vezes necessário, de antialdosterona, que facilita a eliminação de edemas irredutíveis, os 20 quilos a menos podem ser obtidos em seis ou sete meses de dieta de alternância.

Resumo recapitulativo da dieta de cruzeiro

Conserve todos os alimentos autorizados da dieta na fase de ataque e adicione os legumes e as verduras crus ou cozidos a seguir, sem restrição de qualidade, de mistura ou horários: tomate, pepino, rabanete, espinafre, aspargo, alho-poró, vagem, couve, cogumelo, aipo, funcho, todas as alfaces, inclusive endívia, acelga, berinjela, abobrinha, pimentão e até mesmo cenoura e beterraba, com a condição de não serem consumidos em todas as refeições. Ao longo de toda a fase de cruzeiro, alterne períodos de proteínas com legumes e períodos de proteínas sem legumes até a obtenção do peso desejado.

CUIDADO!

Se ao seguir meu método você chegou a este momento do programa e conseguiu obter o Peso Certo, parabéns! Saiba que você se encontra no limite de uma fronteira decisiva para o futuro de seu peso.

Com base em minhas estatísticas, é importante que você saiba que:

- Param aqui 50% dos leitores, pois pensam estar curados. Eles se esquecem que ainda faltam duas fases a cumprir e que apenas assim a conservação desse peso no longo, muito longo prazo, estará garantida. Essas pessoas impacientes, sem exceção, voltam a engordar ou entram em um processo caótico que só poderia resultar em fracasso. Agora, você já está avisado.
- A outra metade desses leitores não para por aqui e me segue em sua terceira fase de consolidação. Deles, 85% vão até o fim e obtêm um peso consolidado. É melhor, mas não é o suficiente.

  Apenas aqueles que entram na quarta e última fase de estabilização definitiva e seguem-na atingem o único objetivo válido: "curar-se do sobrepeso."

Espero, de todo coração, leitor, que você não pare por aqui e que vá até o fim de nosso projeto em comum. Senão, eu teria feito o que normalmente se faz há mais de sessenta anos: eu o teria levado ao deserto, abandonando-o à porta do oásis.

Período de consolidação do peso perdido: patamar indispensável de transição

Eis que conseguimos chegar seja ao peso ideal, seja ao peso aceito e fixado no início dessa dieta, seja ao peso de resignação aceito como um tapa-buraco ou uma meia-vitória, sabendo que, para perseverar, o investimento seria custoso demais e colocaria em risco todo o edifício.

O tempo de grandes pressões agora passou e você está, enfim, em um terreno tranquilo. Seu organismo e você mesmo fizeram esforços prolongados, você foi recompensado, mas um imenso perigo ainda o ameaça: o triunfalismo. Você agora tem o peso que lhe convém, mas ele ainda não lhe pertence. Você está na situação de um viajante cujo trem entra em uma estação para uma rápida parada em uma cidade desconhecida e pensa ser seu habitante, sem mesmo conhecê-la ou ter vivido nela. Nada de mais incerto: o trem pode partir de uma hora para outra e, se você realmente decidir ficar, ainda teria de transportar suas malas, encontrar um lugar para morar, conseguir um emprego e amigos. O mesmo acontece com o peso que você acaba de obter: esse peso será realmente seu se tomar o tempo de domesticá-lo e se lhe atribuir o esforço mínimo necessário à sua conservação.

Livre-se, então, da ilusão que o fez acreditar que você finalmente se livrou de seus problemas de peso e que pode, agora, voltar aos velhos hábitos.

Seria catastrófico, pois as mesmas causas levam aos mesmos efeitos, e você não tardaria a voltar ao mesmo peso de início. Não digo, com isso, que seja uma questão de conservar indefinidamente o tipo de alimentação de combate que você acabou de seguir. Quem poderia fazer isso?

Contudo, o ganho de peso que o levou a essa dieta, principalmente quando esse foi um grande ganho ou, pior ainda, um ganho reincidente, ele, sem dúvida, não foi acidental. Que seja de origem familiar ou adquirido, esse ganho está, como uma informação memorizada em um computador, inscrito em seu disco rígido e não sairá mais dele. Desse modo, para o futuro, será preciso encontrar um meio, o menos penoso possível, a ser definitivamente incorporado ao seu modo de vida, para lutar contra essa tendência e não engordar novamente.

Tal meio existe e é o tema da quarta fase desse método, com a fase de estabilização definitiva.

Mas você ainda não está nela, pois seu organismo ainda está sob as pressões da dieta seguida durante os meses que acabaram de passar. Você ainda é um candidato predisposto ao sobrepeso, mas essa tendência à corpulência está, atualmente, bastante diminuída, pelas reações de defesa do organismo ativadas pelo desvio de suas reservas.

Comece, portanto, fazendo as pazes com o seu corpo, que não espera senão uma oportunidade de refazê-las. É o objetivo desse patamar de consolidação do peso perdido que vou propor aqui e que, quando finalizado, abrirá a porta com a qual sonha qualquer candidato ao emagrecimento: a estabilização definitiva e sua medida mínima, o dia semanal de segurança, tema da quarta e última dieta do Método Dukan.

Para ser capaz de seguir corretamente o patamar de consolidação que proporei aqui, você deve entender por que é, atualmente, muito vulnerável, e seu corpo muito exasperado e submisso ao fenômeno do efeito sanfona para já poder passar à fase de estabilização.

Depois dessa breve e indispensável explicação teórica, veremos com detalhes como seguir na prática esse patamar de consolidação, com quais alimentos e por quanto tempo.

O fenômeno do efeito sanfona

Quando o organismo acaba de perder um bom número de quilos, sob a pressão de uma dieta eficaz, muitas reações aparecem para concorrer com ela e fazê-lo voltar ao peso inicial.

Como explicar tais reações? Para compreendê-las deve-se saber o que significa a formação de gorduras de reserva para um organismo normal. O estoque de gordura ao longo de uma alimentação cujos ganhos são superiores aos gastos é um meio simples de se poupar um excedente de calorias inutilizáveis naquele momento mas que o organismo se esforça para conservar para utilizá-lo posteriormente no caso de as fontes alimentares acabarem por se esgotar.

Esta é a maneira mais simples inventada pela natureza para preservar e estocar energia sob a forma mais concentrada que se conhece no reino animal (1 grama de gordura = nove calorias).

Atualmente, em um mundo onde a comida é tão acessível, pode-se questionar a razão de tais mecanismos.

Contudo, deve-se, mais uma vez, lembrar-se de que nossas estruturas biológicas não foram concebidas para este mundo: elas entraram em vigor em uma época em que o acesso à comida era ocasional, ao acaso e sempre a recompensa de uma atividade ou de um combate acalorado.

A posse dessas gorduras hoje embaraçosas representava uma preciosa ferramenta de sobrevivência para os primeiros seres humanos.

Isso quer dizer que um organismo cuja programação biológica não evoluiu desde sua origem ainda atribui a mesma importância às gorduras de segurança e assiste ao seu desvio com certa angústia.

Um organismo que emagrece corre o risco de encontrar-se totalmente desprovido diante do mínimo incidente de percurso alimentar. Por esse motivo, ele reage, pois se sente biologicamente ameaçado. E todas as suas reações têm um único e mesmo objetivo: reconquistar o mais rapidamente possível o essencial das gorduras perdidas. Para que isso aconteça o corpo dispõe de três meios muito eficazes:

- O primeiro consiste em desbloquear e aguçar a sensação de fome, responsável pelo comportamento de apetência com relação à comida. Essa reação se torna mais forte quando a dieta é frustrante. No plano biológico e instintivo, a maior das frustrações alimentares é ocasionada pelas refeições em pó, responsáveis por explosões de bulimia e por comportamentos compulsivos, quando tais dietas foram muito exclusivas e muito longas.
- O segundo meio utilizado pelo organismo consiste em reduzir os gastos energéticos. Quando o salário de um indivíduo baixa, sua primeira reação é gastar menos. Uma reação similar ocorre com os organismos biológicos.

  Por esse motivo, ao longo de dietas, inúmeros são os pacientes que se queixam de ter se tornado friorentos. É a consequência das reduções de gastos de calor.

  O mesmo acontece com o cansaço, sensação cujo objetivo é fazer com que se perca a vontade de realizar um esforço inútil. Toda atividade excessiva torna-se, então, estafante, cada gesto se realiza em câmera lenta. A memória e o trabalho intelectual, grandes consumidores de energia, também o sentem. A necessidade de repouso e sono, fontes de economia, tornam-se mais imperativas. Os cabelos e as unhas crescem mais devagar. Enfim, ao longo do emagrecimento prolongado, o organismo hiberna para se adaptar.
- Por fim, a terceira reação do organismo, a mais eficaz e perigosa, tanto para aquele que tenta emagrecer quanto para o candidato

em fase de estabilização, consiste em assimilar mais as calorias alimentares e tirar delas o máximo proveito.

Um indivíduo que, ordinariamente, tiraria cem calorias de um inocente pãozinho ao leite conseguirá a façanha de tirar de 120 a 130 ao fim da dieta. Cada alimento passará pela peneira e liberará a essência de seu conteúdo. Esse aumento das performances de extração das calorias é operado no intestino delgado, a interface entre o meio exterior e o sangue.

Aumento de apetite, redução de gastos e extração máxima unem forças para transformar o antigo obeso emagrecido em uma verdadeira esponja de calorias.

Esse é, em geral, o momento em que o paciente, satisfeito com o resultado obtido, pensa que pode enfim abaixar os braços e se deixar levar por seus antigos hábitos. Essa é a razão mais natural e mais frequente para se voltar a ganhar peso rapidamente.

Desse modo, é depois de uma dieta bem-conduzida, quando se atingiu o peso desejado, que se deve ser o mais prudente possível. Esse é o período dito de efeito sanfona, pois, como uma bola que acaba de tocar o solo, o peso também tem uma tendência a quicar.

Quanto tempo dura essa reação de efeito sanfona?

Atualmente, não há qualquer meio natural ou terapêutico para conter o efeito sanfona. O melhor meio de se proteger dele é conhecer sua duração para se opor a ele durante esse lapso de tempo claramente identificado com uma estratégia alimentar adaptada.

Durante muito tempo observei pacientemente o efeito sanfona em um grande número de pacientes. Concluí que o período de alto risco de ganho de peso durava cerca de dez dias por quilo perdido, ou seja, ao menos um mês para 3 quilos, 100 dias para 10 quilos.

Dou muita importância a essa regra, pois, aqui também, a ausência de informação é o maior risco para o obeso que acaba de terminar sua dieta. A consciência do perigo e sua duração pode ajudar consideravelmente aquele que acaba de emagrecer a atravessar o período de transição e aceitar sem sofrimento o complemento de esforço indispensável à neutralização do efeito sanfona.

O simples passar do tempo, sem desleixo excessivo, fará com que seu organismo reativo, conservador e em alerta se acalme. Ao fim do túnel, um mar calmo e meu método de estabilização definitiva, com suas três medidas simples, concretas e indolores, como a famosa Quinta-feira proteica o esperam.

Nesse meio-tempo será preciso seguir uma nova dieta, uma dieta de abertura que não é emagrecedora, pois já não é o caso de emagrecer, mas ainda não é uma dieta livre de obrigações. Tem-se uma liberdade vigiada, destinada a controlar as reações excessivas do organismo e impedir que o peso suba novamente.

Como escolher um bom peso de estabilização?

É difícil entrar em estabilização, principalmente quando se está disposto a fazer de tudo para nunca mais recuperar o peso dificilmente perdido, sem ter um objetivo ponderal preciso, sem ter definido para o futuro um peso ao mesmo tempo gratificante e conservável. Aqui devo dar a você a minha opinião, pois muitas vezes assisti a falhas cuja causa principal era uma escolha irrealista desse peso de estabilização.

Há um grande número de fórmulas abstratas que tentam definir o peso ideal em função do tamanho, da idade, do sexo e da ossatura.

Todas essas fórmulas são teoricamente aplicáveis, mas desconfio delas, pois interessam a indivíduos estatísticos que não existem na realidade. Elas não levam em conta o que faz a marginalidade do obeso, isto é, sua predisposição a ganhar peso.

Eu teria tendência a substituir esse peso teórico pela noção mais válida de *peso de estabilização*, pois, para uma dada pessoa, nem todos os pesos são estabilizáveis. Trata-se de coisas completamente diferentes.

O melhor meio de se calcular um bom peso de estabilização é pedir ao próprio obeso que defina o peso que lhe seria mais fácil de atingir e a partir do qual se sente "bem consigo mesmo". Isso por duas razões.

Antes de mais nada, cada obeso observará que existem dois níveis de peso em que emagrecem facilmente, outros, em que isso se torna mais difícil e, enfim, zonas extremas em que, qualquer que seja a dieta praticada, seu peso fica misteriosamente bloqueado. Em sua experiência, aparece a noção de uma "plataforma" difícil de ser ultrapassada.

Tentar estabilizar seu peso nessa última zona é algo fadado ao fracasso, uma vez que o esforço necessário para atingi-lo é desproporcional ao resultado obtido. Na hipótese em que um peso tal teria, contudo, sido atingido, querer conservá-lo demandaria muito esforço, que não se aguentaria manter em longo prazo.

Além disso, para casos de sobrepeso crônico, dou muito mais importância à noção de bem-estar que ao valor simbólico de um número abstrato e tido como normal. Isso não tem nada de pejorativo, mas subentende-se que não se deve aconselhar um peso de estabilização não adaptado à sua natureza. O mais importante para você é viver normalmente, aceitando um peso com que se sinta à vontade. E é uma proeza conseguir conservá-lo.

Finalmente, é preciso que o obeso guarde na memória os pesos máximo e mínimo atingidos ao longo de suas grandes variações de peso. O peso máximo atingido, qualquer que tenha sido a época em que se chegou a ele, está inscrito para sempre em seu organismo. Tomemos um exemplo concreto:

Imagine uma mulher de 1,60m que tenha, em um único dia de sua vida, pesado 100 quilos. É impossível para essa mulher esperar se estabilizar em 52 quilos, como certos quadros teóricos poderiam lhe sugerir. A memória biológica de seu organismo guardará a lembrança de seu peso máximo, que nunca mais se apagará. Propor-lhe que atinja e conserve 70 quilos parece, no papel, muito mais sensato, com a condição de que se sinta à vontade com esse peso.

Enfim, esse é um outro clichê errôneo do qual devemos nos livrar. A maioria dos gordos e dos menos gordos imagina que estabilizará melhor um certo peso se emagrecer um pouco mais, a fim de ter 1 ou 2 quilos de margem de segurança, que lhe daria tempo suficiente para reagir.

Querer, por exemplo, atingir 60 quilos para se estabilizar em 70 é mais que um erro: é uma grande tolice, pois o esforço de vontade desperdiçado faltará de maneira cruel no momento de se realizar a estabilização. E, principalmente, quanto mais se tenta abaixar o peso de um organismo, mais ele será reativo e tenderá a saltar.

Em conclusão, deve-se escolher um peso ao mesmo tempo "atingível e realizável", suficientemente elevado para ser acessível sem se perder no caminho e baixo o bastante para dar a sensação de gratificação e bem-estar a ponto de você se sentir inclinado a conservá-lo.

Esse peso é o que eu chamo de Peso Certo. Ele difere do IMC, índice de massa corporal, interessante para ajudar as populações em risco e que, portanto, não é interessante para determinar um peso pessoal e fixar um objetivo estratégico.

Como determinar o Peso Certo?

Esse peso é, por definição, pessoal. Para ser pertinente e operacional, devem se considerar o sexo e a idade, a fim de se poder diferenciar a morfologia feminina da masculina e, principalmente, o diferencial de exigência de magreza entre a primeira e a segunda. O mesmo acontece com relação à idade, pois sabe-se que cada década deve elevar o peso de equilíbrio em 800 gramas na mulher e 1.200 no homem. Além disso, como não fazer a diferença entre as necessidades e, sobretudo, as possibilidades de um peso aos 20 e aos 50? Mas, nessa busca do Peso Certo, a hereditariedade também deve ser levada em conta. Por exemplo, não é pertinente pedir a uma mulher oriunda de uma família de obesos que tenha a ambição de ter o mesmo peso de equilíbrio que uma mulher oriunda de uma família de pessoas constitucionalmente magras. E, mais ainda, é absolutamente indispensável levar em conta o histórico de sobrepeso de um indivíduo, o momento cruel do início de desregulação, a infância, a adolescência, a primeira pílula contraceptiva, gestações, a pré-menopausa, algum grande estresse, um tratamento médico, uma depressão... Cada caso difere dos outros e deve ser integrado à proposta resultante. Convém, do mesmo modo, levar em conta o que chamei de "envergadura ponderal", a diferença entre o peso mínimo em 20 anos e o peso máximo sem se considerar períodos de gravidez. Essa envergadura testemunha o que está inscrito na memória biológica do corpo e que nunca mais sairá dele. Também entra o número de dietas infrutíferas já seguidas e seu tipo, pois há dietas contra a natureza que ocasionam "angústias corporais". O mais conhecido entre eles é o dos substitutos em sachês ou em pó, opostos à natureza alimentar do homem. O homem não é programado para se alimentar de pós. É possível fazê-lo por um tempo muito curto, mas, principalmente se o indivíduo conseguir emagrecer alimentando-se desses pós, é possível desenvolver uma reação de tipo aversivo, que o tornará, infelizmente, resistente a outros métodos naturais. O jejum, que consiste em nada engolir senão água, é uma catástrofe para a massa muscular, na qual o corpo encontrará as proteínas indispensáveis à sobrevivência. Mas o jejum é infinitamente mais natural que a alimentação em pó: com efeito, é frequente que um predador fique em falta de presas e tenha que jejuar durante alguns dias.

Como você pode ver, existem inúmeros parâmetros que intervêm no cálculo do Peso Certo, cujo conhecimento é indispensável para estabelecer um programa de emagrecimento. O Peso Certo é demasiado importante para poder ser calculado com apenas uma caneta e um papel.

Aconselho uma visita ao site www.dietadukan.com.br. Nele, você encontrará um questionário gratuito de 11 perguntas. Preencha-o e obterá imediatamente seu Peso Certo. Assim, você saberá exatamente qual é a distância do alvo, para que eu lhe dê o arco e a flecha e você tenha as melhores chances de chegar ao objetivo.

Prática cotidiana da fase de transição

Você acaba de chegar ao fim de seu último dia da dieta de alternância e, pela primeira vez, o número fatídico aparece em sua balança, seu Peso Certo, aquele que, espero, você conseguiu obter. Se esse não for o caso, que seja o peso que você fixou ao começar sua dieta.

Como outras pessoas antes de você, levado pelo impulso, você ficará tentado a continuar para ter uma margem de segurança. Não faça isso: os dados foram lançados, você quis esse peso, você o tem. Agora, deve usar todas as suas forças para tentar conservá-lo, e isso não é uma formalidade, uma vez que *um a cada dois fracassos acontecem nos primeiros três meses que se seguem à obtenção do peso desejado.*

Duração da dieta

A duração dessa dieta de transição é calculada em função do peso perdido, na base de dias da nova dieta por quilo perdido. Se você acabou de perder 20 quilos, deverá segui-la por 20 vezes dez dias, ou seja, 200 dias ou seis meses e 20 dias e, para 10 quilos, 100 dias. Com essa base é fácil calcular o tempo exato que o separa da estabilização definitiva.

Não lhe darei a dieta de estabilização imediatamente, pois você, agora, sabe que está muito vulnerável, como um mergulhador submarino que volta das profundezas e deve observar um patamar de segurança. Esse é o papel da dieta que apresento agora.

Durante toda a fase de consolidação do peso, da maneira mais fiel possível, você seguirá a dieta que vou apresentar e na qual você poderá consumir, à sua maneira, os alimentos apresentados a seguir:

As proteínas e os legumes

Até agora, durante toda a duração da fase de cruzeiro, você se alimentou alternadamente de proteínas e proteínas + legumes, ou seja, você conhece bem essas duas categorias de alimentos. A partir de agora, a alternância não existe mais, proteínas e legumes podem ser consumidos integralmente, ao mesmo tempo e, como sempre, à vontade.

Proteínas e legumes constituem uma base instável e não exaustiva sobre a qual você comporá o patamar de consolidação que nos interessa aqui, assim como a estabilização definitiva que virá em seguida. Isto é, a importância dessas duas grandes categorias de alimentos que, para o resto de sua vida, poderão ser consumidas sem qualquer limitação de quantidade, à hora que quiser e nas proporções e misturas que melhor lhe convierem.

Você provavelmente conhece todos os elementos, mas eu gostaria de lembrá-los de maneira breve, para evitar qualquer risco de mal-entendido. Para maiores detalhes, você encontra a lista completa nos capítulos sobre a dieta de ataque e sobre a dieta de alternância. São eles:

- carnes magras, pedaços menos gordurosos do boi, da vitela;
- peixes e frutos do mar;
- aves sem pele, com exceção do pato;
- ovos;
- proteínas vegetais;
- laticínios desnatados;
- dois litros de água;
- legumes e verduras.

Com essa base de proteínas e legumes, que já lhe é familiar, sua consolidação abre as portas a novos alimentos, que vão melhorar seu cotidiano e que poderão ser introduzidos a partir de agora nas proporções e quantidades a seguir.

Uma porção de fruta por dia

Eis a oportunidade de falar sobre esse alimento, habitualmente considerado do tipo saudável.

Isso é parcialmente verdade, na medida em que se trata de um alimento estritamente natural e desprovido de tóxicos. Além disso, é uma das melhores fontes conhecidas de vitamina C e caroteno.

Mas essas duas vantagens são mitificadas por duas preocupações recentes da civilização ocidental: o gosto de um retorno incondicional ao natural e a crença nas virtudes mágicas das vitaminas.

Ora, o que é natural não é sistematicamente benéfico, e as vitaminas não são tão indispensáveis quanto pretende uma certa moda importada dos Estados Unidos.

Na realidade, as frutas representam o único alimento natural que contém o que os estudiosos do diabetes chamam de açúcares de assimilação rápida. Todos os outros alimentos que trazem as mesmas propriedades são alimentos concebidos e elaborados pelo homem.

O mel, por exemplo, é um alimento oculto. É uma secreção animal, uma espécie de leite de crescimento destinado unicamente às abelhas imaturas, do qual nos apropriamos pelo prazer de seu sabor.

O açúcar refinado, o açúcar branco, não existe nessa forma na natureza. É um alimento artificial, extraído industrialmente da cana-de-açúcar ou quimicamente da beterraba.

A própria fruta em estado selvagem é um alimento raro que foi, durante muito tempo, um simples ornamento de mesa, uma recompensa colorida e gratificante para o homem. Apenas seu cultivo intensivo e seletivo pode nos dar, hoje em dia, a ilusão de um fornecimento fácil. Enfim, a maioria das frutas muito doces como a laranja, a banana e a manga são alimentos importados de regiões muito distantes e exóticas, introduzidos recentemente em nossa alimentação graças aos progressos dos meios de transporte, o que provavelmente explica as alergias às vezes graves, algumas mortais, a certas frutas exóticas (kiwi ou amendoim).

Na verdade, a fruta não é o protótipo do alimento saudável e natural. Consumida em grandes quantidades, pode se revelar perigosa, especialmente para o diabético e para, como muitos de nós, pessoas habituadas a comer frutas fora das refeições.

Com a dose de uma fruta por dia, todas são autorizadas, com exceção da banana, da uva, das cerejas e das frutas secas (nozes, avelãs, amendoins, amêndoas, pistaches ou castanhas de caju).

No que diz respeito à noção de porção, isso quer dizer, frequentemente, uma unidade para as frutas do tamanho de uma maçã, pera, laranja, toranja, pêssego ou nectarina. Para frutas de tamanho menor ou maior, a porção habitual é de um copo de morangos ou framboesas, uma fatia de melão ou meio melão pequeno, ou um belo pedaço de melancia, dois kiwis, dois abricós, uma manga de tamanho pequeno ou meia manga grande.

Todas essas frutas podem ser consumidas por você, em uma porção por dia e não por refeição.

Contudo, se você quiser e se seus gostos levarem-no a isso, saiba que as melhores frutas para a estabilização do peso são, para mim, classificadas por ordem de valor decrescente na lista seguinte: prioridade para a maçã, cuja riqueza em pectina faz dela uma fruta benéfica para a linha; o morango e a framboesa, pelo fraco valor calórico conjugado ao aspecto colorido e festivo; o melão e a melancia, por seu alto teor em água e seu fraco valor energético (com a condição de se ater à porção); a toranja e, por fim, o kiwi, o pêssego e a pera, a nectarina e a manga.

Duas fatias de pão integral por dia

Se você for predisposto ao sobrepeso, tenha o hábito de evitar pão branco. É um alimento desnaturado por seu modo de fabricação, amassado em uma farinha cujo trigo foi artificialmente separado da casca, o farelo. Essa separação facilita a obtenção de farinhas industriais, mas o pão branco que vem dela é um alimento muito refinado, estimulado, que penetra muito rápida e massivamente no sangue.

O pão integral ou semi-integral, cujo gosto é tão agradável quanto, contém uma proporção natural de farelo. Esse farelo é um aliado de primeira ordem. Sua estrutura vegetal, sua armadura fibrosa é suficientemente sólida para resistir ao poder de fogo da digestão. Por esse motivo, ele acelera o trânsito intestinal e cria no cólon uma tela de proteção entre a parede intestinal e os detritos perigosos que ali ficam estagnados e concentrados.

Cuidado! Não confunda o farelo do trigo e o de aveia, pois o farelo de trigo do pão integral é uma fibra insolúvel, enquanto o de aveia é altamente solúvel, que o faz inchar no estômago e distendê-lo até à saciedade. Ele consegue prender no intestino os nutrientes e suas calorias, levando-as consigo nas fezes.

Por enquanto, nesse período que estamos atravessando, você ainda está em alta vigilância, pois um nada ainda pode causar estragos. Contudo, chegando à fase de estabilização definitiva, você não precisará temer o pão, que poderá ser consumido normalmente, com a única condição de que seja integral ou, melhor ainda, enriquecido em farelo de trigo.

A partir de agora, se você for daqueles que gostam de pão no café da manhã, poderá passar um pouco de manteiga com pouca gordura em duas fatias de pão integral. Você também poderá consumir as duas fatias em um outro momento do dia, no almoço, com um sanduíche de carne crua ou presunto, ou à noite, com queijo, que é o próximo alimento a ser integrado na lista.

Uma porção de queijo por dia

De que queijo se trata e em que quantidade é autorizado?

Você tem direito, por enquanto, a todos os queijos de massa cozida, como o Bonbel, o Gouda, um queijo holandês, o tomme de Savoie, o mimoulette amarelo, o reblochon, o Comté etc. Por enquanto, continue a evitar os queijos fermentados, como o camembert, o roquefort ou o de cabra.

Quanto às quantidades, aconselho o equivalente a 40 gramas por dia. Não gosto muito da ideia de pesar alimentos, mas estamos em um período intermediário, feito para durar pouco tempo e, de qualquer forma, 40 gramas é uma porção padrão, que convém à maior parte dos apetites moderados.

Escolha a refeição que quiser, almoço ou jantar, mas consuma uma única porção, uma única vez por dia.

E quanto aos queijos afinados, com baixo teor de gordura? A maior parte deles é de má qualidade, e é difícil aconselhar esses alimentos que perderam grande parte de seu sabor. No entanto, há apenas um, apesar de seus 20% de gordura, que continua sendo um queijo autêntico: o tomme de Savoie que, até o início dos anos 1950, ainda era preparado com leite semidesnatado. Era a receita tradicional desse queijo das montanhas, receita modificada pelos imperativos do consumo que aumentaram seu teor de gordura em até 40%. Por esse motivo, desde a volta da prudência com relação aos teores de gordura e a moda dos queijos moderados em gordura, o tomme imediatamente impôs-se como o queijo que integra uma verdadeira tradição em sua preparação. Seus fabricantes puderam oferecer ao público uma larga gama de queijos com baixo teor em gordura, entre os quais os famosos 20% originais, o de 30%, não muito saboroso, e um de 10%, um verdadeiro milagre para o candidato ao emagrecimento. Esse queijo surpreendente é verdadeiramente saboroso, cremoso mas resistente na boca, sem ser borrachudo, que permite realizar uma economia tanto em calorias quanto em ácidos graxos saturados, cuja ação nefasta para o coração e para os vasos já é conhecida.

Seu único problema é a dificuldade em encontrá-lo, pois a demanda é baixa, uma vez que muitos consumidores consideram-no, equivocadamente, como um queijo de qualidade inferior.

Se conseguir encontrá-lo, compre-o, prove-o e, se gostar, poderá consumir mais, até 60 gramas por dia.

Além disso, quando estiver em estabilização definitiva, pense nesse queijo mais desnatado, mais próximo da vitamina pura e que pode ser um grande recurso em termos de alimento proteico para beliscar, perfeito para os grandes apetites.

Quanto aos queijos realmente afinados, verdadeiras obras de arte gustativas que fazem a reputação francesa, fique tranquilo, eles não lhe serão completamente proibidos. Tenha paciência e você terá uma boa surpresa no parágrafo sobre as refeições "de gala".

Duas porções de amido por semana

Até agora os alimentos reintroduzidos eram autorizados cotidianamente. Com os amigos e com as refeições de gala, a frequência será semanal.

Por outro lado, para esses dois novos alimentos de grande alcance você terá de distinguir duas partes nessa fase de consolidação. Depois de calcular sua duração com base em dez dias por quilo perdido, divida essa fase em duas partes iguais: a primeira e a segunda.

Na primeira você terá direito a uma porção de amido por semana. Na segunda, a duas porções, o que evitará o risco de um acesso muito abrupto aos alimentos ricos em açúcares.

Voltemos a nossos amidos. Durante muito tempo reservou-se esse termo à batata, mas um desvio semântico fez com que essa família se tornasse um coração de mãe, em que se encontram tanto as raízes quanto as batatas, as farinhas, o pão e as massas, assim como os cereais, por exemplo, o arroz e o milho.

Mas, para nós, nessa fase de consolidação em que a prudência é a regra, nem todos os amidos são levados em consideração. Eu os proponho, aqui, em ordem de valor decrescente para a dieta.

- **As massas** representam o amido mais adaptado ao nosso propósito do momento, pois são fabricadas a partir do trigo duro, cuja textura vegetal é bastante resistente, muito mais que a da farinha branca tradicional. Essa resistência física à desintegração torna a digestão e absorção do açúcar mais lenta. Além disso, as massas são apreciadas por todos os públicos e raramente associadas à noção de dieta, o que gratifica e conforta o obeso após longas restrições. Enfim, e sobretudo, as massas são alimentos consistentes, que saciam. Seu único defeito se reserva à preparação, que incorpora manteiga, óleo ou creme de leite, além de queijo, como o gruyère, o que dobra seu valor calórico.

Coma massa em porções normais de 220 gramas, mas evite usar gordura e prefira um bom molho de tomate fresco com cebolas e condimentos. Se estiver com pressa, poderá utilizar molho de tomate industrializado ou tomates em conserva. Quanto ao queijo, evite o gruyère, muito gorduroso e cuja falta de gosto faz com que se exagere na quantidade. Você poderá usar um pouco de parmesão, bem mais rico no sabor; os italianos sabem o que fazem.

• **A sêmola do cuscuz, da polenta, do triguilho e os grãos de trigo integrais** são permitidos em uma porção de 200 gramas, duas vezes por semana. Eles também provêm do trigo duro e gozam, por esse motivo, das mesmas propriedades que as massas. Esses alimentos são, em geral, menos conhecidos e menos utilizados, pois fazem parte de culturas estrangeiras.

O cuscuz é habitualmente considerado, e com razão, como um alimento de preparação complexa e longa, reservada aos restaurantes. Isso seria privar-se inutilmente de um alimento muito favorável à estabilização.

Para prepará-lo rapidamente coloque a sêmola em um recipiente não metálico e adicione água aromatizada com cubo de caldo de carne, até cobri-la e mais 1 centímetro. Deixe o grão ficar embebido e inchar durante cinco minutos. Em seguida, leve ao forno micro-ondas durante um minuto, retire e separe os grãos com um garfo para evitar que grudem. Coloque novamente no forno micro-ondas durante mais um minuto, e está pronto.

Não adicione gordura, o caldo de carne é suficiente. Não coma cuscuz em restaurantes, pois, normalmente, os grãos vêm cheios de manteiga.

Polenta italiana ou corsa e triguilho libanês estão autorizados para duas porções de preparações similares.

• **As lentilhas** representam outro amido que se pode escolher, um dos açúcares mais lentos que existem. Infelizmente, as lentilhas precisam de um certo tempo de preparação, não são apreciadas de maneira unânime ou, pior, muitas vezes não são sequer toleradas, pois têm a reputação de causar flatulências. Para os que gostam de lentilhas e as toleram, contudo, é um alimento de estabilização excelente e dá uma rápida sensação de saciedade. Cada porção lhe dará direito a 220 gramas de lentilhas de acordo com o estágio de estabilização. Aqui, como sempre, o alimento deverá vir sem gorduras, mas com tomates, cebolas e condimentos.

As outras leguminosas merecem as mesmas indicações e são autorizadas em porções de mesma quantidade, com preparações desprovidas de gordura. Ervilhas partidas, ervilhas, grão-de-bico etc. pertencem a essa grande família, que não possui muitos adeptos, pois, em geral, são ainda menos suportadas que as ervilhas, embora sejam excelentes no plano nutricional.

• **Arroz e batatas** também são autorizados, mas, como você pode constatar, esses dois amidos estão classificados no final da lista e devem, portanto, ser consumidos ocasionalmente, e preteridos por aqueles que os precedem.

O arroz deve ser consumido, de preferência, integral, a não ser que você esteja em um restaurante japonês ou chinês, e sem gordura. Escolha entre aqueles que têm sabor mais perfumado, como o Basmati, o arroz selvagem ou o arroz integral de assimilação lenta por suas fibras. Cada porção deve ter 150 gramas de arroz branco ou 220 de arroz integral, pesados quando já cozidos.

Quanto à batata, deve ser consumida com a casca, cozida em papelote, com papel-alumínio, sem adição de gorduras. As batatas fritas ou, pior ainda, as batatas chips são alguns dos raros casos em que aconselho o total abandono, pois não apenas são cheias de gordura e calorias, mas também são alimentos perigosos no plano de prevenção contra doenças cardiovasculares e câncer.

As novas carnes

Até aqui você tinha direito às partes magras do boi e da vitela. A partir de agora você pode adicionar a perna de cordeiro, o assado de porco e também o presunto branco, sem precisão de frequência ou quantidade particular. Coma quando surgir a ocasião, de uma a duas vezes por semana.

- **A perna do cordeiro** é o pedaço mais magro do cordeiro. Evite, no entanto, comer o primeiro pedaço cortado, a primeira fatia, e isto por duas boas razões. A primeira é que a gordura em torno da perna não se destaca tão facilmente e aumenta bastante o teor de calorias do corte. A segunda é que, para que uma grande perna que pesa diversos quilos seja devidamente cozida, é preciso que a temperatura da superfície seja bastante elevada e, nessas temperaturas, a gordura carboniza e se torna cancerígena. Se você gosta das partes mais cozidas, coma a segunda fatia, que é mais segura.

- **O lombo do porco** também é autorizado, pois, assim como o presunto, é a parte mais magra do animal. A única condição para seu consumo é que se escolha o filé e não a bisteca, que é exatamente duas vezes mais calórica. Não se esqueça disso.

- **O presunto branco** reaparece aqui. A partir de agora você não precisa mais se limitar aos presuntos sem gordura. Utilize livremente esse saboroso alimento, fácil de se comer durante um deslocamento na rua a qualquer hora do dia, tendo o cuidado de retirar a gordura ao redor do músculo. Evite os presuntos crus, como o de Parma, que ainda não são autorizados.

Essas são as categorias de alimentos que compõem a plataforma de sua dieta de transição. Lembre-se — e volto a correr o risco de me repetir — de que essa dieta não é, de forma alguma, definitiva, e, menos ainda, emagrecedora. É uma dieta saudável e equilibrada, cujo único papel é o de ajudá-lo a atravessar um período tumultuado ao longo do qual seu corpo está preocupado com a perda de peso, procurando qualquer meio necessário para ganhá-lo de volta.

Dez dias por quilo perdido: este é, em geral, o tempo de que o corpo precisa para fazer o luto dessa perda, voltar a se sentir seguro e aceitar esse novo peso que lhe está sendo imposto. Passado esse período, você terá de volta uma certa espontaneidade alimentar seis vezes por semana. É uma perspectiva que, espero, lhe dará a coragem e a paciência necessárias. De qualquer forma, você sabe aonde vai e o tempo que levará para chegar onde quer.

Mas isso não é tudo. Para fechar esse período de transição ainda tenho duas importantes novidades: uma boa e uma necessária. Começarei pela boa.

Duas refeições de gala por semana

Como eu tinha dito sobre os amidos, durante a primeira metade da fase de consolidação você tem direito a uma refeição de gala por semana, para passar a duas a partir da segunda metade. Para evitar que você se engane, dou o exemplo: você acaba de perder 10 quilos, sua fase de consolidação deverá durar cem dias. Divida esses cem dias em duas partes iguais, de cinquenta dias. Nos primeiros cinquenta dias, você tem direito a um amido e a uma refeição de gala por semana. Nos cinquenta últimos, dois amidos e duas refeições de gala.

Antes de mais nada, gostaria de insistir na palavra "refeição". Por mais que o mencione de punho próprio em minhas prescrições, há sempre aqueles pacientes que leem ou interpretam "dois dias".

Em que consiste uma refeição de gala?

Uma refeição de gala pode ser feita em qualquer uma das três refeições do dia. Aconselho, entretanto, que se escolha o jantar, para se ter o tempo de aproveitar e evitar o estresse profissional ambiente, que não o deixará aproveitar adequadamente.

Gala significa festa, pois, a cada uma dessas duas refeições você terá a possibilidade de consumir qualquer tipo de alimento, especialmente aqueles que mais lhe fizeram falta durante esse longo período de emagrecimento.

Mas há duas condições importantes: nunca repetir um prato e nunca fazer duas refeições de gala consecutivas. Você pode comer tudo, mas apenas uma vez: uma entrada, um prato principal, uma sobremesa, um aperitivo, uma taça de vinho. Tudo em boa quantidade, mas uma única vez.

Deixe algum espaço de tempo entre as refeições. Dê ao seu corpo o tempo para se recuperar. Se escolher, por exemplo, o almoço de terça-feira para a primeira refeição, evite fazer um jantar de gala no mesmo dia. Deixe ao menos uma refeição se intercalar entre esses dois bons momentos. Escolha, de preferência, os finais de semana ou as noites em que for jantar fora.

Chega o momento de comer o sonhado chucrute, aquela paella, um verdadeiro cuscuz marroquino ou qualquer outro prato que desejar.

Você, que esperou tanto tempo para comer uma verdadeira sobremesa, um pedaço de bolo de chocolate, um sorvete... Agora, finalmente, é possível.

Para os que gostam de um bom vinho, champanhe ou qualquer aperitivo, as portas estão novamente abertas.

A partir de agora você já pode, sem preocupações e mais de uma vez por semana, aceitar os vários convites, recusados durante tanto tempo.

Muitos chegam a esse estágio de estabilização e, acostumados a uma nova maneira de se alimentar, têm medo de reencontrar os gostos e sabores e hesitam em comer refeições tão abertas.

Fique tranquilo, essas refeições foram conscientemente compostas. Elas fazem parte de um todo que as integra para manter o equilíbrio.

Além disso, as refeições de gala não são simples propostas, mas palavras de ordem, que você deve seguir ao pé da letra. O Método Dukan é um método global, cujas partes não podem ser separadas, para que não se corra o risco de reduzir sua eficácia. Talvez você não consiga entender o sentido dessas liberdades e a importância dessas duas refeições de gala.

É o momento de falar dessa parte imaterial da alimentação: o prazer.

Alimentar-se não é apenas ingerir as calorias necessárias à sobrevivência, mas muito mais que isto: incorpora o prazer. Esse prazer biológico e essa recompensa vital lhe foram proibidos durante a fase de emagrecimento. Chega o momento de reintegrá-los ao seu dia a dia.

Já que estamos falando do prazer de comer, aproveito para lhe dar um conselho fundamental e indispensável a toda estabilização definitiva. Leve-o a sério.

Quando você come, e, principalmente, se o que você come é saboroso e rico, PENSE NO QUE COME, concentre-se no que tem na boca e em cada parcela de sensações que o alimento lhe proporciona.

Inúmeros estudos realizados por nutricionistas tendem, atualmente, a demonstrar o importante papel das sensações na boca para a elaboração da saciedade. Todas as sensações vêm do gosto, das mucosas, da língua. Cada movimento de mastigação e deglutição é percebido e analisado pelo hipotálamo, o centro cerebral responsável pela fome e pela saciedade. O acúmulo dessas sensações aumenta a capacidade sensorial que intervém no acionamento da saciedade.

COMA LENTAMENTE, CONCENTRANDO TODA A SUA CONSCIÊNCIA NO QUE TEM NA BOCA. Evite ingerir alimentos calóricos vendo televisão ou lendo, pois, assim, a intensidade das sensações é reduzida, que chega ao seu cérebro pela metade. Os nutricionistas explicam desse modo a epidemia da obesidade infantil que assolou os Estados Unidos, onde as crianças comem o dia inteiro diante da televisão e que, depois de adultas, continuam comendo a qualquer hora do dia.

Aproveite sem medo esses dois bons momentos que, acredite em mim, não custarão nada.

No entanto, há duas condições.

• **A primeira é essencial.** Esse momento de liberdade alimentar reencontrado tem limites bem precisos no tempo: por enquanto, apenas uma e, depois, duas refeições de gala por semana. Não respeitar esses limites pode levá-lo a sair do caminho que traçamos. É um perigo que não deve ser minimizado. Se você decidiu, por exemplo, escolher a terça-feira à noite para seu primeiro jantar de gala, é na quarta-feira de manhã que será traçado o futuro de sua estabilização.

Tendo aberto uma grande porta, você teria a coragem de fechá-la? Você é daqueles que, uma vez em contato com uma nova liberdade, não conseguem não deixar de colocar um pouco de geleia em uma torrada já cheia de manteiga?

Essas duas refeições de gala são duas pérolas no meio de sua monotonia alimentar, feitas para ajudá-lo a aguentar até que seu corpo aceite esse novo peso. Elas são parte integrante dessa dieta de transição que compus e à qual integrei tudo que estava ao meu alcance para oferecer a você. Passar dos limites arriscaria comprometer o edifício que você construiu tão pacientemente.

• **A segunda condição é obvia.** A refeição de gala tem por objetivo dar a você uma certa dose de prazer alimentar, não a oportunidade de se vingar. Aquele que toma essa liberdade como pretexto para se empanturrar não entendeu o meu método e corre o risco de maltratar seus órgãos de nutrição.

A finalidade dessas duas refeições é dar a você um certo equilíbrio. Devorar comida até passar mal ou beber até ficar bêbado seriam comportamentos profundamente desestabilizadores.

E mesmo que você volte a comer normalmente no dia seguinte, um comportamento sincopado arruinaria sua esperança de estabilização posterior.

Além disso, se quiser um conselho simples, coma o que quiser, sirva-se com fartura, mas não se sirva duas vezes. Em casa ou na casa de amigos, faça como se tivesse ido ao restaurante, onde não se tem o costume de pedir mais de um mesmo prato.

Um dia de proteínas puras por semana: QUINTA-FEIRA

Agora, você já possui todos os elementos que compõem a fase de consolidação. Você sabe como se alimentar durante esse período de tempo fácil de ser calculado e necessário para que seu corpo aceite o novo peso que lhe foi imposto.

Ainda falta, no entanto, um elemento-chave, indispensável à segurança dessa fase de estabilização. Uma alimentação assim, com duas refeições de gala por semana, não pode, sozinha, garantir um perfeito controle do peso nesse período altamente reativo. Por esse motivo, incluí como medida de segurança, um dia inteiro da dieta de proteínas puras por semana, cuja extrema eficácia você já conhece.

Nesse dia que você voltará aos alimentos ricos em proteínas — PP —, que você já conhece perfeitamente, por ter praticado tanto essa dieta. Lembremos as grandes categorias: carnes magras, todos os peixes e frutos do mar, aves sem pele, ovos, presuntos sem gordura, laticínios e dois litros de água. Dessas sete categorias de proteínas alimentares você poderá comer o que quiser, tanto quanto quiser, nas proporções e misturas que lhe convierem.

Esse dia de proteínas puras é, ao mesmo tempo, o motor e o degrau de segurança da fase de consolidação. Esse será o único momento de imposição da semana, mas é o preço a ser pago para controlar a situação até que a tempestade se acalme. Mais uma vez, digo: esse preço não é negociável. Faça perfeitamente esse dia ou não o faça, pois seria uma pura derrota.

Além disso, respeite tanto quanto possível a escolha da quinta-feira como dia de dieta. O ritmo semanal é uma das garantias de sua eficácia. Se, por motivos profissionais ou sociais, a quinta-feira for um dia incompatível com esse modo de alimentação, escolha a quarta-feira, ou a sexta-feira, e nunca mais renuncie.

Se você estiver em uma situação em que, excepcionalmente, não puder seguir a dieta na quinta-feira, faça a mesma coisa (quarta-feira ou sexta-feira) e, na semana seguinte, volte à quinta. Não torne o desvio um hábito. Não se esqueça de sua predisposição à obesidade. Você não está fazendo esse dia de proteínas com o objetivo de me agradar, mas para acabar com sua natureza de obeso e sua extrema facilidade para engordar. A eficácia dessa medida diz respeito apenas a você. Não se esqueça disso.

Se estiver de férias ou em alguma viagem, mantenha o hábito. Se estiver em algum lugar onde as proteínas sejam raras ou difíceis de preparar, resta ainda a possibilidade de se alimentar com proteínas em pó. Falarei a respeito mais adiante. É um meio simples, embora pontual, de se manter a plena eficácia desse dia.

Farelo de aveia

Ao longo da fase de consolidação o farelo deve ser mantido, com uma dose de duas colheres de sopa por dia. A essas duas colheres adicionam-se duas fatias de pão e, se estiver acostumado às panquecas do café da manhã, guarde o pão para a noite, para comer com queijo.

Atividade física

Ao longo da fase de consolidação você pode voltar aos 25 minutos de caminhada diária. É claro, esse é o mínimo obrigatório, mas se tomar gosto e tiver um pouco mais de tempo, caminhe mais. A caminhada é a mais rentável das atividades humanas, tanto no plano das calorias consumidas — graças à sua possível adoção durável — e também no plano do bem-estar. Sendo a atividade mais natural e mais humana, induz a uma grande secreção de serotonina e endorfina, dois mediadores químicos que causam sensação de prazer, satisfação consigo mesmo, uma abordagem biológica da felicidade.

Se estiver passando por momentos de estresse e contrariedades, se estiver se sentindo deprimido, cansado e nervoso, se alguém lhe fez mal, se você se sente abandonado e sozinho, vá caminhar, alimente-se com o que vir pelas ruas, cruze com pessoas, conheça-as. Garanto que você voltará em melhor estado.

Uma fase que não deve ser negligenciada

Eis que chegamos ao fim da descrição dessa fase de consolidação do peso. Para fechar seu estudo guardei quatro elementos de informação, com o objetivo de manter a guarda quanto ao perigo de se negligenciar essa fase essencial do Método Dukan.

Uma etapa indispensável

Ao longo dessa terceira fase do Método Dukan você não terá mais o grande estímulo e o encorajamento de ver o peso diminuindo regularmente na balança. Isso pode fazer com que você se pergunte sobre a razão de estar nessa dieta intermediária, em que você ainda não é verdadeiramente livre, nem exatamente de dieta. Assim, você poderá ficar tentado a relaxar quanto à vigilância ou simplesmente extrapolar as instruções.

Não faça nada, pois se negligenciar essa etapa de consolidação, esteja certo de uma coisa simples e clara: todos os seus quilos, tão dificilmente perdidos, voltarão rápida e inevitavelmente. E seria uma sorte que mais quilos ainda não se adicionassem ao peso inicial.

A resistência progressiva à dieta

Além do sentimento de frustração e fracasso ocasionados pelo ganho do peso perdido, existe um outro perigo com ainda mais consequências para quem faz muitas dietas sucessivas, sem consolidá-las: a resistência à dieta.

Quem quer que emagreça e engorde muitas vezes na vida, fica vacinado contra o emagrecimento; isto é, depois de cada uma dessas falhas, terá ainda mais dificuldade de perder peso novamente. Seu organismo guarda uma espécie de memória das dietas alimentares seguidas e resiste cada vez mais às novas tentativas. Assim, cada fracasso abre as portas a novos fracassos. Se você já tentou um certo número de dietas em vão, não espere emagrecer tão rápido quanto aquele que tenta pela primeira vez, mesmo que, como já lhe disse, as duas primeiras fases do meu método componham a dupla de dietas que gera menos resistências e ataca com mais eficácia as imunidades criadas.

A memória dos recordes

Por outro lado, a cada vez que seu corpo engorda e tem um novo recorde de peso, os mecanismos de regulação que tomam conta de sua fisiologia inscrevem, em alguma parte dele, a lembrança nostálgica desse peso máximo que seu corpo não vai parar de procurar.

Emagrecer é o mesmo que se alimentar de gordura e colesterol

Enfim, esta é provavelmente a mais séria das consequências, pois, a cada perda de peso, seu organismo sofre uma agressão da qual poucos estão conscientes. A cada tentativa de emagrecimento você consome suas gorduras de reserva e, quando perde 10 ou 20 quilos, é um pouco como se tivesse consumido 10 ou 20 quilos de manteiga ou banha.

Ao longo de seu emagrecimento, grande quantidade de colesterol e triglicerídeos circula em seu sangue e em suas artérias. A cada contração de seu coração, esse sangue rico em gorduras tóxicas inunda suas artérias e engordura as paredes.

Emagrecer é, talvez, de grande utilidade para seu bem-estar psíquico ou físico, e o risco que a circulação dessas gorduras representa é altamente compensado pelas vantagens que também vêm com o emagrecimento. Mas cuidado para não tentar emagrecer diversas vezes, principalmente quando se tratam de dietas imperfeitas que você sabe que no fundo não têm chance de levar a um peso estável. Aquele que tenta, em vão, queimar suas gorduras uma ou duas vezes por ano se encontra, a cada vez, na situação de um sujeito em sobrecarga de colesterol.

Isso não é uma tentativa de intimidação, mas um alerta contra um perigo bastante real e pouco conhecido, tanto pelos pacientes quanto por muitos médicos.

Por todos esses motivos, você, que teve a sorte de emagrecer, deve escolher a única atitude lógica: conservar o tão sonhado peso e passar, quando chegar o momento, à estabilização definitiva.

Resumo recapitulativo da dieta de consolidação

A duração dessa fase de transição é calculada em função do peso perdido, com base em dez dias da nova fase por quilo perdido.

Se você acaba de perder 20 quilos, deverá seguir a nova dieta durante 20 vezes dez dias, ou seja, 200 dias ou seis meses e 20 dias. Para 10 quilos, 100 dias. Com essa base, é fácil calcular o tempo exato que o separa da estabilização definitiva.

Durante toda a duração dessa consolidação do peso, você deverá seguir da maneira mais fiel possível a dieta a seguir, na qual você terá direito aos seguintes alimentos:

- alimentos proteicos da fase de ataque;
- legumes da fase de cruzeiro;
- uma porção de fruta por dia, com exceção da banana, da uva e da cereja;
- duas fatias de pão integral por dia;
- 40 gramas de queijo afinado;
- duas porções de amido por semana;
- perna de cordeiro e assado de porco (filé);
- duas colheres de sopa de farelo de trigo;
- 25 minutos de caminhada.

E a cereja do bolo:

- duas refeições de gala por semana.

Mas, de maneira imperativa e obrigatória:

- um dia de proteínas (dieta de ataque) por semana, às quintas-feiras, não negociável.

Prática da estabilização definitiva

Para você que começou o meu método com um excesso de peso substancial, façamos a ponte.

A fase de ataque lhe proporcionou um início fulminante e encorajador.

A fase de cruzeiro o levou ao peso desejado.

A fase de consolidação acaba de terminar, com uma base de dez dias por quilo perdido.

Nesse estágio você não apenas se livrou de seu sobrepeso mas também conseguiu atravessar, sem empecilhos, o período em que o corpo emagrecido mais tenta — e mais consegue — recuperar o peso anterior.

Você não apenas chegou ao Peso Certo, mas o consolidou.

Isso significa que seu corpo não está mais em extrema defensiva. Com o tempo, progressivamente, ele abandonou a reatividade extrema que aumentava o proveito de qualquer alimento. Você, agora, tem um metabolismo mais estável, mas que continua dotado desse proveito e do sobrepeso, uma vez que viveu todas os seus ganhos de peso anteriores.

Nesse momento as mesmas causas levam aos mesmos efeitos. O risco de engordar continuará se você não incluir em seu modo de vida um certo número de medidas que visam controlar esse risco.

Contudo, e aí está o perigo, que não está mais em atravessar um período dominado por palavras de ordem, suas obrigações e limites, mas sim o curso habitual da vida, que simplesmente volta a ter seus direitos. As medidas que pedirei que você adote nesse método de estabilização definitiva deverão ser integradas ao seu cotidiano, à sua rotina, pelo restante da sua vida. Isso quer dizer que, em tal perspectiva, não é concebível impor obrigações pesadas que você não conseguirá cumprir.

Além disso, e sobretudo, até agora, você foi guiado e esteve sob uma rede de palavras de ordem precisas. Você estava no meio de uma aposta ou de um desafio que não dava espaço a improvisações. Agora, você deve abandonar a navegação costeira para uma autonomia maior, mas com grandes riscos de tempestade e, portanto, de naufrágio.

Logo, é importante que as novas palavras de ordem sejam suficientemente simples, concretas e indolores para serem integradas a seu modo de vida.

Para isso, e para quebrar a fatalidade da inexorável retomada de peso que, frequentemente, leva o obeso a engordar novamente uma vez que sua dieta chega ao fim, a estabilização definitiva lhe propõe, em troca de quatro medidas simples e pouco frustrantes, uma espontaneidade alimentar reencontrada e o fim dessa marginalidade à mesa que tanto o revolta.

A primeira dessas medidas é simples: basta adotar a base alimentar da fase de consolidação como plataforma de segurança. Todos os alimentos proteicos e legumes à vontade, a fruta, duas fatias de pão integral, 40 gramas de queijo, duas porções de amido e duas refeições de gala. Esses alimentos compõem uma base saudável, farta e suficientemente variada para compor a alimentação humana. Utilize-a como referência e, principalmente, como *background* de segurança onde se refugiar em caso de perigo ou de novo ganho de peso.

A segunda medida, você já conhece, pois já a seguiu na fase de consolidação: a Quinta-feira Proteica.

A terceira é um contrato entre você e eu: você me prometeu abandonar os elevadores e caminhar 20 minutos por dia.

A última não passa de gula: conservar, para o resto da vida, suas três colheres de sopa de farelo de aveia.

Tais medidas combinadas representam, a meu ver, o que se pode pedir de menos doloroso a um obeso, em troca de uma vida alimentar normal seis dias por semana. Minha experiência profissional me incita a pensar que não existe obeso sensato que recuse tal oferta.

Além disso, sob o comando dessas medidas, a estabilização definitiva do meu método goza de uma arma suplementar, um trunfo pouco visível, mas decisivo, a força de um ensinamento que esse método desenvolveu ao longo do caminho percorrido para perder e consolidar o peso perdido.

Eu, que criei esse método e sua prática cotidianamente com meus pacientes, sei, pois já o constatei todos os dias, que um gordo ou um obeso que perdeu 5, 10, 15, 20 ou 30 quilos, adquiriu, ao atravessar as quatro dietas sucessivas, um conhecimento carnal e instintivo do valor dos alimentos que podem ajudá-lo a emagrecer e se estabilizar, assim como adquiriu reflexos que nunca abandonará de fato.

No ataque, com a dieta de proteínas puras, ele terá descoberto o poder desses alimentos **vitais**, uma vez que são selecionados de maneira a descartar os dois outros nutrientes. Ele sabe, agora, que esses alimentos coligados representam uma arma emagrecedora de extrema eficácia à qual poderá recorrer por toda a vida.

Ao longo da dieta de alternância ele terá aprendido que a adição de legumes e verduras freava a velocidade do emagrecimento, mas que esses alimentos vegetais **indispensáveis** não o impediam de emagrecer, caso fossem preparados sem adição de gordura, inimigos maiores que seriam desmascarados cedo ou tarde, na ocasião de desvios lamentáveis.

Passando à consolidação, ele terá incluído, camadas sucessivas, os alimentos **necessários**, como o pão, a fruta, o queijo, certos amidos e, com as refeições de gala, o reencontro com o **supérfluo e o prazer**, sem o fogo vermelho da culpa. Desse modo, em seu espírito e em sua carne, ele terá, ao longo dos dias, apreendido uma hierarquia de valor e uma classificação dos alimentos.

A construção em patamares que passa progressivamente do vital ao supérfluo e o aprendizado instintivo que ele desenvolve fazem desse método a dieta mais didática que existe e, conjugado a outras medidas de estabilização definitiva, ele abre as portas para uma solução jamais obtida ou sequer procurada: um peso perdido, perdido de maneira duradoura.

A Quinta-feira Proteica

Por que a quinta?

Na época em que montava as diferentes peças do que se tornaria o método que você agora tem em mãos, senti necessidade de incorporar à estabilização do peso perdido uma última ligação de proteção e de simpatia que me conectassem, em pensamento e em ato, ao meu paciente ou ao meu leitor, que o lembrasse do combate que travamos juntos.

Na verdade, foi uma paciente que me fez pensar nisso. Satisfeita por ter perdido muito peso sem ter sofrido tanto quanto imaginava, ela desconfiava de um retorno à "vida normal" e não queria abandonar totalmente a dieta de ataque, que funcionava como um "corretor de desvios da dieta" quando isso lhe acontecia. Para negociar da melhor maneira possível, ela encontrou um argumento simples e inteligente: "E se fosse só um dia por semana?". A ideia teve repercussões, pois, algumas semanas depois, decidi experimentá-la, prescrevendo-a de maneira formal em minhas recomendações: "Observar um dia de dieta de proteínas puras por semana."

Constatei que essa instrução era seguida com sucesso durante um certo tempo, mas lentamente era deixada de lado e terminava por ser completamente abandonada.

Um dia, então, decidi fixar esse dia de maneira diretiva, impondo a quinta-feira arbitrariamente. Desde então, como por encanto, tudo mudou subitamente. Os pacientes seguiam e tentavam, simplesmente porque não haviam sido eles a escolher e porque nada é mais difícil para um obeso que escolher ele mesmo o momento de sua provação.

Uma paciente me perguntou, certo dia, por que tinha de ser a quinta-feira e não outro dia. Respondi que a quinta-feira era "o dia D" e, desde então, apeguei-me a essa versão. A resposta é, claro, uma brincadeira, mas exprime perfeitamente o caráter imposto e não negociável desse dia de redenção, cuja função essencial de obstáculo se destina a dar conta dos diversos desvios da semana, importante demais para ser uma escolha daquele que deve segui-la.

Particularidades da Quinta-feira Proteica: No que esse dia de proteínas puras difere dos outros dias de proteínas?

Ao longo da fase de ataque pela qual você começou sua dieta descrevi, em detalhes, os 72 alimentos que a compõem. Esses alimentos ditos de proteínas puras foram usados sozinhos durante os primeiros dias, para maximizar os resultados. Em seguida, você os conservou, mas adicionando, alternadamente, os legumes ao longo da fase de cruzeiro. Na consolidação, você os manteve um dia por semana, para contrabalançar a introdução de grande número de alimentos em seu cotidiano. Mas, até aqui, você ainda estava em uma área de alta proteção de uma rede de instruções bastante diretivas, que dão pouco espaço à iniciativa e ao erro.

A partir de agora, você vai correr riscos.

Você pode, agora, se alimentar normalmente por seis dias da semana, e essa Quinta-feira Proteica será a única base capaz de conter sua tendência a engordar.

Isso quer dizer que esse dia de proteínas dever ser perfeitamente seguido, pois um único desfalecimento ou erro que alterem sua eficácia ameaçarão a solidez de todo o edifício.

Os alimentos que compõem a dieta da quinta não têm todos a mesma pureza proteica. Nesse dia tão precioso de estabilização definitiva será importante selecionar e utilizar, de preferência, os alimentos proteicos mais puros que, associados, darão o resultado com maior repercussão, além de restringirem ou evitarem os que contêm certa quantidade de lipídios e carboidratos, cujo consumo exagerado diminuiriam o impacto desse dia.

Prática da Quinta-feira Proteica: Escolha de alimentos

- **Carnes magras.** Você já sabe que o porco e o cordeiro são carnes gordurosas demais para serem classificadas como proteínas puras.

Entre as que são autorizadas, a melhor escolha é a carne de cavalo. É provavelmente a mais saudável e mais magra das carnes vendidas em açougue. Infelizmente, ela se tornou muito rara e cada vez menos consumida.

Logo depois vem a vitela, que também faz parte das carnes magras, nos cortes feitos para grelhar. O escalope é o corte mais adaptado às Quintas-feiras Proteicas. O assado de vitela é autorizado, com a condição de ser bem cozido. A costela de vitela, mais gordurosa, deverá ser consumida nos outros dias da semana.

O boi fornece uma carne cujo teor em gorduras varia muito de acordo com os cortes. Fora os cortes muito gordurosos da carne cozida, os mais gordurosos são o entrecosto e a costela de boi, que não entram no círculo das proteínas puras.

O bife e o filé são, provavelmente, os cortes mais magros desse animal. Existem carnes de hambúrguer congeladas que trazem apenas 5% de gordura. Todos os cortes podem ser livremente consumidos às quintas.

O lombo, o contrafilé, a coxa e o peito são, contudo, ligeiramente mais gordurosos, mas autorizados na dieta de proteínas padrão, deverão ser evitados às quintas.

É importante lembrar que, nesse dia, a carne de boi deve ser muito bem-cozida, o que não altera a qualidade de suas proteínas, mas elimina grande parte da gordura.

• **Os peixes e os frutos do mar.** Na dieta das proteínas puras padrão autorizei todos os peixes, dos mais magros aos mais gordurosos. Com o tempo, aceitei os animais de carne gordurosa, pois os peixes azuis dos mares frios, como o salmão, a sardinha, o carapau e o atum, são alimentos de muito prestígio, com imenso poder de proteção ao coração e aos vasos, cujo teor em gordura não excede o de um lombo de boi.

Contudo, esse mesmo teor em gordura, aceitável em período de dieta contínua, não pode continuar a ser consumido quando a Quinta-feira Proteica é a única proteção à manutenção do peso. Se comer salmão, nunca passe dos 200 gramas por refeição, caso o consuma fresco, e 150 gramas, se for defumado. Mas o peixe branco se torna seu melhor aliado durante as Quintas-feiras Proteicas.

À parte as preparações clássicas do peixe, como ao molho escabeche, o papelote, o cozimento ao forno, na grelha ou na frigideira, uma receita simples e original é comê-lo cru. A garoupa, a lota, o dourado e a merluza são excelentes preparados dessa maneira. Marinados durante alguns minutos no limão, em fatias finas ou em cubos, salgados, com pimenta-do-reino e temperados com ervas, são uma entrada original, fresca e saborosa.

O pregado, a tainha e a raia são peixes brancos gordurosos, mas infinitamente menos que qualquer pedaço de carne. Ou seja, você pode consumir peixe branco sem qualquer apreensão.

Caranguejos, camarões, mexilhões, ostras e vieiras são ainda mais magros que os peixes.

Um prato de frutos do mar pode ser um grande recurso e tirá-lo do embaraço, se você for obrigado, em uma quinta-feira, a aceitar um convite para ir ao restaurante. Mas se você for um apreciador de frutos do mar e gostar de comer em grandes quantidades, evite as ostras mais gordurosas, como as Especiais, de grande dimensão. Às quintas, opte pelas

Fines de Claire ou, se o seu orçamento permitir, pelos Belons. Adicione bastante sal para dar gosto, mas nunca beba o suco.

• **As aves.** À exceção dos de bico chato, pato e ganso, e consumidos sem pele, são das melhores bases da dieta proteica. Durante a Quinta-feira Proteica, essa liberdade difusa deve ser definida por algumas precisões.

O frango, galináceo de base, continua livremente autorizado, mas, além da pele, deve-se evitar as asas, a coxa e o uropígio, que poderão ser consumidos nos demais dias da semana.

O resto do frango é autorizado sem restrições. A pintada e o peru são as aves mais magras que existem; coma-os livremente. O coelho é um excelente fornecedor de proteínas puras. As codornas e o pombo trazem diversidade e um ar de festa à sua Quinta-feira Proteica.

Todos esses animais de galinheiro têm modos de preparação diferentes.

O frango fica excelente quando assado no forno ou em grelha de churrasco. Na Quinta-feira Proteica, dê preferência ao churrasco e tome cuidado para separar o frango da assadeira e retirar toda a gordura que o embebe.

O peru e a pintada devem ser feitos no forno, com bastante água com um pouco de limão, para extrair sua gordura.

Às quintas daremos preferência ao churrasco e à panela para preparar codornas e pombos.

Quanto ao coelho, às quintas, evitaremos o molho de mostarda que era aconselhado na dieta de ataque, mas ainda podemos prepará-lo com requeijão cremoso 0% de gordura e condimentos.

• **Os ovos.** A clara do ovo é o alimento mais rico em proteínas, muito mais que as proteínas concentradas em sachês. Mas a clara é apenas parte do ovo, e a gema, adaptada ao crescimento do pintinho, contém inúmeros corpos graxos complexos, entre os quais o colesterol. O conjunto é equilibrado e pode ser consumido às quintas-feiras.

Contudo, para as pessoas particularmente difíceis quanto à estabilização, ou quando a semana tiver sido especialmente fora da dieta e for preciso fazer com que a Quinta-feira Proteica tenha forte impacto no organismo, não abuse dos ovos, tire a gema e consuma apenas quantas claras quiser.

Uma outra solução é preparar omeletes e ovos mexidos com uma gema e duas claras, e, se a fome for muita, adicionar leite desnatado em pó. Saiba, contudo, que todas essas precauções não farão sentido e arruinarão seus esforços se você preparar seus ovos na manteiga ou no óleo. Compre uma frigideira antiaderente de boa marca e coloque apenas algumas gotas de água antes de quebrar seus ovos.

• **Os laticínios desnatados.** Os queijos brancos e os iogurtes desnatados têm a grande vantagem de não conter qualquer gordura. Mas o que resta a esses alimentos cujo consumo aumenta a cada ano, segundo as estatísticas? Neles encontram-se as proteínas do leite, as mesmas que servem para fabricar proteínas em pó, mas também se encontram, em quantidades moderadas, a lactose ou o açúcar do leite, um intruso na categoria.

Em uma dieta que deve ser seguida por cinco dias consecutivos para, em seguida, ser retomada em alternância, durante semanas ou meses, a experiência prova que a presença da lactose não atenua a performance da dieta de proteínas puras e que os laticínios magros, única fonte de frescor e untuosidade, podem ser consumidos sem limitações ou, ao menos, sem passar de 700 ou 800 gramas por dia.

Entretanto, em uma dieta de estabilização definitiva, que acontece apenas uma vez por semana, os alimentos devem sofrer uma seleção ainda mais rigorosa, a fim de limitar a quantidade de lactose. Quando se compara a composição do iogurte desnatado e do requeijão cremoso 0% de gordura, percebe-se que, para o mesmo número de calorias, o requeijão traz mais proteínas e menos lactose que o iogurte. Às quintas, os apreciadores de laticínios magros devem, portanto, dar preferência aos queijos brancos, e poderão voltar a comer iogurtes nos outros seis dias da semana.

• **A água.** Aqui também é preciso modificar as instruções da dieta de proteínas puras. Usado para emagrecer, 1,5 litro de água por dia me parece a melhor maneira de purificar um organismo que queima suas próprias gorduras. Durante a quinta estabilizadora, é necessário forçar a dose e passar a 2 litros de água por dia. Essa medida, que realiza uma verdadeira inundação no intestino delgado, reduz sua acidez. Ao diminuir ainda mais os alimentos, estende e freia sua absorção e, vantagem extra, acelera o trânsito intestinal.

Essa lavagem intensiva, associada a uma concentração máxima em proteínas, realiza uma onda de choque cujo efeito desejado é não apenas paralisar a função de assimilação às quintas, mas prolongá-la durante os dois ou três dias seguintes, para um equilíbrio aceitável com os três últimos dias da semana, em que a extração dos alimentos atinge o seu nível mais alto.

• **O sal.** O sal é um dos alimentos indispensáveis à vida. Nosso organismo é banhado por uma espécie de mar interior (sangue, linfo), cuja concentração de sal lembra a dos oceanos. Mas o sal é inimigo daquele — e, principalmente, daquela — que tenta emagrecer, pois, absorvido em excesso, corre o risco de fixar água e infiltrar-se nos tecidos já sobrecarregados de gordura.

Por outro lado, uma dieta desprovida de sal tende a reduzir a pressão arterial e corre o risco de ocasionar fadiga, quando dura muito tempo.

Por isso, durante todo o período de emagrecimento e de consolidação, meu método recomenda apenas a simples redução da quantidade de sal.

Contudo, para a quinta estabilizadora, a palavra de ordem será reforçada, e esse dia de fortaleza deve ser ainda mais pobre em sal. Uma restrição tão pontual em um dia isolado não chega a diminuir a pressão, mas é o suficiente para que a água ingerida atravesse o organismo mais rapidamente, purificando-o.

A purificação dos tecidos interessa particularmente às mulheres que sofrem de fortes influências hormonais, que acarretam retenções de líquidos massivas em certos momentos de seu ciclo.

Pelas mesmas razões, o uso de mostarda deve ser restrito às quintas-feiras, mas o vinagre, a pimenta-do-reino e todos os condimentos podem ser usados em reforço para compensar a redução de sal.

As proteínas em pó

Até agora, quando falei sobre as proteínas, eu me referia a alimentos naturais. Mas, à exceção da clara do ovo, nenhum dos alimentos era, no sentido próprio do termo, uma proteína pura. Todos os nossos esforços estavam concentrados na seleção de alimentos com melhor teor em proteínas.

Ora, há alguns anos a indústria alimentar nos propõe proteínas em pó de pureza absoluta.

Em teoria, essas preparações em sachês têm seus atrativos, mas, na prática, veremos que sua utilização apresenta alguns grandes inconvenientes, que se sobrepõem às suas vantagens.

Quais são as vantagens e os inconvenientes das proteínas em pó?

• **As vantagens.** A vantagem das proteínas em pó está em sua pureza. Durante muito tempo isso foi colocado em evidência pelos laboratórios que comercializavam o produto. Na prática, tal vantagem não é significativa.

Ao longo das duas primeiras fases do meu método, até se chegar ao Peso Certo, a pureza absoluta desses pós não oferece vantagem com relação ao alimento proteico, nem em termos de duração, nem em termos de perda de peso.

Em fase de estabilização definitiva, quando a dieta dura apenas um dia por semana, sua utilização pode ter sentido para reforçar o impacto da Quinta-feira Proteica. Mas, ainda assim, está longe de ser indispensável.

Além disso, outros pontos positivos desse protudo são fato de ser limpo, fácil de transportar e de poder ser utilizado em qualquer situação por pessoas que tenham uma vida profissional carregada ou irregular e que nem sempre podem sentar-se à mesa nas horas normais das refeições.

• **As desvantagens.** A maior desvantagem das proteínas em pó é o fato de serem alimentos artificiais. Em condições de vida normais, o ser humano não é um animal biologicamente preparado para se alimentar de pó. Nossos órgãos de sentido, visuais, táteis, olfativos e gustativos, assim como nossos centros cerebrais que gerenciam a saciedade e o prazer na boca, nos levam, espontaneamente, a nos alimentarmos de alimentos que têm uma aparência, um gosto, um cheiro e uma consistência particulares. Alimentos simplesmente humanos!

E quando digo humano não é uma palavra ao vento ou uma postura intelectual, filosófica ou moral, mas o digo por questões de eficácia.

Essa é uma boa oportunidade de lhe mostrar brevemente a análise das razões da atual crise de sobrepeso como pude aprender em 30 anos de experiência e prática no campo.

Sim, engordamos por comermos demais e por não nos mexermos o suficiente. Mas o que isso quer dizer? Estamos todos expostos à abundância da oferta alimentar e à tentação do sedentarismo. Por que, a partir desse momento, 40 em 60 milhões de franceses escapam do sobrepeso, enquanto 20 milhões outros caem nele? Sim, sabemos como engordamos, mas apenas o porquê faz sentido. Por que um terço dos franceses come demais e não se mexe o suficiente e engorda justamente por esse motivo?

Ora, eu talvez o surpreenda, mas é nisso que creio, porque constato todos os dias e praticamente para cada paciente que me consulta. Vinte milhões de franceses engordam porque não conseguem se adaptar à dificuldade, bastante real, do modo de vida atual. Um modo de vida rápido, rico, confortável, mas que não oferece mais uma dose suficiente de prazer, contentamento e tranquilidade a esse um terço. Passageira ou antiga, conjuntural ou estrutural, essa autêntica carência de prazer afeta a qualidade de vida de 20 milhões de franceses, que encontram na alimentação um substituto de extrema eficácia. E de sua insatisfação e dificuldade em se adaptar ao modo de vida atual faz parte a perda do natural, do instintivo, do humano. E eis que voltamos a esses pós que nos propõem um passo a mais em direção ao artificial, em um domínio fundamentalmente instintivo, que se investe na mais forte carga emocional, ao lado do orgasmo sexual: a alimentação.

Um pó branco, mesmo edulcorado e aromatizado, não emite qualquer estímulo capaz de nos comover. Alimentar-se talvez seja ingerir uma certa quantidade de energia e de nutrientes, mas é, principalmente, e cada vez mais, a necessidade de compensar o estresse da vida moderna, a necessidade de ter um prazer básico fornecido por nossos órgãos sensoriais satisfeitos e nossos instintos.

Todos os nutricionistas sabem, porque todos aprenderam com a própria experiência, que tratamentos prolongados com proteínas em pó produzem, no longo prazo, inevitáveis aumentos de bulimia reacional, estado instável por excelência, que exclui toda esperança de estabilização.

Por essa razão profunda e fundamental esse tipo de alimentação deve ser apenas ocasional.

Evoco aqui outras desvantagens, que são apenas técnicas e servem apenas aos fãs desses pós e aos neófitos convencidos pelas propagandas de que emagrecerão muito rápido, o que é verdade, mas depois engordarão ainda mais rápido e afastarão seu regulador de peso do caminho para o resto da vida.

- A primeira desvantagem é o preço. Emagrecer com sachês é muito caro.
- A segunda desvantagem: sua pureza irregular e sua qualidade também irregular. As proteínas vegetais devem ser evitadas, pois, frequentemente, são incompletas, e as proteínas do leite ou da clara de ovo devem ser privilegiadas. Não confunda proteínas puras e substitutos de refeições, cuja repartição em proteínas, lipídios e carboidratos é semelhante a de qualquer refeição tradicional, mas sem o prazer de uma verdadeira refeição.
- A terceira desvantagem: a ausência total de fibras, o que causa prisão de ventre.

Em conclusão: para emagrecer e para um uso prolongado, as proteínas em pó apresentam um número considerável de desvantagens, muitas vezes graves. Em uso pontual ou ocasional, podem se mostrar úteis para substituir algo mais ameaçador que elas, como um prato de alto risco, uma refeição pulada ou, ainda, um sanduíche de fast-food.

• **A recusa do elevador** Esta palavra de ordem faz parte integrante do meu método de estabilização. Quem quer que o siga, principalmente se perdeu muitos quilos e sabe que esse processo lhe custou muitos esforços e trouxe grandes satisfações, deve aceitar esse investimento simplíssimo: o de não mais usar elevadores. Em um momento em que a venda de steppers caríssimos é grande, em que o custo das academias pode acabar com muitos orçamentos, por que não considerar as escadas como um pequeno exercício gratuito e incluso nas atividades utilitárias do cotidiano? Em todos os lugares, aconselha-se desenvolver o hábito de subir escadas, com aquele tom de bom conselho das revistas de corpo e saúde. Também decidi prescrever essa palavra de ordem em meus atestados, e constato que é infinitamente mais eficaz.

Subir ou descer escadas é uma atividade que solicita a contração dos maiores músculos do organismo e consome considerável número de calorias em pouco tempo. Além disso, faz com que o coração do cidadão sedentário mude regularmente de ritmo, excelente operação de prevenção do infarto.

Mas essa palavra de ordem, para além da intenção de instituir um fundo de combustão calórica durável, esconde um outro sentido mais profundo. Essa instrução serve para testar, diversas vezes por dia, a determinação a não mais engordar.

Em frente a uma escada, a uma distância igual da porta do elevador e dos primeiros degraus, todo candidato à estabilização de peso se encontra, simbolicamente, diante de uma escolha que lhe permite medir sua determinação.

Optar pela escada e subi-la com entusiasmo é uma escolha simples, útil e lógica, uma espécie de piscada de olhos que o leitor me dará para mostrar que acredita em meu método, que o segue e que meu método lhe convém.

Escolher um elevador com o pretexto de estar atrasado ou carregando coisas pesadas é mostrar o início de um relaxamento que certamente vai se estender. Um método de estabilização no qual não se aceita introduzir uma modesta parte de investimento está fadado ao fracasso.

Assim sendo, opte sempre pelas escadas.

Três colheres de sopa de farelo de aveia por dia, por toda a vida

Os benefícios do farelo de aveia já foram exaustivamente tratados na primeira parte deste livro. Creio ter dito tudo, mas adicionarei um fato de experiência de campo. Notei que os pacientes, leitores ou internautas em *coaching* que obtinham os melhores resultados a longo prazo e conseguiam manter a estabilização por mais tempo eram aqueles que usavam o farelo de aveia regularmente, especialmente as panquecas, que adotaram e que utilizam em uma dose de duas por dia, uma de manhã e outra no meio da tarde.

Acredito que, além de seus efeitos nutricionais no gasto de calorias e na saciedade, o farelo de aveia, assim como as escadas e as Quintas-feiras Proteicas, é uma sentinela de proteção que vela por você, garantindo que você ainda está na corrida, na ponte, e que tem em mãos as melhores ferramentas para encarar o perigo.

Na prática, você deverá integrar suas três colheres de sopa ao cotidiano. Nada o impede de usar uma quarta, se um dia tiver vontade ou necessidade.

Pequena precaução na utilização do farelo de aveia

Na medida em que o farelo de aveia é um alimento que freia a assimilação dos nutrientes, as pessoas frequentemente perguntam-me se, exercendo uma ação de desperdício no bolo intestinal, ele não teria uma ação similar nas vitaminas e em certos medicamentos. A resposta é sim. Mas tal ação é módica, pois as vitaminas estão presentes em pequenas quantidades, assim como os medicamentos. Até a dose de três colheres de sopa, não há motivos para temer. Entretanto, como já me aconteceu de constatar em alguns pacientes, certas pessoas podem, tranquilamente, ultrapassar essa dose. Nesses casos, é preferível adicionar como suplemento algum substituto multivitamínico e, no caso em que se tomem medicamentos estratégicos, é preferível esperar uma hora após a primeira dose de farelo (repito: isso quando se passa das três colheres por dia).

Resumo recapitulativo da dieta de estabilização definitiva

1. Voltar a uma alimentação normal seis dias por semana, guardando como base de plataforma de segurança os alimentos da consolidação.
2. Proteger o ensinamento e os reflexos adquiridos ao longo da travessia do método.
3. Canonizar o dia-sentinela — a Quinta-feira Proteica — pelo resto da vida.
4. Viver como se os elevadores tivessem desaparecido.
5. Tomar, todos os dias, pelo resto da vida, três colheres de sopa de farelo de aveia.

Negligenciar qualquer uma das cinco medidas é correr o risco de enfraquecer o controle do peso. Abandonar todas elas é ter a certeza de ganhar novamente o peso perdido.

Acompanhamento cotidiano interativo e personalizado na internet

Um avanço significativo e decisivo na luta mundial contra o sobrepeso

Entre 2005 e 2008 as estatísticas mundiais do sobrepeso se agravaram ainda mais rapidamente que o normal. A Índia e a China entraram na dança, pagando seu triste tributo ao consumo e à adoção da poluição do modo de vida ocidental.

Na França, a progressão média aumentou um pouco menos que em outros lugares, mas aumentou, de qualquer forma, em especial entre os adolescentes e as crianças.

Era preciso, imperativamente, encontrar novos meios para tornar a progressão mais lenta, verdadeira máquina defeituosa ligada em alta velocidade em um ambiente fatalista, muito próximo da indiferença. Com tais fatos, os homens com poder de decisão, os políticos e os cientistas, os que têm em mãos o poder de intervenção, pareciam há muito paralisados e não acreditar em uma solução. Em todo caso, abaixaram os braços e se contentaram em comunicar o mesmo de sempre: "Para não engordar, coma menos, mexa-se mais e consuma cinco frutas e legumes por dia."

Todos os anos, medidas de boa vontade são instauradas, a fim de reduzir a pressão publicitária nos produtos para beliscar mais pedidos pelas crianças e proibir a promoção da anorexia em público. Isso nunca foi suficiente e parece cada vez mais insignificante diante do naufrágio planetário do sobrepeso.

Durante esse tempo, uma a cada duas invenções postas no mundo tem o objetivo de reduzir um pouco mais o esforço físico e economizar tempo na duração de cada operação humana. Uma maneira mecânica de fazer engordar, reduzindo os gastos calóricos e aumentando o estresse induzido pela estridência da vida e pela compressão do cotidiano.

Simultaneamente, chegam as novas linhas de alimentos feitos para beliscar, um mais sedutor que os outros, e que usam o teor em açúcares, gordura e sal como argumento direto de marketing, embalagens atrativas, anúncios de palavras medidas e calculadas, imagens de sonho em que mulheres magras mordem belas maçãs verdes verificando a medida da cintura, tudo isso para vender os lipídios e carboidratos cujo poder engordativo conhecemos tão bem.

Ao mesmo tempo, 50 mil franceses morrem "diretamente" de sobrepeso todos os anos, por diabetes ou por infarto!

Reagir!

Diversos grandes estudos internacionais mostraram que uma das principais chaves na luta contra o sobrepeso para a pessoa que queria emagrecer era o seguimento e o acompanhamento de um profissional de saúde.

Emagrecer não é apenas difícil em si, mas torna-se ainda mais em um mundo rico, em que a publicidade promete tudo. A dificuldade chega a extremos quando os que engordam fazem-no para conseguir tolerar o modo de vida que detestam, insatisfeitos com a artificialidade que a demografia nos impõe. Por esse motivo, a assistência, o acompanhamento de um médico especializado, sua empatia, seus conselhos e as contas que devem ser prestadas a ele constituem uma ajuda de primeira grandeza.

Onde quer que a experiência tenha tentado uma solução com um método de qualidade, os resultados obtidos foram profundamente melhorados, tanto para a perda de peso quanto para a estabilização a médio prazo. O único problema consiste na impossibilidade matemática de recrutar milhões de nutricionistas pelo mundo que pudessem assumir a assistência e o acompanhamento necessários.

Uma esperança na resistência ao sobrepeso: o *coaching* na internet

Desde o fim dos anos 1990 foram criados inúmeros sites que propõem um *coaching* de emagrecimento fundado em um programa dietético e de atividade física.

Quando era presidente de um clube internacional de luta contra o sobrepeso, fui convidado por membros americanos a estudar o que de melhor se fazia nesse domínio com tanto futuro.

Nos Estados Unidos, conheci meus homólogos, médicos renomados que se confrontavam com problemas infinitamente mais graves que os que nos oprimiram na França. Com eles, estudei nos mínimos detalhes os maiores sites americanos de *coaching*, entre os quais os mais importantes são cotados no Nasdaq. Conheci alguns de seus promotores e os melhores profissionais de comunicação.

Estudamos juntos as homepages dos sites mais populares. Suas faixas publicitárias propunham um *coaching* "personalizado, interativo" e assegurado por profissionais.

A definição de *coaching* passa pela personalização e, mais ainda, pelo acompanhamento, a troca, a interatividade

De fato, não havíamos encontrado nada parecido. Nenhum site de *coaching* no mundo era personalizado, e, menos ainda, interativo. O que encontramos em todos os lugares foi apenas a explicação de um método padronizado, que chegava aos poucos a seus assinantes. Certamente, esses grandes sites americanos têm um poder financeiro colossal. Eles têm como direcionar um fluxo de informações de qualidade e presença excepcionais a seus assinantes: receitas, exercícios físicos, dicas, mas NADA QUE FOSSE FEITO PARA UM ÚNICO ASSINANTE EM PARTICULAR.

Desse modo, um casal com sobrepeso, marido e mulher, que tenha feito a inscrição ao mesmo tempo receberá as mesmas instruções, qualquer que seja sua diferença de idade, sexo e peso.

Além disso, de que podem servir as instruções e as informações se aquele que as recebe não consegue dar conta de seus resultados? O essencial do *coaching* e do acompanhamento é, justamente, o fato de poder dizer ao seu médico: "Segui suas instruções perfeitamente, consegui emagrecer, missão cumprida!"

Usando a internet na luta contra o sobrepeso, os americanos criaram uma esperança, uma verdadeira promessa de enquadramento que poderia mudar muitas coisas, ao atacar o sofrimento de um bilhão e trezentos milhões de indivíduos gordos ou obesos, graças à rede planetária na web. Um desafio mundial de personalização de massa, que poderia ter reduzido a progressão do sobrepeso. Mas essa esperança não pode se materializar, pois um acompanhamento não personalizado simplesmente não é um acompanhamento.

Estranhamente, a oferta padronizada não desencorajou os assinantes norte-americanos, que continuam a usar os sites: a necessidade de que alguém os tome pelas mãos e os enquadre é tanta que os usuários se satisfaziam com um esboço de solução.

Uma obsessão: encontrar um meio de responder a cada caso, personalizar o diagnóstico, instaurar um diálogo com um verdadeiro retorno de informação do seguidor para o conselheiro.

De volta à França, decidi criar o site de *coaching* como o imaginei. Um site que dispusesse de meios, armas e atrativos conjugados, capaz de **"fazer tão bem quanto um nutricionista diante de um de seus pacientes, mas tendo meios de propor tal serviço a dezenas, centenas, milhares, milhões de pessoas em sobrepeso ou obesas".**

Para atingir tais objetivos aparentemente utópicos o site deveria ser capaz de garantir:

- um serviço profissional, ou seja, elaborado e coordenado por um médico;
- um serviço personalizado, em que o conselheiro saiba com quem está falando e peça esforços alimentares e físicos;
- um serviço interativo que estabeleça um diálogo em feedback e não um monólogo
- e um serviço diário.

A experiência e a avaliação que adquiri na personalização

Entre 2000 e 2004 vivi uma das aventuras mais estimulantes e criativas de minha vida: **a criação do livro com um único leitor.**

Passei esses quatro anos trabalhando no projeto, em companhia de uma equipe de 32 médicos, amigos, em sua maioria, e todos vindos de múltiplas disciplinas cujo tema era o sobrepeso, além de uma guarda reforçada por três magos da informática e da inteligência artificial. A partir de 2005 pudemos e continuamos a atender a qualquer indivíduo em sobrepeso que tenha respondido a um formulário de 154 perguntas na internet, um dossiê livre de 300 a 350 páginas sobre ele e sobre seu peso. Esse livro escrito e impresso em um único exemplar é uma espécie de bíblia individual sobre a relação perturbada do indivíduo com seu peso, a imagem de seu corpo, diversas razões que, conjugadas, fazem-no engordar. A primeira parte do texto é uma abordagem de todos os elementos favoráveis ou desfavoráveis: idade e sexo, mas também hereditariedade, histórico do peso com dietas seguidas anteriormente, ossatura, número de gestações para a mulher, as diversas fontes de estresse e agressões, o gosto pela atividade física, a vida profissional. Esses elementos não são apenas informativos, mas permitem reagrupar aqueles que dão origem ao sobrepeso e instaurar uma estratégia de correção dos hábitos e comportamentos, para que se evitem as mesmas causas que levam aos mesmos efeitos: ganhar novamente o peso perdido.

A segunda parte é um diário de bordo que adapta minha dieta ao que o estudo do caso tratado me fez aprender. Aqui, instaura-se uma travessia de cada uma das quatro fases de meu método, em função de todos os problemas de cada caso, a fim de fazer com que sua ação alcance o objetivo o mais eficaz e o menos frustrante possível.

A aventura durou quatro anos. Foi um período de paixão e de curiosidade, em que o desenvolvimento de cérebros com espírito de guerra participaram de maneira desinteressada e totalmente voluntária, para dar à luz uma joia inovadora, que abre uma nova dimensão no mundo da edição. Um novo conceito nasceu. Desde Gutenberg, um autor escrevia para o maior público possível, com uma mensagem necessariamente geral e padronizada. Hoje, o contrário acontece: uma equipe de grandes especialistas de uma disciplina ou território bem preciso escreve a um único leitor. Hoje, é o sobrepeso, pois era meu único objetivo, mas amanhã isso poderá acontecer em qualquer domínio da saúde — a sexualidade, a próstata, o coração, o diabetes — ou da educação de uma criança, a atividade esportiva, tudo que passa pelo filtro do olhar de um indivíduo original e singular. Para os curiosos ou interessados, é possível conhecer o trabalho visitando www.livredemonpoids.com.

Concepção e criação do *coaching* como nos meus sonhos

Eu sentia que era possível integrar o precioso conhecimento adquirido nesse território ao *coaching*, trazendo a ele a própria essência do acompanhamento: a ajuda direta do face a face, que permite que digamos à pessoa assistida:

— Você sabe quem eu sou, eu sei quem você é e tudo de que você precisa para chegar ao objetivo no melhor tempo possível e com o mínimo de frustração possível, dia após dia.

Decidi, então, me lançar nessa nova aventura, sabendo que, se o projeto florescesse, ocuparia todos os meus dias pelo resto da minha vida. Entrei no projeto com paixão, com a convicção de que, se atingisse meus objetivos, uma nova arma nasceria e poderia, enfim, ter chance de lutar contra a epidemia crescente do sobrepeso.

Lembrei-me de meus amigos, os 32 médicos que tinham me acompanhado na criação de *Livre de mon poids*, assim como da equipe de informáticos. Todo mundo estava lá, havia mesmo novas pessoas, americanos e canadenses tentados pela aventura.

O conhecimento adquirido anteriormente era um formidável trunfo, mas as exigências do *coaching* se mostravam ainda mais intensas Não se tratava apenas de identificar e caracterizar nos mínimos detalhes a personalidade ponderal do assinante, era preciso segui-lo no cotidiano. Era preciso adaptar-se ao desenvolvimento de seu diário de bordo, segui-lo na selva de suas tentações, seus deslocamentos, suas viagens, suas doenças, seus encontros, seus almoços de negócios, seus estresses, suas fraquezas como seus ímpetos de motivação, enfim, tudo que compunha a vida de meus pacientes e de meus leitores quando decidiam atacar seu sobrepeso.

A interatividade, uma via de mão dupla

Estabeleci um objetivo difícil porque desejava que o acompanhamento fosse não apenas cotidiano, mas **interativo**. Um acompanhamento em sentido único, um simples envio de informações ou de conselhos me levaria à solução americana. Eu fazia questão de que o conselheiro da manhã — eu, a propósito — pudesse recolher a prestação de contas do assinante todas as noites. Esse me parecia o único meio de saber se e como havia seguido minhas instruções, e poder reagir, corrigir, aplaudir, gritar, e levá-lo, dia após dia, quilo após quilo, ao caminho de seu Peso Certo.

Para isso retomamos o método do trabalho em grupo, mesclando intimamente as visões complementares dos médicos e dos informáticos.

Foi dessa forma que pudemos criar e patentear uma nova forma de comunicação, o canal EARQ, o Email-Aller-Retour-Quotidien (e-mail com ida e volta cotidiano). Esse canal funciona como um colchete interativo e me permite enviar, todas as manhãs, minhas instruções ao utilizador e esse de me enviar, todas as noites, sua prestação de contas ultrarrápida, mas completa, indispensável à elaboração em colchete de minhas instruções na manhã seguinte.

Esse acompanhamento cotidiano e interativo assume o utilizador desde o primeiro dia de sua fase de ataque, para nunca mais abandoná-lo. Ao longo dos dias, a troca e o diálogo abrem-lhe o caminho ao absorver seus acidentes de percurso, suas dúvidas, seus abandonos e sua culpa, a ressonância de suas emoções negativas e de seus estresses ao longo da fase de cruzeiro, para levarem-no ao seu Peso Certo.

O acompanhamento on-line continua, para abordar a fase de consolidação, com sua dose de "liberdade vigiada" e um fácil risco de deslize e assim se mantém, ao longo de dez dias por quilo perdido. A fase termina quando o utilizador e seu organismo chegam ao "peso consolidado".

Contudo, ao contrário do que sempre aconteceu até agora e que explica tantos fracassos reincidentes, eu não gostaria que o acompanhamento facilitador acabasse durante a quarta fase, um dos patamares fundadores de meu método: a estabilização definitiva.

Essa fase não é simplesmente útil ou necessária: somente sua observação permite que se saiba se o emagrecimento obtido é real ou ilusório. É, atualmente, cientificamente provado que, quando se ganhou um peso superior a 8 quilos uma vez na vida, o regulador de peso natural muda e o único jeito de não engordar de volta é substituí-lo, pela adoção de medidas de proteção pouco dolorosas, possíveis e definitivas.

Ninguém gosta da palavra "definitivo", mesmo que isso queira dizer um trio de medidas flexíveis, de acordo com a espontaneidade alimentar. Além disso, para ousar propor um serviço definitivo seria preciso que seu preço não fosse uma rédea complementar, que essa fase fosse gratuita ou de custo simbólico. Seria preciso, também, que ela fosse tão discreta quanto possível. Eu pensava em uma presença benfeitora e competente ao lado daquele ou daquela que teria acabado de emagrecer sem dificuldades, mas sabia que os momentos ruins existiam, instantes inevitáveis em que recorrer aos alimentos de gratificação oferece um pouco de tranquilidade.

O *coaching* de rosto humano

Minha experiência em campo me convenceu, já há muito tempo, de que a imensa maioria de meus pacientes com sobrepeso tinha engordado por causa de uma tendência natural a enfrentar as dificuldades da vida comendo.

É nesses momentos difíceis que se tem mais necessidade de uma presença que dê segurança, com diretivas assertivas. O *coaching* de rosto humano é perfeitamente indicado para isso. Sua primeira missão é evitar a dramatização e a culpa que alteram o julgamento e aceleram a queda. E, além disso, responder rápido e com a voz firme, dar alertas preventivos, oferecer o ouvido, uma presença disponível e segura. Em caso de ganho de peso, reforçar a presença e instaurar respostas graduadas, construir muralhas cada vez maiores e mais sólidas à medida que o inimigo ganha o terreno.

Sabendo que as dificuldades da vida terminam mais cedo ou mais tarde, é importante, durante a travessia, que haja uma imagem positiva e uma boa autoestima, indispensáveis à persistência de um projeto positivo.

Para dar a esse *coaching* um rosto humano, decidi, além do "e-mail de ida e volta cotidiano", assegurar uma hora inteira por dia de chat em tempo real. Uma hora em que eu respondia pessoalmente às perguntas que um homem ou uma mulher assistidos podem se fazer. Tais questões são as mesmas que me coloco há 30 anos. Cada um faz as perguntas à sua maneira, tem prazer em perguntá-las, tanto quanto tenho prazer em respondê-las.

Em nove a cada dez vezes, as pessoas já sabem a resposta, mas o que importa é perguntar, ser ouvido, poder se apoiar em uma vontade exterior, que se torna necessária, sem ser constrangedora. Existe um abismo entre se proibir de tocar em uma barra de chocolate aberta sobre a mesa e ter vontade de comer a barra sabendo que não tem mais em casa ou na cidade: é a diferença entre uma proibição contornável e uma proibição de fato, uma necessidade. O *coaching* de rosto humano é que, por meio dessas instruções, instaura essa necessidade, que evita que alguém decida por si mesmo sobre uma medida que machuca, que demanda energia e consome inutilmente a motivação.

O risco de afundamento: a estagnação desmerecida

Há, em minha dieta, como em qualquer afrontamento, um momento difícil, em que o risco de fracasso é maior que em qualquer outro: é o que acontece na fase 2, a fase de cruzeiro. O ataque, breve e fulminante, encontrou um corpo ingênuo, que se deixou surpreender e perdeu "quilos fáceis" e água estagnada, sem maiores resistências. A fase seguinte encontra um corpo mais forte e firmemente decidido a defender suas reservas. Ao longo desse afrontamento acontecem as lutas difíceis em que a vitória incerta muda facilmente de campo. "Perco 800 gramas, ganho 600, no dia seguinte, tudo vem de novo e depois vai embora e nada é concreto. Estou desesperado, o que fazer?" Esses são momentos de risco, em que os esforços não são recompensados, e que meus pacientes chamam de "estagnação".

As razões da estagnação são inúmeras e díspares. Incluem pacientes que cometem erros sem saber ou sem mencioná-los em sua prestação de contas à noite. Outras vão ficar menstruadas e retêm água suficiente para camuflar a perda de peso. Outros comem muito sal ou não bebem bastante água, ou abusam da água com gás rica em sódio. Outros usam anti-inflamatórios para um reumatismo ou uma dor vertebral, ou tomam antidepressivos ou, pior ainda, são neurolépticos. Também há os que fizeram tantas dietas, que perderam e ganharam peso tantas vezes, que seu metabolismo se tornou extremamente econômico e o corpo resiste às dietas. Há mulheres a quem a dieta causa prisão de ventre e que engordam passageiramente por não eliminarem o suficiente. Há mulheres em pré-menopausa, o momento mais crítico para o peso, em que a retenção é atrelada a freios metabólicos e, em seguida, a menopausa é confirmada, com um tratamento hormonal mal seguido. Finalmente, o terror das dietas, a razão das estagnações mais indomáveis e longas: a doença da tireoide, que deve ser rapidamente diagnosticada, sob risco de fracasso, pois impede qualquer progressão.

Veja só! Há tantas e tantas causas que podem congelar a perda de peso...

É justamente NESSES MOMENTOS de alto risco de ruptura ou abandono que um ouvido é bem-vindo, uma voz para tranquilizar e dar o conselho a ser seguido. O *coaching* e seu acompanhamento personalizado encontram, aqui, a melhor razão para existir. É preciso identificar a causa dessa incômoda estagnação, explicá-la, fazer com que seja compreendida e admitida, fixar uma data, um prazo que possa ser aguardado e, durante esse tempo, fazer de tudo para engatar novamente as rodas do emagrecimento. Voltar à fase de ataque por alguns dias; aumentar ou reduzir as bebidas de acordo com o caso; interromper, momentaneamente, os alimentos muito salgados; movimentar-se mais; adicionar 20, 30, 40, 50 ou 60 minutos de caminhada; solucionar a prisão de ventre com óleo mineral, ruibarbo ou Hépar fresco em jejum; fazer séries de abdominal.

Durante a estagnação, a horrível e desesperadora estagnação, é preciso domar o tempo que passa e fazer dele um amigo. E, sim, nesses momentos difíceis, é preciso compreender que não engordar é já uma façanha. Diante de um corpo que resiste tanto, entregar-se a um desvio lhe permitiria retomar a vantagem em momento em que ele estaria perto de desistir! "Faça três dias de PP perfeitamente seguidos e volte dois dias depois de se pesar para me dar boas notícias."

Esse é o tipo de mensagem que uma pessoa perdida em dúvidas e submissa à tentação espera: uma promessa, uma etapa, um marco, uma esperança e um tom assertivo e tranquilizador ao mesmo tempo. Passada a estagnação, como é belo o sorriso de uma mulher que vem agradecer, que não acreditava mais e que, de repente, vê o ponteiro da balança descer, em um passe de mágica!

A luta passa pela combinação de ferramentas de massa a serviço do indivíduo

Criei e senti que a adoção do serviço de *coaching* em meu método por um número tão grande de pessoas no mundo abrira portas a uma "esperança". Tal esperança me é cara e eu agora dedico cada instante de minha vida a transformar essa centelha em alegria. Fazer MELHOR E RÁPIDO, pois há 1 bilhão e meio de pessoas com sobrepeso esperando, em sofrimento e em perigo, e esse número continua a crescer um pouco mais rápido a cada ano.

No momento em que falo com você, crianças e adolescentes entram todos os dias nos pântanos do sobrepeso, alguns chegando à obesidade. Pessoas de todas as idades que sofrem e continuam, mecanicamente, experimentando as dietas do momento. Em vão e, o que é mais grave, sem acreditar mais, tomadas pelo mal-estar, pela perda de identidade, pelo peso nas costas e, para grande parte delas, pela preocupação de colocar a saúde e a esperança de vida em perigo.

À parte a minha família, minha mulher e meus filhos, a coisa mais importante em minha vida é minha condição de médico. Por esse motivo e por saber o que sei, considero que minha missão nos próximos dez anos é transformar a esperança que meu método fez nascer em conquista, onde quer que o sobrepeso cause mal-estar. Essa esperança também é a minha e dá sentido à minha vida.

Criei esse site porque tenho profunda convicção de que a internet é importante no futuro da luta contra o sobrepeso. A internet vem se tornando o "cérebro gigante do mundo" diante de nossos olhos, a interconexão de bilhões de cérebros humanos individuais. Acontece hoje exatamente o que aconteceu com o cérebro humano quando, atingindo seus 14 bilhões de neurônios, estruturando-os e interconectando-os, a fortaleza de neurônios fez nascer a consciência. A internet, ao conectar bilhares de seres humanos, está, diante de nossos olhos, dando à luz o cérebro da civilização humana e ligando nele uma superconsciência de poder considerável.

O sobrepeso é uma doença da civilização. A internet, última revolução de nossa tecnologia conquistadora, possui sozinha, já hoje e infinitamente mais amanhã, a maneabilidade, a capacidade de se adaptar e, principalmente, de difundir "com o rosto humano" maneiras de reter a poluição do sobrepeso em grande escala.

Tenho confiança em meu método, pois testei-o suficientemente e em um grande número de pacientes. A leitura do livro que você tem em mãos ajudou um número infinitamente maior de leitores a emagrecer e muitos deles a estabilizar o peso obtido.

Não escondo, no entanto, a verdade e as estatísticas: outros, muitos outros, fracassaram. Alguns não tiveram motivação suficiente para sequer começar, outros pararam no meio do caminho, outros, enfim, muitos outros, ganharam novamente o peso, depois de o terem perdido.

Para obter uma verdadeira e grande vitória na guerra contra o sobrepeso, um método que funcione não basta, é preciso um método que funcione e que seja seguido... até o fim.

Para emagrecer de maneira durável é preciso compensar em outros canais, não se contentar com o alimento. Diversificar o prazer encontrar outros prazeres que não engordem

Perder peso raramente é uma prova simples e fácil. Para a grande maioria, é um desprazer, uma prova, a renúncia de uma fonte de prazer que ajuda a viver. Este não é o lugar nem o momento de falar sobre minha teoria da felicidade e dos meios necessários para compreendê-la e fazê-la nascer. Ela nasceu do meu contato amigável com tantos pacientes que me falam de sua vida sem apreensão, saberdo que não estou diante deles para julgá-los, mas para ajudá-los. Com o passar dos anos, constatei que o sobrepeso era uma estratégia de busca do prazer, instintivamente estabelecida para atenuar uma insuficiência passageira ou durável de satisfação ou um excedente de insatisfação. Por essa via, fui levado a seguir as pistas, como um detetive escrupuloso, para ver o que faltava tão cruelmente à vida de meus pacientes que os levava a buscar a comida como substituto, mesmo sabendo perfeitamente que isso os levaria a engordar. Enumerei dez grandes vetores de satisfação, dez grandes avenidas que, abertas, levam à felicidade. Em estado natural, são necessidades que se impõem a nós com o poder do instinto. Comer, ter um parceiro sexual com quem se tem prazer, amá-lo e fundar uma família com ele, encontrar um lugar e uma utilidade em um grupo social. Eis os três primeiros. Os sete outros são igualmente naturais, mas todas as necessidades inscritas em nós são a cada dia mais difíceis de se encontrar, uma vez que somos assaltados e dispersados por falsas necessidades e distrações, que só nos oferecem satisfações superficiais. Ao analisar e observar os modos de vida de meus pacientes, dei-me conta de que muitos entre eles não funcionavam senão com um número extremamente reduzido desses grandes vetores naturais de satisfação. Um divórcio, uma aposentadoria não muito bem-remunerada, eis dois exemplos de portas fechadas. Interrogando meus pacientes, adquiri o hábito de usar uma grade de leitura, passando, em revisão, pelos dez acessos naturais à satisfação. Constatei que muitos entre eles tinham um número extremamente reduzido de acessos e que, quanto mais limitado era esse número, mais eles escolhiam o refúgio alimentar e mais engordavam. Disso, tirei uma lei de "conversão dos prazeres", que se estabelece na estrutura e no modo de funcionamento do cérebro. Prometo que se o sobrepeso me deixar tempo farei um livro sobre a abordagem biológica da felicidade, concreta e, principalmente, aberta a soluções.

Mas, por enquanto, gostaria de voltar minha atenção a um dos pontos que pode interessar a você, pois o sobrepeso entra no campo da ação e da felicidade. Frequentemente, a ausência de satisfação leva ao sobrepeso e é esse mesmo sobrepeso que, uma vez instalado, destrói a satisfação.

A máquina que fabrica a felicidade

Minha crença é a de que a relação do homem com seus alimentos, sua imagem e seu peso, assim como sua autoestima, é totalmente explicada pela estrutura e pelo modo de funcionamento de seu cérebro primitivo.

Nas profundezas de nosso velho cérebro de mamífero, hipotálamos e seus anexos, existem dois pequenos centros simétricos de uma importância extraordinária: o centro da recompensa e o da punição, dois lemes de nossa vida e de nossas decisões que emitem, respectivamente,

O PRAZER E O DESPRAZER. Assinalo a você que os dois centros existem, rigorosamente, com as mesmas estruturas, disposição e papel na sobrevivência do cão ou do cavalo.

O sobrepeso é um concentrado de prazer escondido atrás da comida

Se você engordou, é porque usa alimentos com outros fins, não o de se alimentar, esgotando neles seus nutrientes e calorias. Existe um outro objetivo inconsciente: o de neutralizar um desprazer ou um sofrimento.

Assim, nesses casos, para que uma pessoa possa conseguir emagrecer, é preciso instaurar uma estratégia que conecte o desprazer do circuito do prazer.

Explicando: quando você tenta emagrecer e quando se priva do que cria o caloroso momento de "consolidação" de seu dia, você produz algo negativo, que incomoda. Mas quando, no dia seguinte de manhã, ao acordar, você vê 200 gramas a menos na balança, produz algo positivo, com contentamento. Na verdade, você coloca uma camada de prazer sobre uma camada de desprazer. A esperança nasce e um impulso passa a ter espaço, um muro de resistência se instala entre você e a tentação, e eis que você engrena. Mas para manter o avanço é preciso manter a conexão ao prazer. O ideal é poder fazer com que aquele que lhe deu as instruções seja parte desse avanço — eu, no caso — e possa partilhar de sua satisfação. Basta uma palavra de felicitação para se fazer uma ponte entre o resultado de ontem e o da manhã. Nesse estado de espírito, tudo o que pode aparecer em seu caminho, toda tentação, todo estresse que normalmente faria com que você atacasse a comida, se choca contra o muro de sua determinação e não o atinge mais. Você está em segurança e cheio de vontade de ir adiante.

Esta é a definição do nome "*coaching* de proximidade", que apenas a internet é, atualmente, capaz de disponibilizar para milhões de pessoas ao mesmo tempo. E foi por essa razão que criei o site de *coaching* na internet, dando-lhe meu nome: www.dietadukan.com.br. (no Brasil). Ele funciona desde 2008 na França e é o meu orgulho. A comunicação que estabeleço com seus membros me traz tanta alegria quanto meus pacientes de carne e osso. Essa relação é mais misteriosa porque não conheço os rostos ou a identidade daqueles com quem falo, mas isso deixa mais liberdade de troca e mais espaço ao meu imaginário.

Meu *coaching* on-line na prática

Gostaria, agora, de explicar a você como esse serviço funciona na prática cotidiana. Criei-o para que agisse como um tutor de comportamento individual, para o uso dos que não têm motivação suficiente para emagrecer sozinhos.

Dois tipos de pacientes e de leitores me surpreendem por razões radicalmente opostas: os primeiros são aqueles que, ajudados apenas por este livro, conseguem perder dezenas de quilos. No sábado, dia 4 de setembro de 2010, às 19h40, recebi o seguinte e-mail:

> Boa noite, Doutor,
>
> Meu enfermeiro em domicílio me sugeriu que tentasse contato com o senhor. OBRIGADA por seu método, que mudou radicalmente a minha vida.
>
> Cordialmente,
>
> F.K.
>
> Assunto do e-mail: **-100 kg**
>
> Com duas fotos em anexo: antes e depois

Eu não tinha lido bem o número mencionado na parte do "Assunto do e-mail", mas ao abrir e ver os arquivos em anexo realmente vi o peso que aquela mulher, relativamente nova, tinha perdido unicamente com o apoio do livro que você tem em mãos: 100 quilos! Fabienne (este é seu nome) vive na Martinica e veio à França e, com ela, três pessoas que perderam muito peso, para fazermos o documentário que você encontrará no site de *coaching*. Quando eu digo "unicamente com este livro" esqueço o clínico-geral que a acompanhou, e pude constar que, depois de um ano de dieta, todos os seus marcadores biológicos estavam fundamentalmente melhores e que ela não sofria de qualquer carência. Esse caso é, obviamente, excepcional, mas prova que o método, como você acaba de descobrir com a leitura deste livro, é suficiente para fornecer uma maneira de emagrecer tanto quanto for necessário quando se quer verdadeiramente perder peso e enquanto existir real motivação.

Inversamente, outros pacientes e leitores perdem o fôlego rapidamente e precisam de muito enquadramento para continuar.

Aconselho a todos os que se reconhecem frágeis e temem essa travessia solitária que tenham consciência das funcionalidades do *coaching*, pois o idealizei para tais pessoas.

Tudo começa pelo cálculo de seu Peso Certo

É a primeira coisa que você verá quando visitar a homepage do meu site.

O Peso Certo, como já disse a você, é o peso que, para você — e só para você — é atingível e conservável. Qualquer outro peso seria instável e facilmente destrutível. Vejo muitos pacientes, essencialmente mulheres, que correm atrás de um peso irreal, baixo demais para elas. Essas mulheres nadam e morrem na praia, irritam-se, deixam-se levar e, finalmente, podem fracassar, quando, na verdade, já atingiram um peso perfeitamente normal. NORMAL: a palavra é desprendida, pois não existe um peso normal para todos, mas um peso **normal para uma pessoa**. Esse é o Peso Certo. Como calculá-lo? Integrando em seu cálculo os parâmetros que intervêm na facilidade ou na dificuldade em obtê-lo e conservá-lo.

1. **Em primeiro lugar, a idade.** A idade faz engordar. Cada década, depois dos 20 anos, "pesa" 800 gramas se você for mulher e um 1,2kg, se for homem.
2. **O sexo.** A mulher tolera bem menos o peso que o homem, que considero em meu cálculo.
3. **O peso máximo já adquirido** na vida, fora das gestações. O corpo tem uma memória e conserva a nostalgia do peso mais alto.
4. **O peso mínimo depois dos 20 anos.** Entre os dois pesos extremos, constrói-se o que chamo de "envergadura ponderal". Exemplo: se o peso máximo é de 85 e o mínimo é de 58, a envergadura é de 27 quilos, um desvio que o corpo inscreveu em vermelho em sua memória biológica, o que é absolutamente importante levar em conta.

5. **O peso que VOCÊ gostaria de ter** também deve ser considerado, pois, quanto mais ambicioso, mais desobediente você será ao peso "razoável", mesmo que em seu julgamento interior você não tenha certeza de conseguir atingi-lo e conservá-lo.
6. **O peso de cruzeiro** é o que você carregou mais tempo no corpo ao longo de sua vida, um peso em que ou atrás do qual seu corpo construiu um ninho e no qual quer se instalar.
7. **A hereditariedade forte, média ou nula.** Se você tem tendência familiar a engordar, é preferível não visar pesos muito baixos, pois estaria lutando contra algo mais forte que você.
8. **O número de gestações.** De acordo com as mulheres e o número de gestações, cada criança impõe um ganho de peso de ao menos 1 quilo.
9. **A espessura do esqueleto.** O esqueleto pesado adiciona *x* e o leve corta *y*.

Acordo respeitoso no objetivo de perda de peso

Chega agora o momento de confrontar nossos objetivos, o peso que você gostaria de ter e o Peso Certo, que considero como aquele que você tem mais chances de atingir E conservar.

O caso ideal é aquele em que nossos dois objetivos coincidem ou se juntam. O caminho está livre, podemos começar.

Contudo, muitas vezes, nós não estamos de acordo.

É raro pacientes ou internautas pedirem para pesar mais que seu Peso Certo. Se você me fizer essa surpresa, serei o primeiro a aplaudir, pois sei que você vai emagrecer com as melhores chances, atingir um bom peso e, principalmente, será capaz de conservá-lo.

Mas se, ao contrario disso, você estiver procurando um peso inferior, precisará ser construtivo e conciliador. Quando minha ajuda para resolver um problema de peso é solicitada, nunca aceito, à exceção de algum erro de minha parte ou alguma razão particular de saúde — como diabetes, que levam à hipertensão, para quem os médicos pedem uma perda de peso justificada —, acompanhar um emagrecimento que não seja conservável. Com efeito, essa pesquisa é um dos grandes fatores de fracasso na luta contra o sobrepeso.

Normalmente, meus internautas confiam em mim e aceitam esse peso. Certos usuários, ao chegarem perto de seu objetivo, fazem uma última tentativa de mudar minha posição. Algumas vezes, aceito prolongar o exercício em 1 ou 2 quilos, reexaminando o percurso seguido. Mas peço a você que não se deixe levar pela "ebriedade das profundezas": é preciso aceitar entrar em seu manequim e pesar seu peso "para si e por si"

Todos os dias, dezenas de mulheres de todas as idades se inscrevem no *coaching*, mas não podemos aceitá-las, pois têm um peso normal. Ajudá-las a emagrecer seria contraprodutivo e não serviria para nada: não se estabiliza um peso irrealista. Algumas dessas mulheres emocionadas e provavelmente em sofrimento psicológico tentam se enganar depois de terem sido recusadas e se inscrevem com um peso maior, maquiado com alguns quilos extras.

Não faça isso. Envie-me uma mensagem e explicarei por que isso não faz sentido. O indivíduo, a pessoa que você é, não se limita àquela outra, consciente, que exprime uma decisão. No fundo de você existem metabolismos, hereditariedade, uma história com a memória do corpo, uma emotividade e uma sensibilidade que se reúnem para proibi-lo de realizar um projeto conforme o interesse soberano de todo o seu ser. Com muita frequência, isso diz menos respeito ao peso que à morfologia e à localização: uma parte do corpo de que você não gosta e que acha que vai melhorar se emagrecer, uma pequena celulite nas coxas e nos joelhos e um busto estreito. Nesse caso, a solução não é emagrecer, pois a parte de cima de seu corpo vai continuar a emagrecer sem que a parte inferior do corpo acompanhe, agravando ainda mais a desproporção.

Às vezes, trata-se de um problema de idade mental do corpo. Nesses casos, é um problema de falta de amor e estima por si mesmo, o que gera uma imagem negativa, que não vai se tornar positiva com o emagrecimento, e sim, antes de mais nada, vai piorar ao não conseguir se realizar. Fale sobre isso no momento do chat, pois tudo tem solução.

Apresentação do tratamento em quatro fases

Se conseguirmos entrar em acordo sobre o objetivo do peso, o desenrolar de seu tratamento lhe será apresentado, combinado a um esquema de percurso que mostra suas etapas e momentos-chave.

Uma proposta lhe é formulada da seguinte maneira:

"Se você decidir começar hoje, primeiro dia de tratamento, você vai começar pela fase de ataque, que dura um número de dias adaptado a seu caso, levando em conta o peso a ser perdido e todas as suas especificidades.'

Tomemos o exemplo de uma mulher de 40 anos, que mede 1,65m e pesa 70 quilos, cujo Peso Certo é 60 quilos. Ela tem, portanto, 10 quilos a perder. Para ela, a adaptação do meu método ao seu caso precisaria de uma fase de ataque de quatro dias, com uma perda de 1,750kg.

"No quinto dia de seu tratamento, você entrará na segunda fase, a de consolidação, cuja duração será em função do restante a ser perdido."

No caso do exemplo dado, a fase de cruzeiro deve durar oito semanas.

Se é o seu caso, você teria, então, perdido 10 quilos e chegado ao Peso Certo na data fixada em sua adesão ao meu método.

As estatísticas do site, com base em nossos três primeiros anos, mostram que 70% dos assinantes assistidos chegam ao Peso Certo na data prevista no primeiro dia.

25% chegam ao Peso Certo, mas com um atraso médio compreendido entre uma semana e três meses, de acordo com as dificuldades enfrentadas.

5% fracassam ou desaparecem, sem dar explicação.

Isso representa uma taxa de êxito praticamente sem igual no mundo da nutrição médica, principalmente quando dois terços dessas pessoas já praticaram mais de quatro dietas infrutíferas.

No dia seguinte ao dia em que atingir seu Peso Certo, você vai receber o primeiro e-mail da nova fase de consolidação, cuja duração é de dez dias por quilo perdido.

Ainda fundamentado no exemplo de uma perda de peso de 10 quilos, seriam precisos 100 dias para "consolidar" o peso anteriormente atingido.

A partir desse momento, pelo resto da vida, seu único esforço será baseado em três medidas: a Quinta-feira Proteica, o abandono dos elevadores e as três colheres de sopa de farelo de aveia.

A quarta fase, sua estabilização definitiva, começará no dia seguinte ao fim da consolidação. **Ela é concebida para ser seguida pelo resto da vida.**

Na luta que travo contra o sobrepeso, sei que os meios são limitados, pois não estou afrontando uma doença banal, mas uma doença de civilização, uma onda de raro poder. Se eu quiser ter chances de sair vitorioso, devo ter objetivos justos e levar meus esforços aos detalhes decisivos.

Sendo assim, o esforço para o êxito dessa fase de estabilização definitiva será o mais forte de todos, pois a persistência e o êxito são um verdadeiro sinal de cura. É esse esforço feito para a proteção do peso obtido que terá a última palavra nesse ataque em quatro tempo. **Apenas o peso estabilizado pode mostrar a cura de um caso de sobrepeso e tirá-lo das estatísticas de sobrepeso.**

Pessoalmente, integrei a estabilização definitiva em meu método a partir de 1985 e, curiosamente, eram os meus pacientes que, sentindo que estavam engordando novamente, marcavam uma consulta e vinham me dizer:

— Dessa vez quero que você me siga regularmente, voltarei por quanto tempo for preciso.

Outros conseguiam se estabilizar sozinhos, conservando, contra ventos e marés, suas três medidas de proteção. Durante o verão, na volta das férias, costumo receber cartões-postais de pacientes que não acompanho mais, mas que me asseguram de que a cura é durável e falam do reconhecimento afetuoso que os acompanha.

Infelizmente, outros pacientes que estão, no entanto, bem-instalados nos caminhos da estabilização, saem e ganham peso novamente. Na maioria dos casos, a adversidade causa os fracassos. Provações difíceis, sofrimentos, grandes estresses, melancolias, depressões em seres sensíveis e vulneráveis que acabam se entregando. O somatório de emoções negativas acumuladas cria um vazio e uma dor mascarada, que procura desesperadamente uma compensação em modo prioritário. Diante do sofrimento, a estabilização passa, então, insensivelmente, à segunda posição.

Quando os pacientes voltam ao meu consultório, costuma ser tarde demais, e o peso já foi readquirido.

Como exerço minha profissão há mais de trinta anos e meus pacientes são fiéis a mim, o número de reprises espalhado em uma duração tão grande não me permite garantir um acompanhamento mensal que possa prevenir as quedas. A internet, no entanto, me permite fazê-lo. Seus excelentes recursos e suas possibilidades de comunicação instantânea me permitem disponibilizar esse acompanhamento ao maior número possível de pessoas, em uma duração bastante longa.

A estabilização on-line começa no fim da fase de consolidação e instaura um acompanhamento bissemanal: um e-mail de instruções para a Quinta-feira Proteica e um segundo, às segundas-feiras, para gerenciar os "seis outros dias de liberdade". Quais são seus trunfos e seus meios?

Antes de mais nada, **minha presença por meio das instruções e, principalmente, meu chat pessoal diário em tempo real.**

Uma vigilância permanente confiada à informática, que detecta todos os ganhos de peso e me informa sobre eles.

Um sistema de alertas, que me ajuda a reagir imediatamente, no caso de alguém voltar a aumentar de peso.

Um programa de contra-ataques graduais que disponibilizei ao criar o sistema de "percentis". O peso perdido e consolidado representa um pequeno tesouro para aquele que o conseguiu, depois de muita luta. Ele varia, de acordo com os assinantes, de cinco a 70 quilos. Esse tesouro foi dividido em dez partes iguais, ou dez percentis e, a cada retomada de peso de um percentil, é lançado um contra-ataque gradual.

Voltemos ao exemplo da mulher que perdeu seus 10 quilos. Para ela, cada quilo de volta representa um percentil. E, de acordo com o número de percentis ultrapassados, o contra-ataque será ainda mais urgente, mais estrito e mais forte, pois seu objetivo é adquirir de volta o controle, o mais rápido possível, pois os quilos recentes são mais fáceis de se perder que os instalados há mais tempo.

Aceitação e inscrição

Nesse estágio você conhece o Peso Certo, descobre como se desenvolverá seu tratamento e pode, a qualquer momento, se inscrever, se sentir necessidade. A partir da inscrição, você receberá duas ferramentas de grande utilidade: seu balanço e seu apartamento. Comecemos pelo balanço.

Seu balanço

O site reivindica o fato de ser o único site de *coaching* realmente personalizado no mundo e, por isso mesmo, com interatividade individual.

O balanço que oferecemos a você funciona, ao mesmo tempo, como prova de personalização e instrumento que oferece os meios para ela.

Para estabelecer esse balanço precisamos conhecer e dispor de informações necessárias para explorar e analisar seu problema de sobrepeso. Para fornecer tais informações você deverá responder a 80 perguntas. As respostas compõem o perfil de suas especificidades, incluindo pontos francos, pontos fortes, hábitos e comportamentos responsáveis por seu sobrepeso.

Você receberá seu balanço confidencial de cerca de 20 páginas que constituem seu Dossiê de Peso para a vida, que aconselho levar ao seu médico. Esse balanço lhe permitirá entender melhor seu caso e me dará meios para criar seu diário de bordo, ou seja, o método adaptado ao seu caso, que é personalizado e direcionado, e, portanto, é mais eficaz, mais rápido e menos frustrante.

Seu apartamento

Um lugar estruturado e seguro, com cômodos virtuais. Você encontrará todas as ferramentas e a organização capazes de ajudá-lo a emagrecer de maneira eficaz.

- Sua cozinha com: sua geladeira digital contendo os 100 alimentos que constituem a fase de ataque e de cruzeiro, 72 proteínas e 28 legumes, com seu valor nutricional. Um clique e você poderá saber tudo sobre o alimento de sua escolha.

  A despensa com 58 produtos de condimentos e de acompanhamentos da dieta, como as conservas de peixe, defumados, vinagres, mostardas, chás, farelo de aveia e de trigo, molhos, condimentos, cacau desnatado, maisena etc. para ser consultada antes de ir às compras.
- Sua sala de refeições, com um grande livro sobre a mesa e as 600 receitas mais utilizadas pelos internautas. Se você for criativo, envie-me suas receitas e responderei pessoalmente com um presentinho surpresa.
- Sua sala com: acesso direto ao chat, para se comunicar comigo em tempo real, em que respondo pessoalmente. A biblioteca, onde você encontrará todos os grandes livros e métodos de

emagrecimento internacionais, com uma crítica imparcial sobre cada um deles.

- Uma sala de ginástica com seus 20 vídeos que tratam, cada um, de um setor muscular. Peitoral, deltoides, abdominais, glúteos etc. Além dessas instruções de atividades físicas que disponibilizo para você todas as manhãs com um programa mínimo obrigatório, você terá a possibilidade de escolher, com esses vídeos, os exercícios capazes de modelar seu corpo em função de sua morfologia.

O estímulo e a vontade de viver.

Aproveito a oportunidade aqui oferecida para lhe dar uma informação recente e de grande importância. Sabe-se, há muito tempo, que a atividade física regular libera endorfinas que nos dão prazer com o movimento. Contudo, descobre-se, hoje, que sua ação é infinitamente mais essencial: libera dopamina e serotonina, dois mediadores químicos implicados nas mais altas funções do cérebro humano.

A dopamina aumenta o nível de energia vital, a motivação, a forma, o apetite pela vida, a aspiração para aproveitá-la, fazer projetos e realizá-los. A dopamina dá vontade de viver.

A serotonina dá alegria e prazer. Estudos recentes em grande escala mostraram que, nas grandes depressões, a atividade física fazia tão bem quanto os antidepressivos. Contudo, a superioridade do exercício físico se dá pelo fato de que este não se contenta, como os antidepressivos, em aumentar a taxa dos dois mediadores: ele ajusta suas secreções em níveis que tiveram de ser programados pela evolução ao longo dos anos de emergência do cérebro humano. Assim, você pode entender por que não se tratam de detalhes, mas de fatos de grande importância, uma vez que as pessoas com sobrepeso são mais comumente deprimidas que as outras.

- A farmácia se encontra no armário de seu banheiro. Nela você encontrará uma série de complementos alimentares úteis na busca do emagrecimento. Eles também são acompanhados por um crítico de orientação, pois existem milhares no mundo cuja utilidade varia muito em função da qualidade, da eficácia ou do preço.

Corro o risco de me repetir retomando o que já disse antes: o caráter totalmente inovador do site e do serviço de *coaching* é o fato de você ser tratado individualmente, com um diálogo e uma relação personalizados. Mais ainda, seu percurso é sustentado por nosso diálogo cotidiano. Seu e-mail da noite me diz como você passou o dia e o meu, do dia seguinte, pela manhã, responde de forma adaptada ao seu percurso, para compor suas instruções.

Antes de mais nada, digo novamente: se você tiver mais de sete quilos para perder, é importante falar com seu médico antes de tomar a decisão de emagrecer com meu *coaching*. Mais que sua opinião, peça a ajuda dele. Os clínicos-gerais costumam ser muito ocupados e nem sempre têm tempo ou formação para escolher eles mesmos um tratamento longo e prolongado, mas podem falar cientificamente de um tratamento e fazer regularmente os balanços biológicos necessários.

Na prática, minha primeira mensagem — o e-mail inaugural — apresentará uma visão panorâmica de seu tratamento no conjunto, com o desenrolar das fases em função de seu caso pessoal.

No segundo e-mail apresentarei a fase de ataque e o número de dias que você deve segui-lo.

Farei a mesma coisa no início das três outras fases, explicando suas missões e o que você e eu devemos esperar delas.

A partir disso, todas as manhãs, você receberá um e-mail com as instruções do dia, escrito para você, em resposta à prestação de contas da noite.

A prestação de contas noturna é de extrema importância.

As informações enviadas são "meus olhos e meus ouvidos". Sem isso, não posso ajudar, pois não tenho OUTRO JEITO de saber o que você fez de minhas instruções. Ela é breve e constituída por seis cliques:

1. **Seu peso do dia.**
2. **Seus eventuais desvios graduados**, que devem ser classificados de acordo com a gravidade clicando nos alimentos proibidos (pão, embutidos, bolo, gordura, álcool, chocolate etc.). Mais tarde, se não souber por que, na evolução do peso, seu peso do

dia 24 de maio está um pouco maior em um fundo de baixa regular, basta clicar no peso desse dia para ver que alimentos foram responsáveis pelo ganho intempestivo de peso.

3. **Sua motivação**, que deve se situar em uma escala de cinco graus, da euforia ao abandono.
4. **Relato do desempenho de atividade física.**
5. **Seu grau de frustração** em uma escala de cinco níveis.
6. **O alimento que mais lhe faz falta durante o dia.** Quando a vontade se torna muito forte, envio um Curinga para ajudar a manter a motivação.

Em função desses seis parâmetros, as decisões que dizem respeito a você são tomadas e suas instruções podem ser construídas e redigidas para o dia seguinte. Por esse motivo, peço que não se esqueça de responder.

Pela manhã, seu e-mail diário com instruções.

Esse é o meu mensageiro pessoal, constituído por três abas:

Suas instruções alimentares, com grande número de opções de café da manhã, três almoços e três jantares, um cardápio rápido ou para se comer na rua, um cardápio composto e um elaborado. Se nenhum deles lhe convier, você tem a possibilidade de esgotar as receitas de nossa base de dados ou repetir um prato que lhe tenha agradado anteriormente.

Suas instruções de atividade física.

O programa obrigatório com a caminhada, de acordo com a fase (20 minutos no ataque, 30 em cruzeiro, 25 em consolidação e 20 em estabilização), os quatro exercícios de base e os reflexos para se manter magro.

O programa facultativo que varia em função da evolução de seu tratamento, de seu peso e de seus hábitos.

Seu apoio de motivação.

É o elemento sensível, o rosto humano e caloroso do site e do serviço Um acompanhamento cotidiano, no qual você recebe meus comentários sobre o desenrolar de seu dia e sobre os resultados obtidos, peso e medidas, e minhas reações a seus desvios ou ao seu rigor.

- Quando tudo vai bem, eu digo. Informo-o sobre a satisfação que você me traz e encorajo-o a continuar. Cada passo adiante lhe dá vontade de dar mais um, ainda maior. É bom saber quando alguém está — quase — tão feliz quanto você, principalmente se foi essa pessoa quem prescreveu a instrução que o levou à vitória.
- Se você sucumbiu a um ou vários desvios, coloque-me a par descrevendo-os na coluna criada para tal, com graus que variam entre um pequeno desvio a uma loucura maior. Na manhã do dia seguinte, se houve alguma falha, não fique surpreso se me ouvir protestar e, ainda mais, se lhe pedir para reparar o erro com um dia mais rigoroso e uma atividade física mais intensa.
- **No percurso da maior parte dos internautas há um momento de intensa crueldade: o da estagnação.** O momento em que, tendo seguido escrupulosamente minhas instruções, seu peso insiste em não mudar, ou até mesmo — sim, isto é possível — aumentar algumas centenas de gramas. Para um dia, tudo bem; para dois ou três, ainda passa. Mas quando cinco ou seis dias continuam infrutíferos, o momento é difícil, pois quem o sofre se pergunta se essa estagnação é culpa de seu corpo ou do método. Isso faz com que a fraqueza diante das tentações aumente, em função de uma busca pelo consolo. Ora, por motivos metabólicos, a travessia desses difíceis momentos de estagnação é inevitável.
  NESSE MOMENTO, o apoio é essencial. Muitas vezes, basta uma palavra, uma atenção, uma explicação, para que um dia ou dois a mais de paciência façam com que o peso perdido apareça na balança. Um peso normalmente escondido atrás de uma retenção de líquidos, o fato de se tomar um medicamento que bloqueie o processo, a travessia do período pré-menstrual ou um aumento hormonal devido à menopausa ou, com uma frequência ainda maior, um grande estresse que levou o suprarrenal a secretar cortisol, de forte poder engordativo.

Muitas pessoas que seguem a dieta sem apoio ou suporte não têm paciência e força para esperar. O corpo está programado para proteger suas reservas, graças a um servomecanismo inconsciente, que tem todo o tempo e resiste o quanto quer. A resistência do corpo também é, em parte, ligada ao número de dietas já seguidas e à hereditariedade.

O que é certo é que, fatalmente, se você não desistir, a resistência do corpo acabará cedendo. Mas ninguém conhece o momento preciso em que isso vai acontecer. O essencial é se manter, sem sair do objetivo.

Nos casos difíceis, pode ser necessário aumentar a pressão para forçar os resultados. Algumas vezes, proponho uma operação "soco no estômago", com três, quatro ou até mesmo cinco dias de ataque de proteínas com um forte aumento da ingestão de água, uma alimentação pouquíssimo salgada, uma hora inteira de caminhada e um drenador vegetal, para que o motor parado recomece a funcionar.

Meu chat cotidiano

Todos os dias respondo pessoalmente e em tempo real às perguntas dos assinantes. Quatro especialistas me acompanham, pois há um número grande demais de perguntas para uma única pessoa, e todas me são pessoalmente endereçadas.

As perguntas são de todo tipo, muitas sobre os alimentos autorizados e sobre aqueles a que chamamos:

"Os Tolerados"

Essa categoria agrupa cerca de 30 alimentos que não fazem oficialmente parte dos meus alimentos autorizados. Eles vêm da proximidade afetiva que tenho com meus pacientes. Seja durante minhas consultas, das respostas pelo chat ou por e-mail, algumas vezes, tenho acesso ao pedido de uma mulher ou de um homem que, tendo muito peso a perder ou ao atravessar um período de turbulência afetiva, gostaria de aumentar os horizontes de sua dieta. Ao longo dos anos, na medida em que vi que isso não reduzia a eficácia do método, ao mesmo tempo em que servia para prevenir a frustração, comecei a ceder a essa pressão amigável. Para um, era adicionar um pouco de queijo em uma pizza de aveia autorizada. Para outro, apaixonado por chocolate, o pedido foi de um pouco de cacau desnatado. O mesmo para o creme de leite com baixo teor de gordura, "apenas 3%". E para melhorar o gosto dos muffins ou da broa de farelo de aveia, uma pequena colher de maisena, "só para fazer a liga da massa".

Aceitei os Tolerados, não os abandonei e, agora, fazem parte do método, pois se tornaram "amortecedores". Contudo, são utilizáveis apenas quando a perda de peso acontece e é satisfatória. Assim que o peso estagna, é preciso abandoná-los. Além disso, sua utilização é codificada, tanto no plano quantitativo — uma colher de café de cacau por dia, por exemplo, — quanto no plano numérico — não mais que dois Tolerados por dia.

As nutricionistas que me acompanham no chat são mulheres que emagreceram com o meu método e que, muitas vezes, o conhecem melhor que eu mesmo. São todas de uma gentileza, de uma empatia e de uma proximidade afetiva que tive a oportunidade de experimentar quando me faziam, elas mesmas, suas perguntas nesse mesmo chat.

Todas elas se especializaram um pouco no território em que, agora, têm excelente performance. Vahiné é a mais velha e toma conta das mulheres na menopausa. Daisy tem o coração na mão, a mão em alerta no teclado e é especialista nos Tolerados. Carole é especialista em culinária e receitas. Laetitia, que perdeu 40 quilos, é a mais bem-colocada para entender e responder aos casos de grande obesidade. Laurine é apegada aos produtos alimentares de grande distribuição. Sonya, Cristel e Hannah se encarregam dos falantes de língua inglesa, Lorena e Mercedes, dos hispânicos.

Quanto a mim, encarrego-me dos casos mais difíceis, das questões relativas à saúde. Essas questões são da competência do médico, mas podem ter uma informação a mais quando se trata da dieta. Pessoas que descobrem ter hipertensão ou que têm um antigo problema de colesterol ou dores articulares, que entram na menopausa e que querem saber se o fato de emagrecer vai ajudá-las. Frequentemente, seu próprio médico aconselha que emagreçam e, muitas vezes, aconselham o meu método, o meu livro ou o *coaching*. Quando não é esse o caso, digo que devem consultar seus médicos, e sempre levo em conta a opinião deles. Quando o médico não conhece meu método, muitas vezes chegamos a trocar e-mails para arranjar a alimentação e a atividade física de seus pacientes em função do tratamento em curso.

Os casos mais difíceis são os de pessoas que tomam antidepressivos ou passam por tratamentos para hipotiroidismo, dois casos que têm um impacto às vezes muito forte na eficácia da dieta. Essas pessoas o sabem, mas, frequentemente, não são suficientemente informadas e se preocupam inutilmente. Bastam algumas explicações e informações gerais para tranquilizá-las. Os clínicos-gerais sabem muito bem compensar uma insuficiência de tireoide e escolher um antidepressivo que não facilite o ganho de peso. Nesses dois tipos de situação, a perda de peso pode ser mais lenta, mas não conheço um caso sequer em que ela pare ou seja inacessível.

Mas a "minha especialidade", os casos que me são reservados, são os "resgates em alto-mar": frequentemente, mulheres sensíveis que atravessam um momento ruim e que têm o hábito de se refugiar na comida, de se consolar comendo. Essas mulheres pedem ajuda, pois sabem que podem cair em tentação. Elas têm necessidade de apoio e proteção. Uma palavra de conforto, uma instrução concreta, uma presença, podem evitar que entrem em um ciclo vicioso. Elas sabem bem que, no meio de uma dieta, baixar a guarda não é uma boa solução, mas ouvir a pessoa encarregada de ajudá-las dizer a mesma coisa ajuda a mudar a situação.

É o momento ideal para lembrar que compensar pode, de certa maneira, acalmar a tentação superficialmente, mas isso servirá para que o peso da culpa e a perda da autoestima se tornem ainda maiores, ainda mais cheios de consequências.

Resistir é recolher o extremo oposto: o orgulho, o sucesso, a vitória, tantas sensações de efeitos curativos. Isso sem mencionar os bons reencontros com a beleza, a sedução, o bem-estar, a leveza e a confiança em si que são tão importantes para viver bem a vida. Essas palavras devem ser ditas para que sejam recebidas com sua vibração afetiva e sua ação de bem-estar no controle de si mesmo.

Também há mulheres que têm uma pergunta à qual as nutricionistas poderiam responder, mas pedem que eu o faça: é a minha "função placebo". Eu o faço com prazer, pois não conheço fisicamente todas essas pessoas com as quais me comunico diariamente há três anos, nunca vi seus rostos, mas gosto muito de todas elas e sei que uma palavrinha de minha parte é capaz de recarregar suas energias. Mostro-lhes um exemplo, recebido na semana em que relia e corrigia meu manuscrito:

> Caro Doutor,
>
> Muito obrigada por sua resposta e sua reatividade. Estou encantada, você me devolveu a coragem e voltei a partir de então a seguir seus preciosos conselhos.

MUITO OBRIGADA, CARO DOUTOR, POR ME DAR ESPERANÇAS NOVAMENTE...

Segui o conselho de me aproximar do cardiologista do meu pai.

Com todo o meu agradecimento, caro DOUTOR,

TODO O MEU RECONHECIMENTO,

DESEJO SINCERAMENTE EXCELENTES FESTAS DE FIM DE ANO, para você e para as pessoas que lhe são caras.

COM TODA A MINHA AMIZADE

Enfim, desde o lançamento do site, já respondi pessoalmente a mais de 15 mil perguntas. O conjunto dessas respostas compõe um *corpus* de informação que cobre praticamente todos os casos de dúvidas que uma pessoa pode encontrar ao longo de seu tratamento. É possível acessá-lo por intermédio do serviço de pesquisa, em que se deve escrever a palavra-chave de sua escolha. Por exemplo: "tireoide", "prisão de ventre", ou "Danoninho". Assim, você obterá as 24 respostas relacionadas com tireoide ou as 52 relacionadas com prisão de ventre. Inúmeros assinantes se contentam com essas informações, nas quais encontram tudo de que precisam. Eles entendem que isso me alivia e leem todos os dias o conteúdo do chat, para colher ainda mais informações sobre o método. O site é um grande barco povoado de seres muito diferentes, mas que têm a mesma preocupação, indo para o mesmo destino: "curar-se do sobrepeso."

Para você, leitor ou leitora deste livro, saiba que o serviço que acabo de apresentar faz, agora, parte de meu método. A leitura deste livro e a aplicação do programa na internet bastam para que você consiga emagrecer de maneira eficaz e estabilize de maneira durável o peso perdido. Para aqueles que têm um peso "complicado" ou um longo histórico de "caso difícil", que têm uma real e profunda necessidade de emagrecer, mas que não se sentem seguros no combate que se anuncia, é possível encontrar, nesse serviço, a ajuda e o acompanhamento necessários.

Receitas e cardápios para a dieta de ataque e a dieta de cruzeiro

A dieta das proteínas puras, que constitui o elemento dinâmico da parte estritamente emagrecedora de meu método e da quinta-feira de estabilização, já lhe deve ser familiar. Se você já começou, provavelmente constatou sua mistura surpreendente de simplicidade e eficácia. Essa simplicidade, que exclui toda ambiguidade e visa, muito precisamente, os alimentos que devem ser utilizados em sua duração, é um de seus melhores trunfos. Mas essa dieta também tem seu calcanhar de Aquiles, que se deve ao fato de que um certo número de pacientes corre o risco, por falta de tempo ou de imaginação, de se prender a uma seleção muito restrita de alimentos e acabar se alimentando de maneira repetitiva e cansativa, com os eternos bifes, kanis, presuntos light, ovos cozidos e iogurtes desnatados.

Claro, essa solução está de acordo com o que a dieta prescreve, que é alimentar-se livremente dentro da lista de alimentos autorizados, mas, em longa duração, tal limitação pode tornar-se monótona e penosa, dando a impressão errônea de que falta variedade à dieta.

Ora, não precisa ser assim, e é imperativo, especialmente para os que têm muito peso a perder, fazer o esforço necessário para tornar essa dieta não apenas aceitável, mas apetitosa e atrativa.

Ao longo de minhas consultas pude constatar que, diante da mesma lista de alimentos autorizados, certas mulheres se mostravam mais inventivas que outras e conseguiam criar combinações de alimentos audaciosas, preparações de receitas inovadoras, que tornavam a dieta agradável.

Assim, adotei o hábito de anotar tais receitas e propô-las a outras mulheres que dispunham de menos tempo ou criatividade, gerando, desse modo, uma rede de troca em serviço de todos os que se prestavam a começar o meu método.

As receitas utilizam apenas os alimentos que compõem a lista das proteínas permitidas na dieta de ataque, para, em seguida, adicionar os legumes da dieta de cruzeiro, nos dias em que são permitidos, juntamente com as proteínas.

As receitas são apenas sugestões e não esgotam a criatividade de certas mulheres, que sempre conseguem inovar e tornar a dieta mais diversificada a cada dia. Se algumas entre vocês pertence a esse círculo cada vez maior de chefs, agradeço muitíssimo de antemão por me enviarem novas receitas, as quais não deixarei de incluir nas próximas edições desta obra.

O objetivo principal dessa compilação de receitas é fazer com que todos que a utilizam consigam se manter na dieta em longa duração e, assim, melhorar a qualidade de apresentação dos pratos e das refeições.

Receitas para a dieta de ataque: proteínas puras

Molhos

A maioria dos molhos pede ingredientes gordurosos: óleos, manteiga ou creme de leite, principais inimigos do candidato ao emagrecimento e, por esse motivo, totalmente excluídos das duas primeiras fases, estritamente emagrecedoras.

O problema para que meu método seja perfeitamente seguido, especialmente durante as duas primeiras fases, é encontrar molhos de acompanhamento para alimentos tão nobres e preciosos quanto as carnes, os peixes, os ovos ou as aves.

Para substituir ingredientes gordurosos temos à nossa disposição o óleo mineral, a goma guar e a maisena.

- **Óleo mineral.** Ele atravessa o tubo digestivo sem penetrá-lo e portanto, sem passar pelo sangue. Tal característica faz com que esse óleo não traga caloria alguma ao organismo e lubrifique o intestino, o que é muito útil nas dietas que causam mais problemas ao trânsito intestinal.

Seu primeiro inconveniente está na consistência mais pesada que a do óleo vegetal, mas que pode ser facilmente remediável com a adição de água gasosa, que facilita sua emulsão. O segundo inconveniente é o fato de provocar alguns vazamentos desagradáveis, que podem ser evitados pela redução de doses e a maneira de ligá-lo aos outros ingredientes de um molho.

Cuidado! O óleo mineral não deve ser cozido.

• **Ágar-ágar.** É uma gelatina de alga pouco conhecida. Esse ingrediente vegetal e pouco calórico é vendido em lojas de produtos naturais. Sua consistência gelatinosa engrossa molhos e lhes confere uma untuosidade que lembra a das gorduras. Utiliza-se em pequena quantidade (um quarto de colher de café para 150 mililitros de líquido) e é engrossado com o calor.

• **Maisena.** Esse ingrediente, da família da tapioca, é útil no cozimento por seu grande poder de liga e por dar corpo ao molho. É um carboidrato, mas as quantidades úteis são tão mínimas (uma colher de café para 125 mililitros de molho) que se tornam negligenciáveis. A maisena também permite a preparação de molhos untuosos, especialmente o molho branco, sem adição de gordura.

Antes do uso, deve ser diluída em um pouco de líquido frio, água, leite ou caldo, antes de ser incorporada à mistura quente. Engrossa com o cozimento.

• **Caldo em pó 0% de gordura (carne e galinha).** São muito úteis na preparação de certos molhos, não apenas por seu poder de liga ou para engrossar o vinagrete quando substituem o óleo, mas também e principalmente misturados a cebolas picadas e dourada para tornar mais saboroso o cozimento de carnes e peixes sem a adição de gorduras.

Com esses ingredientes, proponho algumas receitas básicas de molhos.

Vinagrete

Molho de base de grande importância, utilizável em período de cruzeiro para facilitar o consumo de saladas e legumes crus. Pode ser preparado de três maneiras e, assim, adaptado à maior parte dos gostos.

• **Vinagrete de óleo mineral.** Para obter um vinagrete de gosto agradável e esquecer o peso desse óleo, emulsione-o em água mineral e force no vinagre e na mostarda. Respeite as seguintes proporções:

Pegue um pote vazio de mostarda e encha-o desta maneira: no fundo, adicione uma colher de sopa de mostarda de Dijon. Adicione cinco colheres de sopa de vinagre balsâmico, coloque uma colher de sopa de água gasosa ou de água sem gás, adicionando também uma colher de café de óleo. Se você gosta de alho, deixe um dente marinando no fundo e faça o mesmo com sete ou oito folhas de manjericão fresco ou picado congelado.

• **Vinagrete com caldo de galinha.** Dilua um sachê de caldo de galinha em pó 0% de gordura em duas colheres de sopa de água quente. Adicione uma colher de café rasa de maisena, duas colheres de sopa de vinagre e uma colher de sopa de mostarda.

Molho de maionese

• **Maionese clássica com óleo mineral.** Em um recipiente, coloque uma gema de ovo cozida com sal e pimenta-do-reino e uma colher de café de vinagre. Bata a mistura do ovo lentamente, para que o sal, a pimenta-do-reino e o vinagre fiquem bem misturados. Adicione, sempre mexendo, o óleo, gota a gota. Quando o molho começar a ganhar consistência, adicione os condimentos que desejar. Nesse momento, adicione a mostarda, para facilitar a emulsão de um molho com boa liga.

• **Maionese verde.** Prepare da mesma maneira, adicionando bastante salsinha e cebolinha picados.

• **Maionese sem óleo.** Cozinhe um ovo e esmague-o com um garfo. Incorpore o ovo em 50g de requeijão cremoso 0% de gordura. Adicione ervas finas, sal e pimenta-do-reino

Molho béarnaise versão dieta

Uma cebola roxa, estragão, vinagre e dois ovos. Leve ao fogo, em uma panela pequena, a cebola, o estragão e o vinagre. Deixe reduzir o líquido, até que sobre apenas 1 colher de sopa. Peneire. Em uma panela ou tigela, misture as duas gemas com o líquido reduzido. Leve ao banho-maria e, sempre batendo, acrescente aos poucos a manteiga em pedacinhos, até que forme um molho consistente

Molho ravigote

Adicione duas colheres de café de óleo mineral, sal e pimenta-do-reino. Cozinhe em banho-maria e sirva com carne fria ou quente.

Misture dois ovos cozidos, três picles médios, uma pequena cebola crua e ervas. Bata-os em um recipiente com dois iogurtes desnatados, meia colher de café de mostarda e sal.

O molho verde picante é usado como acompanhamento para peixes, ovos cozidos, carnes e legumes.

Molho branco

Pegue dois ovos brancos, um iogurte desnatado e meia taça de leite desnatado. Esquente o leite e, em seguida, adicione sal e pimenta-do-reino. Derrame-o sobre as duas gemas, batendo bem e, em seguida, adicione o iogurte. Termine esquentando toda a mistura em banho-maria.

Para acompanhar peixes, adicione picles picados.

Molho gribiche

Para quatro pessoas: passe um ovo cozido em um ralador. Adicione duas colheres de café de mostarda, uma colher de sopa de vinagre, uma colher de café de óleo mineral, diluído em água gasosa. Em seguida, adicione uma colher de sopa de iogurte natural batido, sal, pimenta-do-reino, salsinha e picles picados. Acompanha muito bem os cozidos e as carnes frias, especialmente a língua.

Molho verde

Use 25 gramas de cada uma das seguintes ervas frescas: azedinha ou agrião, salsinha, estragão, cebolinha, folha de aipo, menta e cebola roxa.

Pique as ervas bem finas e adicione a cebola roxa. Corte três ovos cozidos em pedaços com a clara e misture. Adicione quatro iogurtes desnatados, vinagre, sal e pimenta-do-reino às ervas e echalota. Passe na batedeira e deixe na geladeira.

O molho verde acompanha muito bem a carne de boi cozida, quente ou fria.

Molho de tomate

Para quatro pessoas: em uma frigideira antiaderente refogue uma cebola picada e adicione de seis a oito tomates frescos sem pele, nem sementes, ou, se já estiverem em polpa, adicione 300 gramas. Adicione sal e pimenta-do-reino.

Cubra e deixe cozinhar em fogo brando durante 20 minutos. Deixe esfriar e passe na batedeira. Adicione menta fresca, manjericão e estragão.

Use com patê de peixes ou legumes.

Molho de ervas finas

Para quatro pessoas: dissolva um cubo de caldo de carne em pó 0% de gordura em meio copo de água morna. Adicione uma colher de café de maisena, diluindo-a. Leve a mistura ao fogo em uma panela, para engrossar. Fora do fogo, incorpore 200 gramas de requeijão cremoso 0% de gordura, ervas finas, sal e pimenta-do-reino, misturando bem.

Acompanha carnes e peixes.

Molho caçador

Para quatro pessoas: refogue duas echalotas picadas em três colheres de sopa de vinagre e duas colheres de sopa de água em uma panela coberta com tampa, durante cerca de dez minutos. Descubra a panela e deixe cozinhar por mais cinco minutos.

Fora do fogo, adicione uma gema de ovo batida e duas colheres de sopa de requeijão cremoso 0% de gordura. Adicione sal e pimenta-do-reino. Adicione um ramo de estragão picado. Esquente em banho-maria para obter a densidade final do molho.

Pode ser usado com carnes e peixes.

Molho holandês

Para quatro pessoas: em uma panela em banho-maria, bata uma gema de ovo com uma colher de café de mostarda e duas colheres de sopa de suco de limão. Deixe esquentar durante alguns minutos em fogo brando, para engrossar o molho, depois adicione, lentamente, continuando a bater, 50 mililitros de leite quente. Deixe engrossar em banho-maria e mantenha quente até o momento de servir.

Costuma acompanhar peixes brancos, mas também é excelente com aspargos, vagem e espinafre.

Molho bechamel

Misture ¼ de leite desnatado frio e uma colher de sopa de maisena. Em seguida, adicione um sachê de caldo de carne em pó 0% de gordura. Deixe cozinhar por alguns minutos em fogo brando, para engrossar. Adicione sal, pimenta-do-reino e noz-moscada a gosto. É ideal para gratinados de legumes, especialmente endívias e presunto.

Molho de raiz forte

Bata 125g de requeijão cremoso 0% de gordura com uma colher de café de raiz forte ralada, sal e pimenta, até que a mistura se torne leve.

É ideal com peixes cozidos no vapor, em papelote ou no micro-ondas Também é utilizado com carnes brancas.

Molho divino

Em uma panela, adicione duas gemas de ovo, uma colher de sopa de mostarda, 150 gramas de requeijão cremoso 0% de gordura e uma colher de sopa de maisena, sal e pimenta-do-reino. Leve ao fogo até a ebulição. Fora do fogo, adicione ervas picadas e suco de limão.

Acompanha patês e peixes quentes. Pode ser consumido quente ou morno.

Molho tártaro ao requeijão

Ingredientes: 150 gramas de requeijão cremoso 0% de gordura, um ovo cozido, quatro filés de anchova, uma echalota, uma colher de sopa de alcaparras, picles, sal, pimenta-do-reino, salsinha picada.

Pique a cebola roxa em cubos pequenos. Bata as anchovas, as alcaparras, o picles e o ovo cozido em um mixer. Misture todos os ingredientes. Prove, para ver se está bem-temperado.

Carnes

Antes de mais nada, as receitas de carne de boi:

Carne assada

Coloque um pedaço de filé ou lombo e leve ao forno preaquecido. Salgue a carne somente no final do cozimento, para evitar que fique seca. Asse durante 15 minutos em forno em temperatura alta.

Resto de carne fria

Pode ser servida com as inúmeras receitas de molhos descritas anteriormente.

Espetinhos de filé de boi

Corte 400 gramas de filé de boi em cubos grandes e coloque-os em um espeto com rodelas de cebola, tomilho e louro. No período de ataque, em que se deve comer apenas proteínas puras, os pedaços de carne podem ser intercalados com pedaços de tomate, pimentão, mas sem consumir, apenas pelo aspecto decorativo e pelo gosto que os legumes dão à carne.

Steak tartare

Incorpore 200 gramas de carne moída a todos os elementos do molho tártaro (cf. molho tártaro), até obter uma mistura homogênea.

Steak au poivre (bife com pimenta)

Cozinhe um bom bife em uma frigideira antiaderente. No final do cozimento, cubra de pimenta-do-reino não muito moída. Para o outro lado do bife, esquentar meio iogurte desnatado, adicione uma colher de café de óleo mineral, adicione pimenta-do-reino e derrame a metade da mistura obtida no bife bem quente.

Deixe em fogo desligado, mexendo o resto do molho e derramando-o no bife.

Carne de boi de panela

Cozinhe um corte do boi bem magro (mais ou menos 1 quilo) em 1,5 litro de água com tomilho, louro e cebola. Adicione sal e pimenta-do-reino.

Cozinhe durante uma hora e 15 minutos, depois sirva morno, cortado em cubos, com molho ravigote e picles.

A partir do fim da fase de ataque, quando os legumes já puderem ser consumidos em alternância, adicione um alho-poró ao caldo. Sirva a carne com molho de tomate.

Assado de carne moída (10 a 12 fatias)

Ingredientes: 1,2 quilo de carne moída, dois ovos, sal, pimenta, uma cebola ralada e três colheres de queijo cottage.

Bata os ovos, a cebola ralada, o queijo, o sal e a pimenta e misture cuidadosamente à carne moída. Unte um pirex e adicione metade do preparo.

Corte os ovos cozidos em fatias e disponha-os um atrás do outro. Cubra com a segunda metade do preparo.

Preaqueça o forno a 180 graus. Asse por mais ou menos uma hora.

Pode ser degustado frio ou quente, acompanhado de um molho de raiz forte, molho verde ou molho de tomates.

Blanquette de filé mignon

Corte um quilo de filé mignon (escolha os cortes magros) em cubos médios.

Esquente uma grande xícara de leite desnatado com tomilho. Adicione sal, pimenta-do-reino e o leite morno em três gemas de ovo crus, misturando bem. Adicionar sal, pimenta-do-reino e o molho na carne de filé mignon.

Esquente sem deixar ferver.

Escalope de filé mignon

Preparare uma camada de cebolas com caldo sem gordura diluído em um pouco de água numa frigideira antiaderente. Deixe cozinhar em fogo brando até que comece a caramelizar. Coloque o escalope na camada de cebolas e deixe cozinhar durante dez minutos de cada lado. Ao final do cozimento, tire as cebolas e cozinhe o escalope em fogo mais alto no quc sobrou do molho. Sirva com raspas de limão.

Costela de filé mignon na frigideira

Preparação idêntica à anterior, mas, ao final do cozimento, adicione duas colheres de sopa de água sobre o escalope em sua camada de cebola e deixe na frigideira durante um minuto a mais. Sirva a costela com dois picles cortados em rodelas.

Pão de filé mignon
(a ser preparado na véspera)

Ingredientes: 500 gramas de presunto sem gordura, moído, 100 gramas de filé mignon moída, quatro ovos batidos como omelete, uma colher de sopa de pimenta-rosa (cinco grãos) triturada, sal, pimenta-do-reino.

Misture os grãos triturados, o sal e a pimenta-do-reino nos ovos batidos. Adicione as carnes e misture bem.

Com uma toalha de papel, unte um recipiente com óleo e adicione farinha. Espalhe o preparo.

Ligue o forno em 160 graus entre uma hora e uma hora e 15 minutos em calor rotatório ou em banho-maria, se o forno for tradicional.

Finalmente, algumas receitas para os apreciadores de miúdos:

Fígado bovino na frigideira com vinagre de Xerès

Prepare uma camada de cebolas em uma frigideira antiaderente e deixe cozinhar em fogo brando até que comece a caramelizar. Adicione uma fatia de fígado bovino e deixe cozinhar durante dez minutos de cada lado. Ao final do cozimento tire as cebolas e cozinhe o escalope em fogo alto, adicionando o resto do molho com um filete de vinagre de vinho.

Língua de boi com molho ravigote

Retirando a gordura, prepare uma língua de boi em 1.5 litro de água com tomilho, louro e uma cebola. Adicione sal e pimenta-do- reino.

Cozinhe durante uma hora e 15 minutos, depois sirva morno, cortado em fatias com o molho verde picante e picles.

Consuma apenas a parte anterior da língua, sabendo que é mais magra que a ponta.

Espetinhos de coração e rim

Corte 400 gramas de uma mistura de partes iguais de coração e rim de vitela ou de cordeiro em pedaços. Coloque os pedaços em um espeto com rodelas de cebola, tomilho e louro. No período de ataque de proteínas puras pode-se intercalar com pedaços de tomate e pimentão, sem consumi-los, sendo esses apenas para o aspecto decorativo e pelo gosto que dão aos miúdos.

Aves

Frango ao estragão

Esfregue um frango no alho e no estragão, depois moa o estragão e salpique dentro do frango. Adicione sal e pimenta-do-reino. Cozinhe no espeto ou no forno. Evite comer a pele e as asas.

Suflê de frango

Picote o peito do frango com faca e adicione sal, pimenta-do-reino e ervas finas.

Esquente uma pequena xícara de leite desnatado e adicione a duas gemas cruas de ovo. Misture o preparo com o frango moído, bata duas claras em neve e incorpore à carne sem bater muito (o suflê funciona melhor desse modo). Leve ao forno em temperatura média durante meia hora.

Terrina de frango com estragão

Ingredientes: um frango de cerca de 1,5 quilo, duas cenouras, dois tomates, um alho-poró, uma cebola, um ramo de estragão, uma clara de ovo, uma colher de café de pimenta-rosa em grão, sal e pimenta-do-reino.

Lave o frango e corte em pedaços. Descasque os legumes (cenoura, alho-poró, cebola, aipo, lavados e cortados). Coloque os legumes em uma panela com 1 litro de água. Leve ao fogo até ferver. Adicione o frango, sal e pimenta-do-reino. Escume e deixe cozinhar durante uma hora com caldo de frango em cubos.

Retire o frango, deixe escorrer a água e tire a carne, cortando-a em pedaços finos. Tire as sementes do tomate e corte em pequenos pedaços. Disponha os pedaços de frango em um recipiente, intercalando os pedaços de tomate e as folhas de estragão. Leve ao fogo quente até ferver e deixe a água evaporar até cerca de 250 milímetros.

Bata a clara em neve com um garfo, adicione o caldo, depois ferva. Deixe esfriar e coloque em um pirex. Adicione o frango e salpique as pimentas-rosas. Distribua alguns pedaços de tomate e cerca de dez folhas de estragão.

Tire a terrina da forma e deixe na geladeira para servir fresco. E preferível preparar a terrina na véspera.

Panelada de carnes
(oito pessoas)

Ingredientes: um frango de 1,5 quilo, 400 gramas de vitela, um coelho de 1 quilo, 200 gramas de presunto sem gordura, ossos da vitela, tomilho, louro, pimenta-rosa, sal, pimenta-do-reino e vinagre de vinho.

Corte o presunto, o frango, o coelho e a vitela em pedaços. Prepare uma terrina misturando as carnes. Adicione um pouco de sal, pimenta-do-reino, adicione o tomilho, o louro e cinco pimentas rosa. Cubra o preparo com uma mistura de vinagre e água (dois volumes de água para um volume de vinagre). Adicione os ossos da vitela para obter uma espécie de gelatina. Cubra e leve ao forno durante três horas, com uma temperatura de 200 graus. Deguste frio.

Coelho na mostarda

Besunte um lombo de coelho com mostarda, salpique tomilho em pó e envolva em papel-alumínio. Leve o coelho ao forno quente durante uma hora e retire o papel alumínio.

Misture uma colher de sopa de óleo mineral em meio iogurte desnatado, batendo bem para emulsionar, depois adicione sal e pimenta-do-reino. Derrame o molho sobre o coelho, dissolvendo-o bem com a mostarda seca do cozimento.

Sirva com rodelas de picles, depois de ter esquentado no forno durante alguns minutos.

Peixes

Linguado cozido no vapor

Compre um linguado de tamanho médio já decapitado pelo peixeiro. Lave e seque com cuidado. Coloque o peixe entre dois pratos e adicione tudo em uma panela cheia de água em ebulição.

O linguado fica cozido ao ponto em 15 minutos. Adicione limão, sal, pimenta-do-reino e salsinha picada.

Pescada ao molho branco

Cozinhe uma pescada em um caldo de legumes. Sirva com molho branco e salsinha picada (cf. molho branco).

Pescada fria

Em preparação fria, adicione maionese em um resto de pescada e apresente em uma tigela. Decore com ovos cozidos cortados em quatro.

Em preparação quente, coloque o resto da pescada com molho branco salpicado de salsinha na carapaça da vieira e leve ao forno.

Para uma refeição rápida, um resto de pescada pode ser servido de maneira mais simples, com molho vinagrete.

Dourado real

Prepare um belo dourado perfeitamente escamado e 1 quilo de mexilhões bem-raspados. Lave o dourado e coloque em um prato para levar ao forno com cebolas cortadas em rodelas.

Leve os mexilhões ao fogo e salteie em uma panela para abri-los. Com o suco dos mexilhões, adicione um pouco de limão, coloque todos em um escorredor bem fino e adicione o dourado. Acrescente pimenta-do-reino no peixe e leve ao forno. Deixe cozinhar durante cerca de 45 minutos. Coloque os mexilhões sem as conchas, acrescente sal e esquente, adicionando água regularmente.

Dourado grelhado

Escolha um pequeno dourado, escame, lave e seque bem. Coloque em uma grelha e leve ao forno, depois adicione ervas finas, estragão e cebola picada com pimenta-do-reino.

O dourado está cozido quando a pele fica bem-dourada (cerca de 45 minutos). Adicione o sal ao fim do cozimento.

Salmão no papelote

Escolha uma boa posta de salmão. Envolva em papel-alumínio. Salpique com endro, adicione suco de limão, sal e pimenta-do-reino. Para dar mais gosto, adicione rodelas de cebola e um alho-poró cortado, a ser retirado após o cozimento Feche o papel-alumínio e leve ao forno durante não mais de dez minutos, talvez menos, de acordo com seu gosto, para conservar a maciez do peixe e a untuosidade do molho

Salmão grelhado unilateralmente

Escolha uma boa posta de salmão sem pele. Leve ao forno em uma assadeira coberta com papel-alumínio na parte mais alta, imediatamente após a grelha, com a pele virada para a parte mais quente e anteriormente coberta de sal grosso.

Deixe cozinhar até que o sal fique embebido com o molho, e a pele, queimada e crocante. Nesse momento, a metade da parte de baixo da posta, com o contato com a pele, está cozida, com consistência firme e de cor laranja. A outra parte, ainda não cozida e quase fria, fica rosa e macia. Tire a posta, o sal grosso e vire para acomodá-la na pele queimada e servir.

Para um cozimento perfeito, o salmão deve estar cozido no ponto, de cor rosada, quente e escorrendo com o contato com a pele, morna e rosa na superfície.

Salmão cru marinado

Marine uma fatia, ou, melhor ainda, meio salmão cru no limão, endro, ervas finas, sal e pimenta-do-reino durante uma noite. Corte em pedaços finos e decore com endro.

Salmão cru à japonesa

É a maneira mais prática e rápida de se preparar um salmão. Corte um escalope de salmão em fatias meio finas, no sentido transversal, na superfície da pele. Coloque em um prato fundo. Regue com shoyu, dividindo bem as fatias para que o molho se infiltre. Sirva imediatamente.

Tartare de salmão

Corte um pedaço de 150 a 200 gramas de salmão e adicione de um a todos os ingredientes do molho tártaro (cf. molho tártaro), até obter uma mistura homogênea.

Patê de cação
(a ser preparado na antevéspera)

Ingredientes: 1 quilo de cação sem escamas, sem pele e cortado em pedaços médios, oito ovos, uma colher de café de sal, pimenta-do-reino, uma caixa de molho de tomate concentrado (140 gramas), um cubo de caldo de legumes, 2 litros de água e um copo de vinagre de vinho.

- Na antevéspera: ferva a água com o molho escabeche e, na hora de adicionar o peixe, adicione o vinagre. Depois do cozimento, deixe esfriar um pouco e retire a espinha dorsal. Retire os filés dos dois lados, o restante do animal será picado em pedaços médios. Deixe a água escorrer durante toda a noite, na geladeira.
- Na véspera, bata os ovos na batedeira, adicione sal e pimenta-do-reino. Adicione o tomate concentrado. Bata. Em um recipiente, misture os pedaços do cação (mas não os dois filés). Unte, e disponha a metade da preparação em um pirex de 26 centímetros de comprimento. Adicione os dois filés e cubra com a segunda metade. Preaqueça o forno em 160 graus (médio). Cozinhe de 45 minutos a uma hora, a 180 graus (em banho-maria, no forno tradicional). Deixe esfriar e coloque na geladeira durante toda a noite.

Frutos do mar: mariscos e crustáceos

Mexilhões à marinheira

Os mexilhões devem ser frescos, pesados e de tamanho médio, perfeitamente raspados e lavados em muita água.

Preparados desse modo, devem ser colocados em uma panela com um copo de água e duas colheres de vinagre, cebola em fatias, salsinha picada, tomilho e louro, um pouco de alho e pimenta-do-reino.

Leve a panela ao fogo alto, salteando os mexilhões até que se abram. Uma vez abertos, os mexilhões estão cozidos. Coloque-os em um prato com seu molho. Adicione sal apenas ao final do cozimento.

Mexilhões em potes de cerâmica

Ingredientes: três ovos, 2 quilos de mexilhão, vinho branco seco para o cozimento, salsinha, sal, pimenta-do-reino e uma colher de sopa de requeijão cremoso 0% gordura.

Abra os mexilhões em uma panela em fogo alto com vinho branco. Quando estiverem cozidos, retire a água e, uma vez mornos, misture com uma colher de sopa de requeijão com a salsinha, o sal e a pimenta-do-reino. Coloque-os nos potes de cerâmica e leve ao forno em temperatura baixa.

Caranguejo recheado

Escolha um caranguejo vivo, de bom tamanho e bem-pesado. Coloque-o no caldo de legumes, em plena ebulição, e deixe cozinhar durante 20 minutos, de acordo com o tamanho. Abra-o e retire o que for comestível.

Bata com maionese (cf. molhos) o caranguejo sem a carapaça. Sirva em tigelas e decore com rodelas de ovo cozido. Para a apresentação, pode-se acrescentar rodelas de tomate e uma folha de alface, que podem ser consumidas com a introdução dos legumes em fase de cruzeiro.

Pão de caranguejo
(a ser preparado na véspera)

Ingredientes: duas caixas de caranguejo (165 gramas sem água), quatro ovos, cinco grãos de pimenta-rosa, duas colheres de sopa de leite desnatado, 300 gramas de requeijão cremoso 0% gordura.

Retire a água das duas caixas de caranguejo, retire as pequenas cartilagens, saque o excesso com um pano, se necessário. Misture os ovos com o requeijão, o leite e a pimenta-do-reino, adicione o caranguejo, misturando bem. Unte com um pouco de óleo no papel-toalha e adicione farinha em um pirex antes de colocar o preparo. Preaqueça o forno a 160 graus e deixe cozinhar de uma hora a uma hora e meia, em forno rotativo. Se o forno for tradicional, cozinhe em banho-maria.

Vieiras gratinadas

Ingredientes: quatro vieiras, meio quilo de mexilhões e 100 gramas de camarão.

Em uma panela, cozinhe as vieiras em fogo alto para abri-las, e retire a carapaça. Tire a parte preta e o colar, até que restem apenas a parte branca e o coral. Lave para eliminar a areia e deixe cozinhar durante 15 minutos em uma panela com 1 litro de água quente, adicionando três colheres de sopa de vinagre.

Nesse meio-tempo, cozinhe os mexilhões em fogo alto até que se abram totalmente, prepare dois ovos cozidos, pique uma cebola e salsinha, esmague um pouco os ovos, misture tudo e adicione os mexilhões sem carapaça e os camarões.

Corte a carne das vieiras em grandes cubos e adicione ao resto. Regue com o molho dos mexilhões para obter uma mistura cremosa. Adicione sal e pimenta-do-reino e coloque toda a mistura dentro das carapaças, depois de tê-las lavado bem. Leve as carapaças ao forno, colocando o coral na parte de cima para decorar.

Maionese de lagostins

Lave cuidadosamente 1 quilo de lagostins. Mergulhe-os no caldo de legumes, como os caranguejos. Deixe esfriar no molho do cozimento. Sirva com maionese (cf. molhos).

Prato de frutos do mar

As ostras podem ser degustadas com um pouco de limão ou vinagre com cebola.

Componha um belo prato, associando mexilhões, mariscos e camarões servidos sobre gelo picado e algas.

Ovos

Os ovos são um grande recurso durante a fase de ataque. É recomendável ter sempre na despensa e deixar alguns já cozidos na geladeira.

Ovos mexidos

Adicione um pouco de leite em uma pequena panela. Bata três ovos como para uma omelete. Adicione sal, pimenta-do-reino e o leite, batendo sem parar durante o cozimento. Os ovos mexidos não devem ser muito cozidos, mas um pouco moles. Os puristas, pelo amor à cremosidade, preparam seus ovos mexidos em banho-maria.

Fica ainda melhor quando adicionamos alguns camarões em pedaços ou fígado de galinha. Quando puder comer legumes, na fase de cruzeiro, acrescente alguns aspargos.

Ovos recheados de camarão

Podem ser uma agradável entrada a essa dieta, que tem poucos pratos do tipo.

Cozinhe os ovos e deixe-os esfriar. Corte todos em duas partes iguais, e retire as gemas e esmague-as, incorporando os camarões cortados em pequenos pedaços. Adicione um pouco de maionese da dieta e recheie com o resto dos camarões.

Pudim de ovos

Ingredientes: cinco ovos, 375 mililitros de leite quente desnatado, um favo de baunilha (bem flexível), 10 mililitros de baunilha líquida, noz-moscada em pó e uma noz-moscada para ralar.

Bata os ovos em um grande recipiente. Leve o leite ao fogo, sem deixar ferver, com o favo seco de baunilha cortado em dois, depois de raspar a parte de dentro. Retire o favo e despeje delicadamente o leite quente sobre os ovos. Adicione os 10 mililitros de baunilha líquida e as duas colheres de café de noz-moscada em pó. Disponha todo o preparo em um recipiente para pudim ou em pequenos recipientes individuais. Raspe a noz-moscada com um ralador de queijo e polvilhe o preparo.

Leve ao forno (160 graus) em banho-maria. Em um forno rotativo, o banho-maria não é necessário. O tempo de cozimento deve ser ajustado de acordo com a função utilizada no forno.

Ovos nevados

Quebre quatro ovos, separando as gemas das claras. Em seguida, em um recipiente, bata as claras em neve, até que fiquem bem firme.

Ferva meio litro de leite desnatado com um pequeno favo de baunilha. Com uma concha, pegue parte das claras em neve para fazer bolas de neve e deixá-las cair no leite ainda quente. Quando as bolas estiverem bem inchadas, deve-se virá-las e, com uma escumadeira, deixá-las escorrer em um prato.

Bata as gemas e despeje o leite restante, batendo bem. Em seguida, leve ao fogo brando, sem parar de mexer. Quando o creme começar a tomar consistência, retire rapidamente do fogo, para evitar que se torne líquido, e adoce com aspartame. Coloque as ilhas sobre o creme e sirva fresco.

Gelatina de ovo com presunto

Prepare ovos cozidos e também quatro fatias de presunto magro.

Prepare as folhas de gelatina, banhando-as em água fria durante um ou dois minutos. Seque usando as palmas das mãos e depois leve ao fogo para liquidificá-la e aromatizá-la, adicionando sal e pimenta-do-reino, e UMA gota de conhaque.

Enrole o ovo quente em meia fatia de presunto, coloque em um recipiente pequeno, despejando a gelatina líquida, e deixe esfriar.

Receitas para a dieta de cruzeiro: proteínas + legumes

Receitas só de legumes

Couve-flor

Corte uma couve-flor bem branca em grandes buquês. Lave bem e cozinhe em uma grande panela de água salgada. Preparar um molho branco (cf. molhos) e despeje sobre a couve já bem-escoada. Sirva com ovos cozidos cortados ao meio.

Suflê de couve-flor

Cozinhe a couve-flor como na receita anterior e escoe bem. Prepare um molho branco (cf. molho branco, mas adicionando duas gemas de ovo a mais).

Bata as claras dos dois ovos restantes em neve e incorpore lentamente ao molho branco. Adicione a couve em pedaços em um recipiente para suflê e leve ao forno por 20 minutos.

Fricassê de champignons

Em uma frigideira com cabo de silicone prepare uma camada de cebolas e deixe dourar com um cubo de caldo de galinha, dissolvido em um pouco de água, até que fique um pouco caramelizado. Adicione os champignons cortados em rodelas grossas, até que diminuam lentamente de tamanho, sem tampar, para que fiquem macios. Adicione alho, salsinha, sal e pimenta-do-reino. Sirva quente, como acompanhamento de carnes ou aves.

Champignons recheados

Escolha champignons grandes. Lave e tire os cabos. Amasse os cabos com alho e salsinha, adicione sal, pimenta-do-reino e algumas colheres de café de leite desnatado. Cozinhe o recheio em fogo bem quente ou em uma frigideira com cabo de silicone.

Preencha a parte oca dos champignons com o recheio pré-cozido e leve ao forno bem quente para o restante do cozimento. Depois do cozimento, adicione algumas gotas de óleo mineral por cima de cada champignon.

Espinafre ao molho branco

Lave bem as folhas de espinafre e cozinhe em um grande recipiente de água fervente e salgada, entre 10 e 15 minutos. Escoe bem e amasse na escumadeira. Adicione o molho branco (cf. molho branco) e leve ao forno. Sirva com ovos cozidos cortados ao meio ou em acompanhamento de carnes ou aves.

Erva-doce

A erva-doce é uma planta original, por seu leve sabor de anis e seu grande valor nutricional, uma vez que é rica em antioxidantes de grande proteção. Pode ser preparada em salada, cortada crua em fatias transversais que se dispersam em uma saladeira, misturada com o vinagrete da dieta.

Também pode ser preparada fervida, durante bastante tempo, para quebrar a resistência de suas fibras duras. Fica excelente quando bem-temperada com suco de limão e salsinha, para ser servida à temperatura ambiente ou mesmo morna.

Vagem

Campeã dos alimentos emagrecedores, a vagem é um dos alimentos menos calóricos do mundo e é rica em pectina, que participa ativamente na sensação de saciedade. É, contudo, negligenciada por quem quer emagrecer, pois o modo de cozimento no vapor, o mais comumente usado, sua cor pouco chamativa e sua insipidez natural não estimulam sensações.

Em uma salada, não se esqueça: além dos vinagretes propostos aqui, adicione cebola picada e salsinha, misture com outros legumes mais coloridos, como tomate ou pimentão cru.

Em acompanhamento de uma carne ou de uma ave, a vagem pode vir com molho branco ou ser servida com um escalope com molho.

Tomates com mozzarella e manjericão

Separe um pote de requeijão cremoso 0% gordura e escorra a água do queijo em temperatura ambiente durante metade de um dia, para obter uma retração e solidificação do coalhado. Quando firme, a consistência é próxima da mozzarella italiana ou do queijo feta grego.

Prepare um prato com tomates cortados em rodelas bem-dispostas. Corte fatias grossas do queijo bem firme e compacto, dispondo-as sobre as rodelas de tomate. Complete com folhas de manjericão, adicione sal, pimenta-do-reino e tempere com vinagrete.

Salada de endívia

As endívias, tão pouco calóricas, tão limpas e fáceis de transportar, são muito boas para as mulheres em dieta que não têm tempo de cozinhar na hora do almoço. A endívia também possui um sabor ligeiramente amargo e uma consistência fresca e crocante muito atraente.

Por esse motivo, diante de tantas vantagens, para as endívias, há a exceção de se poder usar um molho que infringe pontualmente nosso princípio, que inclui um ingrediente estrangeiro eminentemente perigoso para a dieta: o queijo roquefort.

O molho é preparado misturando o conteúdo de um pote de requeijão cremoso 0% gordura com uma pequena quantidade de roquefort (tomando o cuidado de escolher a parte em que o verdete for mais escuro e mais forte) e uma colher de vinagre de vinho. Para tranquilizá-lo, é preciso saber que essa pequena quantidade não contém mais gordura que uma azeitona preta.

Pepinos quentes e frios

Em preparação quente: descasque, lave e corte os pepinos. Cozinhe durante dez minutos em água fervente com meio copo de vinagre e um pouco de sal. Escoe em um escorredor e sirva com molho branco.

Na salada: retire a água dos pepinos depois de tê-los cortado em rodelas e escoado durante uma hora. Sirva com vinagrete e algumas rodelas de cebola.

Endívias refogadas

Lave e cozinhe as endívias no vapor. Prepare um pouco de molho com um cubo de caldo sem gordura dissolvido em um pouco de água. Em uma frigideira, com cabo de silicone, doure algumas rodelas de cebola no molho e refogue as endívias bem secas. Sirva morno com o molho. Acompanha bem carnes brancas de vitela ou peru.

Endívias gratinadas

Lave e cozinhe as endívias no vapor. Adicione sal, retire a água e as disponha em um pirex com molho branco (cf. molho branco). Bata um ovo e cubra as endívias alinhadas. Leve ao forno para dourar.

Aspargos ao molho musseline

Separe aspargos firmes. Gratine tomando o cuidado de tirar todos os fios. Deixe cozinhar por entre 20 e 25 minutos.

Prepare o molho maionese da dieta. Bata uma clara em neve e adicione o preparo à maionese. Depois da obtenção de uma mistura homogênea, adicione um fio de vinagre balsâmico, que liquidifica o molho. Sirva os aspargos mornos, recobertos de musseline.

Sopa milagrosa

Esta sopa não está entre as receitas aconselhadas, mas foi criada a partir de estudos recentes feitos por pesquisadores que provaram a ação emagrecedora a longo prazo da sopa com pedaços. O que essa sopa contém? É preparada com os seguintes ingredientes: quatro dentes de alho, seis cebolas grandes, uma ou duas latas de tomates inteiros pelados, uma couve grande, seis cenouras, dois pimentões verdes, um aipo, três litros de água, três caldo de carne sem gordura e três sachês de caldo de galinha em pó 0% de gordura.

Descasque e corte os legumes em pedaços pequenos ou médios. Coloque tudo em uma panela de pressão e cubra com água. Deixe ferver durante dez minutos, reduza o calor e continue o cozimento até que os legumes estejam macios.

Essa sopa satisfaz plenamente, e a presença de pedaços não batidos banhados no caldo explica as razões de sua eficácia emagrecedora. A coabitação de elementos sólidos e líquidos em um mesmo prato impõe uma rapidez sem igual na travessia do tubo digestivo.

Os pedaços sólidos, retidos no estômago até sua total desintegração, acabam por distender e gerar uma saciedade de tipo mecânico. O caldo, líquido, atravessa o estômago mais rápido e se encontra no intestino delgado, em que os elementos nutritivos estimulam os receptores da parede e geram uma saciedade química. A saciedade mecânica por distensão do estômago e a metabólica do intestino delgado reúnem os efeitos para reduzir a fome rápida, notável e duravelmente.

Essa sopa é particularmente aconselhada aos que voltam para casa ao fim do dia, famintos, por causa de um almoço insuficiente ou inexistente, que não deixam de beliscar "alimentos vilões", muito gratificantes e ricos, mas também muito nocivos à dieta. Um prato de sopa quente dá fim a muitos tormentos e ajuda a esperar o jantar mais tranquilamente.

Sopa de abóbora

Retire a casca de um quarto de abóbora e corte em grandes pedaços.

Coloque os pedaços na panela de pressão, cubra de água e adicione um caldo de galinha sem gordura em pó. Cozinhe de 20 a 30 minutos. No final do cozimento, adicione sal, pimenta e 100 gramas de requeijão cremoso 0% gordura. Bata superficialmente para depois ter o prazer de sentir os últimos pedaços mais inteiros da abóbora derreterem na boca.

Sopa cremosa de abobrinha

Descasque, lave e corte quatro abobrinhas grandes em pedaços grandes, uma cebola, uma cenoura e um nabo. Coloque os pedaços de legumes em uma panela de pressão com um caldo de galinha em pó 0% de gordura e cubra com água. Deixe cozinhar entre 20 e 30 minutos, bata tudo em um liquidificador, até a obtenção de uma mistura homogênea, cremosa e untuosa. Consuma bem quente.

Salada dos reis do mar
(salmão defumado, camarões rosados, caranguejo, kani, polvo, peixe defumado, ovas de salmão e caviar)

Prepare uma alface cortada em pedaços e adicione, sucessivamente, fatias de salmão defumado, um punhado de camarões rosados sem casca, carne de caranguejo, dois bastões de kani amassados, pedaços de polvo e fatias de peixe defumado. Adicione sal, pimenta-do-reino, tempere com vinagrete sem gordura e decore com uma mistura das ovas rosadas do salmão e as pretas do caviar.

Salada mista

Prepare uma alface cortada em pedaços misturada a dois tomates grandes cortados em pedaços e adicione, sucessivamente, um ovo cozido cortado em quatro, um peito de frango cortado em pequenas fatias, uma fatia de presunto sem gordura picada. Regue tudo com o vinagrete da dieta.

Receitas de legumes + carnes

Vitela com endívias

No fundo de uma panela, prepare uma camada de cebolas com um caldo de galinha em pó 0% de gordura dissolvido em um pouco de água e deixe dourar em fogo brando. Adicione um escalope, uma costela ou qualquer outro pedaço magro da vitela e deixe dourar. Adicione as endívias anteriormente embranquecidas em fogo alto. Acrescente sal, pimenta-do-reino e cozinhe em fogo brando durante pouco mais de uma hora. Sirva quente e deixe o resto na geladeira, para ser consumido frio, com mostarda, ou para requentar.

Frango com champignons

Proceda como descrito na receita anterior, mas com pedaços de frango e fígado de galinha. Depois do cozimento, amasse o fígado com um garfo no que restar do molho do cozimento.

Escalope de filé mignon com champignons

Em uma frigideira com cabo de silicone prepare uma camada de cebolas com um caldo de galinha em pó 0% de gordura dissolvido em um pouco de água. Doure as cebolas em fogo brando. Sobre o caldo da frigideira adicione um pedaço magro do filé mignon e deixe dourar. Deixe dourar todo o preparo durante 15 minutos, com tampa. Quando os champignons liberarem toda a água, reduza o excesso de molho cozinhando em fogo alto sem tampa durante alguns instantes.

Coelho com cebolas e tomates

No fundo da panela, prepare uma camada de cebolas misturadas a um caldo de galinha em pó 0% de gordura dissolvido em um pouco de água e doure em fogo brando. Adicione alguns pedaços do coelho sobre o molho. Adicione tomates cortados em quatro, um pouco de alho, sal, pimenta-do-reino e cozinhe no molho das cebolas misturado ao dos tomates. Sirva adicionando salsinha picada.

Repolho recheado

Esterelize um repolho grande durante alguns instantes em água fervente. Deixe a água escorrer. Retire as partes mais duras e cave uma cavidade no corpo do repolho, que será recheado.

Prepare o recheio com 300 gramas de carne moída, cebolas, salsinha, sal e pimenta-do-reino. Refogue em uma frigideira antiaderente, adicionando duas a três colheres de molho de tomate. Coloque o recheio dentro do repolho, cobrindo bem com as folhas maiores. Feche com um barbante, para evitar que o preparo se abra. Coloque o repolho fechado com barbante em uma panela, mudando frequentemente de lado, e deixe cozinhar em fogo brando com tampa.

Frango marengo

Em uma frigideira com cabo de silicone prepare uma camada de cebolas misturadas com um sachê de caldo de galinha em pó 0% de gordura dissolvido em um pouco de água e doure em fogo brando. Adicione alguns tomates cortados em pedaços, tomilho, pimenta-do-reino e sal.

Coloque os pedaços cortados do frango sobre esse preparo já macio e temperado, depois cubra com uma tampa e cozinhe com meio copo de água. Meia hora antes do fim do cozimento, adicione champignons lavados e cortados em pedaços. Reduza o excesso de molho deixando ferver em fogo alto e sem tampa durante alguns minutos.

Endívias com presunto

Lave e cozinhe as endívias no vapor. Depois do cozimento, enrole cada endívia em uma fatia de presunto sem gordura.

Preparar um molho Béasnoise da dieta (cf. molho Béasnoise) com leite desnatado, maisena, um sachê de caldo de carne em pó 0% de gordura etc. Disponha as endívias bem próximas umas das outras em um pirex. Adicione o molho Béasnoise sobre as endívias, fazendo com que o molho escorra nos intervalos. Leve ao forno quente para dourar e gratinar.

Uma semana de cardápio para a fase de ataque com proteínas puras

Café da manhã

Para toda a semana

Café ou chá com aspartame

+ uma escolha entre: um ou dois iogurtes desnatados ou 200 gramas de queijo branco

+ uma escolha entre: uma fatia de peito de peru, frango ou presunto sem gordura ou um ovo cozido ou um pudim ou uma panqueca de farelo de aveia

Às 10-11 horas da manhã, se houver necessidade

Um iogurte ou 100 gramas de queijo branco

Às 16 horas, se necessário

Um iogurte ou uma fatia de peito de peru, ou ambos

Segunda-feira

Almoço

Ovos duros com maionese
Tartare de carne
Dois iogurtes ou 200 gramas de queijo branco

Jantar

Um punhado de camarões rosados na maionese
Suflê de frango
Um pudim ou iogurte

Terça-feira

Almoço	*Jantar*
Salada de carne vinagrete Salmão cru à japonesa	Dois iogurtes ou 200 gramas de queijo branco Caranguejo recheado Blanquette de filé mignon Um pudim ou um iogurte

Quarta-feira

Almoço	*Jantar*
Um prato de kani Coxa de frango Um pudim ou uma panqueca de farelo de aveia	Fígados de galinha salteados Coelho na mostarda Ovos nevados ou 200 gramas de queijo branco

Quinta-feira

Almoço	*Jantar*
Uma fatia de salmão defumado Costela de vitelo refogado Creme de café ou 200 gramas de queijo branco	Salmão marinado Mexilhões à marinheira Um pudim ou um iogurte

Sexta-feira

Almoço	*Jantar*
Quatro fatias de carne de carpaccio Meio frango assado Dois iogurtes ou 200 gramas de queijo branco	Geleia de presunto e ovos Caranguejo na maionese Ovos nevados ou dois iogurtes

Sábado

Almoço	*Jantar*
Ovos recheados com camarão Fatia de peixe-espada assado Um pudim ou uma panqueca de farelo de aveia	Salmão marinado Língua de boi ao molho ravigote Creme de café ou 200 gramas de queijo branco

Domingo

Almoço	*Jantar*
Caranguejo recheado	Salada de carne vinagrete
Blanquette de filé mignon	Salmão grelhado unilateralmente
Ovos nevados	Creme de café ou um pudim

Uma semana de cardápio de alternância de proteínas com proteínas puras + legumes

Segunda-feira

Almoço

Ovos recheados com camarão
Uma fatia de peixe-espada assado
Um pudim ou uma panqueca de farelo de aveia

Jantar

Salmão marinado
Língua de boi ao molho ravigote
Creme de café ou 200 gramas de queijo branco

Terça-feira

Almoço

Salada de endívias, camarão e kani
Fígado bovino assado com espinafre
Dois iogurtes ou 200 gramas de queijo branco

Jantar

Uma fatia de salmão defumado
Tomates recheados
Um pudim ou um iogurte

Quarta-feira

Almoço

Gelatina de ovos com presunto
Salada de fígado de galinha
Um pudim ou uma panqueca de farelo de aveia

Jantar

Tomates com cottage e manjericão
Dourado real com purê de cenoura
Ovos nevados ou 200 gramas de queijo branco

Quinta-feira

Almoço

Salada mista de atum
Ovos mexidos com camarão
Creme de café ou 200 gramas de queijo branco

Jantar

Sopa de abobrinha e cenoura
Frango ao estragão e champignons salteados
Um iogurte ou um pudim

Sexta-feira

Almoço

Quatro fatias de carne de carpaccio
Endívias com presunto e Bechamel
Dois iogurtes ou 200 gramas de queijo branco

Jantar

Salada de espinafre e champignon
Salmão com espinafre
Ovos nevados ou dois iogurtes

Sábado

Almoço

Fatia de patê de galinha
Salada dos reis do mar
Um pudim ou uma panqueca de farelo de aveia

Jantar

Caranguejo recheado
Peixe-espada assado com erva-doce no vapor
Creme de café ou 200 gramas de queijo branco

Domingo

Almoço

Salada de carne vinagrete
Couve recheada
Ovos nevados

Jantar

Tomates com cottage e manjericão
Patê de cação
Creme de café ou um pudim

Durante toda a semana: café da manhã e lanches da manhã e da tarde idênticos aos da semana anterior.

A grande obesidade

O plano que apresentei a você aqui é direcionado a todos aqueles cuja vida é perturbada por um excesso de peso difícil de controlar. Uma população em contraste, que agrupa casos diferentes entre si, mas que podem ser esquematicamente classificados em três grandes categorias de sobrepeso de importância inegável.

Do simples sobrepeso à grande obesidade

As obesidades acidentais

Trata-se de pessoas que nunca tiveram predisposição à obesidade, cujo peso sempre foi normal e estável e que, por alguma razão precisa e perfeitamente identificável, começaram a engordar. Esses sobrepesos acidentais estão ligados a uma redução brusca da atividade física.

É o caso da mulher que sai de uma gravidez — habitualmente, a primeira —, ao longo da qual a euforia muito natural do momento, conjugada à redução de atividade, acarretou um ganho de peso inabitual. Isso acontece ainda mais frequentemente em casos de gravidez difícil, que necessitam de acamação prolongada ou, ainda pior, reproduções medicamente assistidas (FIV e tratamento de esterilidade).

Esse também é o caso de pessoas acidentadas, que precisam ficar imobilizadas e comem mais por causa do tédio.

Nessa categoria, podemos encontrar os reumáticos e asmáticos que se tratam com cortisona, cujos efeitos sobre o peso são bastante conhecidos.

A predisposição à obesidade

Este é o caso de homens e mulheres dotados de uma predisposição particular ao armazenamento de gordura e ao ganho de peso. Quer seja uma "marca de nascença" ou uma tendência adquirida graças a má alimentação ao longo da infância, o resultado é o mesmo: esses homens, ou mulheres, têm tendência a engordar e sempre tirarão um proveito excessivo de sua alimentação. Mas essa tendência varia muito, de acordo com os indivíduos.

Mais comumente, em 90% dos casos, a predisposição é moderada e o proveito alimentar, ainda que excessivo, permanece controlável.

Nessa categoria, certos indivíduos, com boa vontade e motivação suficientes, conseguem, bem ou mal, graças a uma vida ativa e a uma alimentação bem-escolhida, frear ou até mesmo controlar sua tendência a ganhar peso. Para esses, meu plano trará uma verdadeira segurança, fazendo com que se livrem para sempre da apreensão legítima. Mas meu plano os ajudará, principalmente, a atravessar inevitáveis períodos críticos de existência em que a simples boa vontade não bastaria mais.

Outros, afligidos por uma predisposição de intensidade comparável, mas que levam uma vida sedentária ou são incapazes do mínimo controle alimentar, não resistem à lenta, mas regular progressão de seu peso.

Meu plano é a melhor indicação para tais pessoas. Seu proveito alimentar é elevado, mas a combinação da Quinta-feira Proteica com o consumo regular de farelo de aveia neutraliza perfeitamente essa deficiência. Sua falta de vontade ou ausência de organização nutricional ajudam, nesse dia semi-heroico, a encontrar a sonhada oportunidade de administrar a si mesmo, com o mínimo de dificuldade, em uma espécie de redenção semanal.

A grande obesidade

Aqui, trata-se de uma grande predisposição, de tipo familiar, que leva a ganhos de peso massivos que deformam o corpo, obesidade frequente nos Estados Unidos, mas relativamente rara na Europa e, mais ainda, na França.

Para esses obesos, o proveito alimentar atinge níveis que deixam os que os rodeiam estupefatos, inclusive os médicos.

Todos os nutricionistas têm, em sua clientela, alguns desses casos extremos, que parecem se alimentar de tudo que é lançado no mercado e parecem desafiar as leis mais elementares da física.

Conheci pacientes que se pesavam à noite, na hora de dormir, e que, ao acordarem, mesmo antes de urinar, conseguiam pesar algumas centenas de gramas a mais. Esses casos existem e desconcertam os médicos que os tratam, mas, muito felizmente, são casos raros.

Mais frequentemente, as grandes predisposições resultam em verdadeiras obesidades. Nessa categoria de obesos constitucionais encontram-se os que já experimentaram a maior parte das dietas, que sempre emagreceram, mas que ganham o peso perdido todas as vezes.

Para eles, a quarta fase do plano é uma boa base de estabilização, mas existe o risco de ser insuficiente para os casos mais difíceis.

Por essa razão, neste capítulo — que dedico a essas pessoas —, proporei uma série de medidas com o objetivo de reforçar sua estabilização.

Contudo, fiel ao meu partido desde o princípio, não modificarei as medidas no registro de restrições alimentares. O que anunciei ao início do livro continua válido: mesmo para os mais predispostos a extrair calorias, a alimentação de estabilização após uma dieta com êxito deve ser espontânea seis vezes por semana.

As três medidas que se seguem são, é claro, destinadas àqueles cuja tendência à obesidade é extrema e que apresentam uma obesidade massiva, rebelde e deformadora. Mas quem pode mais também pode menos, e essas três medidas têm, todas, as chances de ajudar e interessar às pessoas que, sem ser obesas, já têm um "passado ponderal" e estão em busca de eficácia.

Uma grande prévia: o ponto 29

Sabe-se, atualmente, que chegamos ao mundo com um estoque geneticamente determinado de apócitos, as famosas células amarelas encarregadas de fabricar e armazenar gordura. Em épocas normais, o número de células é fixo e varia de acordo com os indivíduos; os que as têm em maior número, por esse motivo, são mais propensos a engordar. Do mesmo modo, a mulher dispõe geneticamente de um número maior de apócitos que o homem, pois a gordura tem para ela um papel mais crucial, tanto pela expressão de sua feminilidade quanto pela maternidade. Uma mulher que não possua mais de 10% de reserva de gordura deixa de ovular, evitando uma gravidez para a qual não teria os meios energéticos de levar até o fim.

Assim sendo, uma vez determinado no nascimento, o número de adipócitos continua relativamente fixo durante toda a vida... Exceto em certos momentos-chave para os quais gostaria de chamar a atenção.

Quando uma mulher — ou um homem — come demais ou mal e engorda, seus adipócitos incham.

Quando esse homem ou essa mulher continua a engordar, seus adipócitos também continuam se enchendo de gordura e começam, progressivamente, a se distender.

Se o ganho de peso persistir, seus adipócitos se hipertrofiam e atingem o limite da elasticidade. Nesse momento crítico, qualquer novo ganho de peso desencadeia um evento novo e excepcional que desordena o futuro e o prognóstico do sobrepeso. O adipócito, que não pode mais conter gordura, DIVIDE-SE em dois. Essa simples divisão multiplica bruscamente, em duas vezes, as capacidades de fabricar e armazenar gordura.

A partir desse momento, a tendência a engordar se agrava: torna-se, simplesmente, mais fácil engordar e mais difícil emagrecer.

Quando alguém procura emagrecer, sempre pode reduzir o tamanho dos adipócitos, mas não poderá jamais fazer com que as duas células-filhas voltem a ser a célula-mãe.

Os nutricionistas sabem disso, mas o público, não. É importante que todos saibam.

Entretanto, o conhecimento e a difusão desses fatos são destinados a todos aqueles para quem o ganho de peso é moderado. É importante evitar que ultrapassem esse ponto sem retorno, a partir do qual o combate se torna mais difícil, em um ambiente também mais difícil. No momento em que os adipócitos se dividem, o simples sobrepeso de comportamento se torna um sobrepeso metabólico, com a certeza de que nada mais será simples como antes. Não estou escrevendo isso para preocupar ou culpar os obesos; eles sabem bem que emagrecem mais dificilmente e menos duravelmente que em outras épocas. Posso assegurar a eles que, mesmo reconhecendo seus limites, meu método lhes apresenta os meios adaptados à sua resistência.

Isto posto, para aqueles e aquelas que já ultrapassaram a linha do perigo e a quem esse fato diz respeito, era importante localizar de maneira simples e completa o momento da história de seu sobrepeso em que o risco de divisão se situava... Para evitar atingi-lo.

Para isso trabalhei com dezenas de milhares de pacientes consultados ao longo de minha vida de nutricionista. Considerando um parâmetro preciso, o período em que uma verdadeira resistência aparecia, bruscamente resistente às dietas de perda de peso, pude estabelecer estatísticas que me permitiram localizar o momento e situá-lo quando se ultrapassa o limite do IMC 28 para entrar no IMC 29.

Antes de mais nada, é preciso que você saiba o que é o IMC e como calculá-lo. O IMC, ou índice de massa corporal, é calculado dividindo seu peso por sua altura ao quadrado. Um exemplo: você pesa 70 quilos para 1,60m. Sua altura ao quadrado é [1,60 x 1,60 = 2,56]. Agora, só resta dividir seu peso em quilos, 70, por esse número ao quadrado de sua altura, e você obterá o IMC procurado. 70 dividido por 2,56 = 27,34. Você pode ver que esse IMC ainda não chegou a 29, mas se aproxima deste número. Bastariam apenas 4 quilos a mais para chegar a 28,90, algumas centenas de gramas do famoso ponto 29. O essencial é fazer tudo para que você nunca chegue a isso.

Se você ainda não conhece seu IMC, calcule-o, nada há de mais simples. A partir disso, vigie sua progressão. Quando seu IMC se aproximar de 27, seja vigilante e não se permita ir mais longe, pois seus adipócitos já estão bastante cheios. Se chegar perto dos 28, reaja, pois seus adipócitos chegaram à saturação e estão sob a ameaça da divisão, o que complicaria a gestão e o controle de seu peso.

Agora, você já está instruído e advertido. Peço para que passe essa mensagem aos seus filhos, seus amigos, e espero que a difusão deste livro ajude a divulgar essa preciosa informação.

Medidas de reforço excepcionais

Primeira medida excepcional: utilização do frio no controle do peso

Ao longo de todo o plano que acabo de descrever atacamos seu problema de peso com a dieta e o farelo de aveia, que cria um gasto calórico intestinal.

Em seguida, abri outro caminho: o dos gastos calóricos com a atividade física, dando prioridade à caminhada, a atividade humana por excelência.

Agora, ainda com esse mesmo objetivo de aumentar os gastos do corpo, abro um último caminho, uma outra maneira inédita de queimar calorias, um meio extremamente original, pouco conhecido e ao qual dou muita importância: o aumento dos gastos de aquecimento do corpo.

Imaginemos o caso de um homem de 70 quilos, de 1,70m, com uma profissão semiativa. Esse homem, em condições normais de vida, consome e gasta, todos os dias, uma média de 2.400 calorias.

Procuremos saber mais e tentemos aprender como e em que setores ele consome essas calorias.

- 300 calorias garantem, a cada dia, o funcionamento obrigatório dos órgãos e das funções vitais (trabalho do bombeamento cardíaco, do cérebro, do fígado, dos rins etc.). Tais gastos são muito fracos e provam a estreita adaptação dos órgãos à sobrevivência. Não é, portanto, esse setor que obrigará o organismo a gastar mais.

- 700 calorias servem para garantir nossa vida de relação, ou seja, a atividade motora e o exercício físico. Indiscutivelmente, detemos maneiras de aumentar tais gastos. Durante muito tempo contribuí com o erro coletivo que consistia em aconselhar apenas que a pessoa se movimente mais, o que fazia com que todos os intervenientes, inclusive eu mesmo, estivessem com boa consciência, mas isso de nada adiantava. Nesse meio-tempo, na minha guerra diária contra o sobrepeso, entendi o papel essencial dessa atividade física na perda de peso e, mais ainda, em sua estabilização a longo prazo. Na versão de 2010 desta obra, introduzi a caminhada no santuário e no fundamento de meu método. A partir de agora, não mais "aconselho" a caminhada, eu a "prescrevo no atestado" com a mesma solenidade e a mesma extrema convicção que faria com um medicamento. Essa caminhada, que diferencio de todas as outras atividades físicas, é a atividade fundadora do homem e está inscrita em nossos genes e nos genes de nossa espécie.
- 1.400 calorias, o posto principal, representam os gastos do metabolismo, dos quais a metade serve para manter a temperatura central do corpo em torno de 37 graus, temperatura indispensável à sobrevivência. Nesse setor temos a possibilidade e, portanto, a intenção de aumentar os gastos.

Para isso basta simplesmente aceitar a ideia de que o frio pode se tornar amigo e aliado do obeso.

Desde os últimos combates da guerra pelo fogo o homem, definitivamente, venceu o frio, tirando essa tarefa de seu corpo graças a uma infinidade de proteções exteriores (calor, vestimentas), das quais acaba abusando atualmente. Essa total inadaptação de seu corpo ao frio o obriga, quando se vê sem saída, a fazer uma gestão extremamente dispendiosa da manutenção vital de sua temperatura interna. A má adaptação ao frio e o desperdício energético são passíveis de ser explorados para facilitar a estabilização dos grandes obesos. A observação prova que o ocidental médio se protege demais do frio e o obeso, envolto por sua gordura isolante, o faz mais ainda que qualquer um.

A técnica que proponho aqui ao grande obeso visa ir contra sua facilidade em armazenar calorias ao aumentar seus gastos de aquecimento.

Trata-se de uma série de medidas simples, não incômodas e não alimentares, mas incrivelmente eficazes, destinadas a ensinar a usar o frio para garantir melhor sua estabilização.

Antes de mais nada, você precisa saber que para não morrer um organismo humano deve manter a temperatura de seu corpo acima de 35 graus. Isso não é uma recomendação, mas uma urgência prioritária e vital absoluta.

Coma frio sempre que possível

Quando você coloca na boca um alimento muito quente, absorve seus nutrientes e suas calorias, mas também absorve, sem saber, o calor que ele carrega em si. Esse calor é um complemento de calorias, que age na manutenção da temperatura do corpo em torno dos 37 graus indispensáveis. *Um bife quente é, portanto, mais rico em calorias que um bife frio.* A partir do momento em que é absorvido, por um curto momento, o organismo para de queimar suas próprias calorias para utilizar o calor físico contido nesse alimento.

Contudo, quando você absorve um alimento frio, o organismo não pode deixá-lo passar no sangue sem tê-lo passado anteriormente à temperatura interna do corpo. Essa operação é muito dispendiosa em calorias. Além disso, ela torna a digestão e a assimilação mais lentas e, portanto, retarda a chegada inesperada e rápida da fome.

Evidentemente, não é aconselhável comer alimentos frios sistematicamente, mas sempre que for possível escolher entre um prato frio e um prato quente, opte pelo frio.

Beba líquidos frios

Comer frio nem sempre é fácil ou agradável. Mas beber frio é um hábito a ser incorporado e preferido pela maioria dos consumidores.

Para o obeso desobediente, essa operação simples e agradável pode se revelar bastante rentável. Com efeito, quando um consumidor absorve 2 litros de água que sai da geladeira a 4 graus, eliminará essa água, cedo ou tarde, em forma de urina, a 37 graus. Para elevar a temperatura desses 2 litros de água em 33 graus seu organismo deverá queimar 60 calorias. Quando se torna um hábito, essa operação, repetida em um ano, faria queimar, sem esforço, perto de 22 mil calorias, isto é, um pouco menos que 2,5 quilos por ano, o que representa uma grande sorte para todos os grandes obesos, cuja estabilização é constantemente ameaçada.

Inversamente, uma caneca de chá muito quente, absorvida com cuidado, com a boa consciência de se ter usado adoçante, não traz qualquer caloria alimentar, mas fornece uma dose de calor integrada, contada em calorias dissimuladas, das quais poucos consumidores suspeitam.

Chupe gelo

O efeito buscado é ainda mais marcado em cubos de gelo conservados em temperatura negativa (-10 graus). Por esse princípio, peço a meus pacientes que façam gelos edulcorados com aspartame e aromatizados com baunilha ou menta e que, em temperaturas mais quentes, chupem cinco ou seis gelos por dia, dissipando 60 calorias por dia.

Emagreça tomando banho

Experimente algo simples: entrar no banho com um termômetro na mão. Deixe a água escorrer aumentando progressivamente sua temperatura até 25 graus. A que se pode comparar a temperatura dessa água? A de um banho de mar qualificado como agradável no verão.

Ficar debaixo dessa água durante dois minutos obriga o organismo a gastar cerca de 100 calorias, simplesmente por se opor ao resfriamento do corpo, o que é o equivalente a 3 quilômetros de caminhada.

Esses banhos refrescantes produzem seu melhor efeito quando aplicados em regiões do corpo em que se encontra mais sangue quente: as axilas, a virilha, o pescoço e o peito, em que o sangue circula em largas artérias quentes e superficiais.

Evite molhar os cabelos, o que pode ser muito incômodo com o tempo. Evite também molhar as costas, o que é inútil e desagradável.

Os mais friorentos conservarão o benefício dessa medida de gasto de calorias aplicando o banho nas partes menos sensíveis do corpo: coxas, pernas e pés.

Evite ambientes muito quentes

O obeso deve saber que uma temperatura de 25 graus dentro de um apartamento no inverno é uma temperatura ambiente que reforça sua predisposição a engordar.

Para ele e para qualquer candidato ao emagrecimento, abaixar essa temperatura em três graus, passando-a de 25 para 22, obriga o corpo a realizar uma combustão de 100 calorias complementares por dia, o equivalente a 20 minutos de caminhada.

Aceite se cobrir menos

Essa medida corta a anterior, mas é possível combinar os dois efeitos.

Com a chegada do inverno, e, às vezes, mesmo a partir do outono, mais frequentemente por hábito do que por necessidade, você tira dos armários sua coleção de casacos e demais roupas de frio. À noite, muitos são os que acumulam cobertas, menos por real necessidade de calor que pelo prazer de se sentir confortavelmente cobertos.

Livre-se de uma dessas três proteções, à sua escolha: roupa sintética para proteção contra o frio, o casaco ou mesmo a cobertura complementar. Apenas com essa medida você irá se desfazer de 100 novas calorias por dia.

Além disso, a pessoa predisposta à obesidade deve saber que não se recomenda o uso de roupas muito apertadas. Um corpo vestido sempre transpira de maneira mais leve e a evaporação que refresca e abaixa a temperatura do corpo deve ser facilitada pelo uso de roupas tão amplas quanto for possível.

Conclusão

Na hora do saldo energético, basta adicionar esses gastos para compreender a importância da utilização do frio para facilitar estabilizações difíceis.

Dois litros de água a 10 graus exige do organismo para ser esquentada	60 calorias
Chupar seis gelos acidulados	60 calorias
Um banho de dois minutos a 25 graus	100 calorias
Baixar a temperatura ambiente em três graus	100 calorias
Abandonar alguma camada de roupa, casaco ou cobertor	100 calorias
Total	420 calorias

A leitura desse quadro prova, com clareza e simplicidade, a eficácia dessas medidas.

O leitor que duvida de sua veracidade deve entender que me refiro, aqui, a uma realidade fisiológica, ou seja, muito lógica. Como duvidar de que a manutenção do corpo a uma temperatura constante tão elevada quanto 37 graus tenha um custo calórico e que esse custo varia com a temperatura ambiente e o contato com o frio? Todos sabem, por experiência, até que ponto se elevam os gastos de aquecimento em uma casa de portas e janelas malvedadas. Ora, nosso corpo funciona segundo o mesmo princípio, o que nos autoriza a usar esse desperdício energético para modificar a natureza excessivamente econômica do obeso.

Para concluir, se o resfriamento não for arma suficiente para garantir o emagrecimento de um obeso, pode ser muito útil quando a estabilização é difícil; às vezes, não é preciso muito para inverter a tendência. Essas modestas mas regulares calorias conquistadas com o frio podem representar um apoio que leva ao sucesso.

Enfim, existe um argumento que, de longe, ultrapassa todos os outros: a comprovação dessa técnica na prática. Os que são lúcidos o suficiente para avaliar a importância e a resistência de sua obesidade, que aplicam meu plano de estabilização definitiva seriamente e que sentem, apesar de todos os esforços, que o ponteiro da balança hesita em parar em um número favorável, devem, sem dúvida, experimentar os efeitos do resfriamento durante algumas semanas. Depois dessa curta experiência, não precisarão de alguém que lhes diga que essa é a decisão correta.

Para aqueles cuja predisposição é menos forte, essa técnica não é indispensável. É possível, no entanto, recorrer a ela de maneira mais pontual, em períodos particularmente ameaçadores (férias, festas etc.) ou selecionar um ou dois elementos do programa que incomodam menos.

Mencionemos, para terminar, que enfrentar o frio pode ser um exercício bastante útil a todos os que, sentindo-se fracos em certos setores da vida psíquica, têm vontade de aguçar sua vontade de viver em outros domínios, para os quais tenham mais armas. Afirmar-se diante do frio pode ajudar a vencer certa fraqueza no registro da alimentação.

Para terminar este capítulo eu diria que o calor e o conforto são emolientes, enquanto o frio dinamiza, incita ao esforço muscular e intelectual, reforçando o condicionamento da tireoide. Conheci muitas pessoas tristes que começaram a cantar debaixo de duchas um pouco mais frias.

Segunda medida excepcional: prática de atividade física utilitária

A maioria dos teóricos do emagrecimento recomenda, para perder peso, que se coma de tudo em pequenas quantidades e que, conjuntamente, se aumentem os gastos relacionados ao exercício físico. Essas recomendações parecem lógicas e racionais, mas não são confirmadas pela prática. Segundo a associação americana de profissionais especialistas em obesidade, 12% dos candidatos ao emagrecimento que seguem uma dieta efetivamente perdem peso e apenas 2% conseguem se estabilizar.

Nunca faça exercícios durante as fases de emagrecimento intenso

Em período de dieta de ataque e enquanto passa por um emagrecimento acelerado, desaconselho a meus pacientes de grande obesidade qualquer exercício físico intenso. Peço, no entanto, que CAMINHEM.

E isto, por três razões:

- A primeira é que a força de vontade necessária imposta por uma dieta eficaz já é uma prova em si. Impor um esforço complementar denso simplesmente faz com que se corra o risco de desmoronar todo o edifício.
- A segunda razão tem a ver com o fato de que o obeso que emagrece muito se cansa fácil, precisa de repouso e de um bom sono recuperador. Com exceção da caminhada, todo esforço físico sustentado faz com que se corra o risco de aumentar seu cansaço e enfraquecer sua determinação.
- A terceira é que o obeso, por definição, é pesado demais para sua constituição. Impor um exercício físico inabitual é simplesmente perigoso

Além disso, pedir que pratique uma atividade esportiva é também subestimar sua apreensão ao exibir seu corpo em público

Três atividades mínimas de reforço

Apesar de a atividade física intensa estar excluída ao longo do emagrecimento, é muito importante em fase de estabilização, quando o paciente perdeu sua obesidade, tanto para conter o retorno ao antigo peso quanto para tornar os músculos mais firmes e evitar a pele excedente. A experiência prova, contudo, que a prática de uma atividade física regular é difícil para um obeso, que geralmente vive uma aversão ao movimento e ao esforço, aversão que tem, no entanto, parte da responsabilidade em seu sobrepeso.

Entretanto, peço ao grande obeso emagrecido, cuja estabilização definitiva é difícil de se obter, que associe a seu plano de base as três instruções elementares seguintes, aplicáveis a todos, inclusive aos mais refratários a qualquer esforço físico:

- **Esqueça os elevadores.** Esta medida já foi descrita na fase de estabilização definitiva. Ela serve para todos os candidatos à estabilização, mas o obeso que conseguiu atingir seu objetivo sabe que sua equação pessoal é mais vulnerável que a da pessoa com um simples sobrepeso. O obeso vitorioso deve realmente adotar essa instrução para sua nova vida. Ele pode ir no seu ritmo, pode parar no meio do caminho para respirar, pode fazer exatamente o que quiser entre o primeiro e o sexto andar, mas, acima de tudo, deve estabelecer que vai conseguir. Gostaria de lembrar que todo obeso que conseguiu emagrecer é um indivíduo mais forte, infinitamente mais forte que uma pessoa de peso normal, pois viver com 120 ou 150 quilos sobre as pernas o tempo todo é um exercício permanente, quase um esporte em si. Desse modo, ao emagrecer, resta-lhe uma massa muscular e uma força diante das quais os degraus que prescrevi não são muita coisa.
- **De pé sempre que possível.** Em qualquer situação em que estar sentado ou deitado não for indispensável, fique de pé. Para este exercício ser válido deve-se repartir a carga do corpo sobre os dois pés. É preciso evitar o apoio dos quadris, que desloca o

peso do corpo para um lado e faz com que este carregue o peso não sobre os músculos, mas sobre os ligamentos, cuja tensão passiva não consome uma caloria sequer.

Não deixe de dar importância a essa instrução aparentemente inofensiva, pois ficar de pé pede uma contração estática dos maiores músculos do organismo: os glúteos, os quadríceps e os tendões do jarrete.

Ficar de pé, com os dois pés bem juntos, é uma atividade que, quando se torna habitual, consume energia suficiente para que a perda calórica não seja negligenciada.

- **A caminhada utilitária.** Esta é uma boa oportunidade de voltar a falar da caminhada. Você agora sabe até que ponto ela entra na equação da luta contra o sobrepeso. Você sabe que prescrevo a caminhada em uma dose de 20 minutos por dia durante a fase de ataque, 30 minutos durante a fase de cruzeiro e 60 minutos durante quatro dias para "quebrar" um patamar de estagnação. Em seguida, de volta aos 25 minutos de consolidação, para acabar com um mínimo de 20 minutos por dia em fase de estabilização definitiva.

Contudo, para o obeso vitorioso, esses 20 minutos não são suficientes. Ele deve, além dessa caminhada pela caminhada, adicionar à sua rotina os grandes benefícios da caminhada utilitária que, por definição, não é uma atividade gratuita. Voltar para casa a pé, fazer compras e visitar vizinhos a pé dá um novo sentido ao corpo.

O obeso vitorioso deve reaprender a utilizar seu corpo, antes considerado, com razão, como uma carga intransportável e um empecilho à sua liberdade. Abandonar a obesidade não é uma escolha mágica, mas uma reeducação que se efetua na cabeça e que deve ser desejada, é um trabalho em si mesmo que cria satisfações, as quais justificam todas as concessões. Um dia de proteínas puras por semana, três colheres de sopa de farelo de aveia, enfrentar o frio, ficar de pé, caminhar quando for necessário e esquecer as escadas rolantes representam, para um grande obeso em vias de estabilização, concessões mínimas com relação ao benefício de liberdade, dignidade e normalidade reencontradas.

Reforço psicológico da estabilização: três modificações no comportamento alimentar

Coma lentamente e mastigue inteiramente os alimentos

Existem, atualmente, razões científicas para afirmar que comer rápido demais engorda. Uma estudiosa inglesa analisou o caso filmando dois grupos de mulheres, sem que elas soubessem: o primeiro, composto por obesas e o outro por mulheres de peso normal. A pesquisadora mostrou que as mulheres de peso normal mastigavam duas vezes mais que as obesas, chegavam mais rápido à saciedade e tinham uma necessidade reduzida de carboidratos e açúcares nas horas seguintes à refeição.

Existem dois tipos de saciedade: a mecânica, pelo preenchimento do estômago, e a verdadeira saciedade, que vem quando os alimentos chegam ao sangue e, em seguida, ao cérebro, após a ingestão. Os que comem muito rápido não podem contar senão com a distensão do estômago para acalmar sua avidez. Isso pode representar enormes quantidades e explica a frequência de uma sonolência ao fim da refeição, além dos inchaços, que provam que as medidas foram ultrapassadas.

No entanto, o indivíduo que come lentamente e mastiga dá às calorias e aos nutrientes tempo de chegar ao cérebro, até que este crie a saciedade. No meio da refeição, ele começa a se sentir satisfeito e recusa o queijo e a sobremesa.

Sei que não se pode inverter totalmente esse tipo de hábito fortemente enraizado, e sei, igualmente, que pode ser exasperador estar à mesa com tartarugas quando se tem um apetite de leão.

Contudo, o grande obeso que tem dificuldades em se estabilizar não deve sorrir à leitura dessa instrução. Ele deve aceitar a ideia de que uma medida simples como essa pode ajudá-lo enormemente. Deve saber, também, que o esforço voluntário para mudar a rapidez de ingestão é muito mais fácil do que parece. O esforço de atenção voluntária dura apenas alguns dias; rapidamente, torna-se um automatismo e, a longo prazo, um hábito.

Para contar uma anedota, falarei do caso de um de meus pacientes, indiano ex-obeso, curado e estabilizado pelo guru de um Ashram em Nova Délhi, com a única recomendação como tratamento: "Durante cada refeição alimente-se e mastigue como de hábito, mas, no momento de engolir, leve a bocada novamente para a parte da frente da boca e mastigue-a uma segunda vez. Em dois anos você voltará a ter um peso normal."

Beba abundantemente durante as refeições

Uma proibição de origem mal-identificada, porém enraizada no inconsciente coletivo, recomenda a quem quer que queira emagrecer que não se beba durante as refeições.

Esse clichê é não apenas absurdo e injustificado mas também contrário à verdade. Beber durante as refeições é benéfico ao obeso por três razões:

- A água age como um líquido de preenchimento que, adicionado aos alimentos, distende o estômago e traz uma sensação de preenchimento e saciedade. Uma esponja embebida ocupa mais espaço que uma esponja seca.
- Beber durante as refeições também faz com que a absorção de alimentos sólidos seja interrompida durante alguns instantes. Essa pausa, associada à lavagem das papilas, torna a progressão da refeição mais lenta, dando aos mensageiros da saciedade o tempo de caminhar através do sangue e do cérebro para acalmar a fome.
- Por fim, quando a água está fria ou mesmo fresca, serve para baixar a temperatura global dos alimentos contidos no estômago, alimentos que deverão ser requentados para penetrar no sangue. O ganho é de mais calorias gastas e mais tempo.

Na prática, para tirar total proveito dessas razões para beber, é aconselhável beber líquidos frios, na dose de um copo antes da refeição, outros a serem consumidos diversas vezes ao longo da refeição e um último antes de se levantar da mesa.

Não se sirva duas vezes do mesmo prato

Ao longo da dieta de consolidação, período de transição entre o período de emagrecimento propriamente dito e a estabilização definitiva, a alimentação era aberta a um certo número de alimentos necessários e permitia duas refeições de gala, com uma recomendação de bom-senso: "nunca coma duas vezes o mesmo prato."

Os grandes obesos, cuja estabilização é incerta, devem adotar essa regra, que os magros constitucionais praticam espontaneamente.

Sirva-se fartamente, sabendo que não haverá duas vezes. Você comerá com mais apetite e saberá usar melhor seu tempo para comer.

No momento em que se sentir tentado a se servir mais uma vez, saiba que estará ultrapassando uma fronteira perigosa. Coloque seu prato sobre a mesa e pense no prato seguinte.

Conclusão

O que há de mais simples que beber durante a refeição, mastigar mais os alimentos, concentrando-se nas sensações que eles trazem e nunca se servir duas vezes do mesmo prato? Simples, certamente, mas também eficaz, pois essas medidas intervêm à mesa e nos próprios lugares em que os comportamentos alimentares de risco causam danos, tendo sua parte de responsabilidade na obesidade inicial. Quando essas medidas são aceitas, inclinam lentamente as pulsões desordenadas do grande obeso.

Combinadas às outras medidas de reforço excepcionais, o frio e o exercício utilitário, dedicadas ao obeso até então refratário a qualquer estabilização durável, tais esforços impõem-lhe um acréscimo de instruções pouco penosas porém de grande eficácia prática.

O grande obeso deve saber que nunca poderá esperar uma estabilização durável se não deixar para trás parte de si mesmo, a parte que inclui certos comportamentos e hábitos que o mantém preso à instabilidade e ao fracasso inevitáveis.

Essa rede de instruções de base funciona como balizas no caminho da estabilização. Elas confirmam a todo momento a amplitude, a importância e a permanência de um grande desafio: viver agradavelmente, comendo definitivamente como todo mundo, seis vezes por semana.

Meu método, da infância à menopausa

O princípio condutor que sustenta meu método é o fato de ter se tornado difícil, atualmente, ter e conservar um peso normal, sem uma metodologia particular.

No momento em que escrevo estas linhas, nas farmácias e nos laboratórios dos maiores grupos da indústria agroalimentar gênios do marketing e professores de psicologia, especialistas em motivações profundas dos comportamentos humanos, trabalham anonimamente para elaborar gamas inteiras de produtos de consumo exagerado com formas, cores, argumentos e modos de difusão tão sofisticados que resistir a eles se torna uma verdadeira aposta.

Paralelamente, em outros ateliês, pesquisadores e técnicos igualmente especialistas esforçam-se para descobrir e promover procedimentos e produtos cuja inovação se baseia, prioritariamente, na redução do movimento da máquina humana. Desse modo, desde a aparição da máquina a vapor, do automóvel, da eletricidade, do telefone, das máquinas de lavar, dos lenços de papel e das fraldas descartáveis, dos controles remotos e, inclusive, a notável aparição da escova de dente elétrica, todos esses produtos são apresentados como inovações que nos roubam ou privam, de acordo com a perspectiva escolhida, de uma série de gestos utilitários e calorias que o corpo poderia consumir.

Isso quer dizer que todo ser humano vivo, em uma sociedade dita de consumo, à parte os que trabalham usando a força e os atletas profissionais, terá grande dificuldade para regular seu peso, principalmente porque, por razões de prevenção sanitária, palavras de ordem culturais e imperativos da magreza, tornou-se social e culturalmente incorreto engordar.

Construí este método para afrontar esta deriva estrutural das sociedades modernas e proporcionar algo que se adapte a todas as facetas dessa nova doença da civilização.

Até agora apresentei-o de maneira geral, facilitando a compreensão de sua estrutura e integrando apenas os parâmetros de duração e peso a ser perdido.

Agora, a questão é entender como essa ferramenta evolutiva pode se adaptar e ser utilizada em função das diferenças de idade e estados.

Meu método adaptado à infância

A aliança entre a inflação alimentar e a redução do esforço físico tem uma intensidade particular para a criança. Em uma única geração surgiram a televisão, os jogos eletrônicos e a internet, que prendem as crianças diante das telas, enquanto comem balas, barras de chocolate, bolos, pastas de amendoim e avelã, diante das irresistíveis solicitações gustativas sugeridas pelas propagandas.

A epidemia da obesidade norte-americana começou nos anos 1960, fixando-se na população infantil. As crianças gordas de ontem se tornaram os adultos obesos de hoje, e os Estados Unidos têm a maior população gorda do mundo.

Com seus poucos recursos, os pediatras franceses tentam se opor a essa invasão cultural de amplitude perfeitamente comparável à das séries policiais norte-americanas na televisão. Comidas de fast-food, pizzas, sorvetes, refrigerantes, barras de chocolate, pipoca e cereais de café da manhã, juntamente com a "imobilização eletrônica", aumentam, progressivamente, a taxa de obesidade infantil na França.

Convém distinguir, no que diz respeito à sobrecarga ponderal da criança, o procedimento preventivo que concerne às crianças com riscos que se manifestam muito cedo e, de maneira familiar, uma tendência a engordar, do procedimento de cura que interessa à obesidade infantil constituída.

Nunca esqueça que, no domínio particular do sobrepeso infantil, o procedimento preventivo é, de longe, o mais interessante e importante, pois uma criança que tenha se tornado gorda conservará, por toda a sua vida, grande dificuldade de gerenciar seu peso. Logo, tente sempre prevenir com uma atitude firme e esclarecida essa inflação do peso, que levará o adulto a um interminável e frustrante combate.

A criança em risco

Trata-se, em geral, de uma criança gulosa e pouco ativa, de famílias de pais gordos, descuidados e permissivos, que mostram, desde cedo, forte apetite e tendência à corpulência.

Nessa idade, certamente, não é o caso de se começar uma dieta e, menos ainda, uma dieta tão eficaz e estruturada quanto o meu método propõe. É preciso, contudo, orientar a mãe, que não sabe como reprimir essa tendência.

A resposta é clara, simples e consiste em:

- evite comprar e introduzir em casa todos os alimentos de gosto doce, com exceção dos edulcorados com aspartame;
- elimine verdadeiramente as batatas chips, as batatas fritas e as oleaginosas (amendoins, pistaches);
- reduza pela metade ou em dois terços a utilização de gorduras (óleos, manteiga, creme de leite) em molhos e preparações.

Com essas três medidas elementares mas muito eficazes a longo prazo os maiores perigos poderão ser descartados. Mas tais medidas não são negociáveis, pois a saúde futura dessas crianças, tanto física quanto a psíquica, está em jogo.

Uma mãe consciente deverá, assim, evitar introduzir em casa todo tipo de balas, confeitos, bolos, chocolates, pastas para passar no pão e sorvetes, reservando esses alimentos a ocasiões festivas ou de recompensa. Além disso, existe, atualmente, um número crescente de produtos de substituição, os *light* de todos os tipos, geleias sem açúcar, chicletes diet, laticínios aromatizados, chocolates com pouquíssimo açúcar, pudim sem açúcar ou com pouca gordura, sorvetes de iogurte etc.

É igualmente importante colocar a criatividade em prática, a fim de reduzir o teor em gordura de vinagretes, da manteiga adicionada às massas e dos diversos molhos de preparação de carnes, peixes ou aves (cf. receitas e molhos aconselhados).

A criança obesa

• Antes dos 10 anos, trata-se, diante do esboço do ganho de peso, de adotar uma estratégia leve, cujo objetivo é estabilizar o peso nesse estado e possibilitar que o crescimento acabe com esta leve corpulência sobre o ganho de peso futuro. Para isso, comece por um período de três meses ao longo do qual serão aplicadas as três medidas precedentes a respeito do reequilíbrio do açúcar e da gordura na alimentação dessa criança.

Se o peso continuar a aumentar, apesar dessas medidas, passe à terceira fase do meu método, a de consolidação, com as duas refeições de gala por semana, mas sem seguir a Quinta-feira Proteica, demasiado ofensiva para essa idade.

• Depois dos 10 anos, diante de uma obesidade contínua, já é possível tentar reduzir o sobrepeso de maneira suave. A luta começará da mesma maneira que a precedente, com uma entrada direta em fase de consolidação e um dia de sentinela de proteínas COM legumes. O objetivo, aqui, é perder peso, mas sem correr o risco de tratar a criança de maneira brusca ou frustrá-la exageradamente, sabendo que o resto de seu crescimento por vir é um grande trunfo, que possibilitará a distribuição do seu sobrepeso.

Meu método adaptado à adolescência

Para o menino, a adolescência foi, durante muito tempo, em condições normais de vida, o período de existência mais ameaçado pela sobrecarga ponderal, período de crescimento e de forte atividade ao longo do qual o ritmo de gastos energéticos neutraliza qualquer ganho de peso.

O mesmo acontece com a adolescente, que atravessa um período de instabilidade dos hormônios, testemunhado por menstruações anárquicas e um ganho de peso de forte tom hormonal, localizado nas formas mais femininas do corpo, como coxas, quadris e joelhos. Essa travessia agitada costuma ser acompanhada por hipersensibilidade emocional e por forte demanda de magreza, que causa grandes estragos nessa faixa etária.

A adolescente em risco

- Em caso de simples tendência à corpulência, em um contexto de menstruações irregulares, com tensão pré-menstrual marcada, é importante pedir ajuda a um médico para que estime o estado da maturidade óssea e o que resta a esperar do crescimento em curso.
- Quando o crescimento não tiver chegado ao fim, minha dieta de consolidação é a mais bem-adaptada à situação e costuma ser suficiente para eliminar essa tendência moderada, com a condição de que seja praticada em sua integralidade, sem esquecer a Quinta-feira Proteica.
- Quando o crescimento tiver atingido o fim ou se a tendência à corpulência não tiver sido suficientemente controlada pela dieta anterior, passe, então, à segunda fase de meu método, a fase de cruzeiro, mas adaptando-a ao estatuto vulnerável da adolescente. Enquanto essa fase, para o adulto, comporta uma alternância de proteínas puras e de proteínas + legumes, para a adolescente será feita unicamente com proteínas + legumes, continuamente e sem alternâncias.
- Se o ganho de peso se agravar a partir da idade de 17 anos, passe à fase de cruzeiro integral, a do adulto, com um ritmo de alternância 1/1, ou seja, um dia de proteínas puras seguido de um dia de proteínas + legumes, até a obtenção do Peso Certo. Considere a idade da adolescente, nunca aceite um peso que ela mesma tenha escolhido, baseado num ideal próprio. Esse peso, irrealista ou muito difícil de se atingir, corre o risco de tornar seu organismo muito econômico e enclausurar a adolescente em uma alimentação exageradamente restritiva.

A adolescente obesa

Passados os 16 anos, em caso de obesidade declarada, em um contexto de menstruações regulares e na ausência de transtornos de comportamento alimentar bulímico ou compulsivo, é recomendável usar meu método seguindo seu curso normal. Comece com uma fase de ataque de três a cinco dias, e passe à fase de cruzeiro, com uma alternância de um dia de proteínas puras seguido por um dia de proteínas + legumes.

Para a adolescente é crucial consolidar o peso obtido com a dieta de consolidação e, em seguida, o peso da dieta de estabilização definitiva com a Quinta-feira Proteica, o abandono definitivo dos elevadores e as três colheres de farelo de aveia diárias. Quanto maior tiver sido a perda de peso e quanto mais significativa a tendência de obesidade na família, maior deve ser a vigilância.

Meu método para quem toma pílula contraceptiva

A geração das minipílulas com dose fraca diminuiu bastante o risco de ganho de peso induzido pela dosagem muito grande de hormônios das antigas pílulas.

Contudo, qualquer que seja a dose utilizada, os primeiros meses de uso de uma pílula contraceptiva continuam sendo uma ocasião de ganho de peso, comumente difícil de assimilar para aquelas que nunca tiveram de vigiar sua alimentação. Essa tendência se manifesta, principalmente, no início do tratamento, para se esvair progressivamente em três ou quatro meses, período curto ao longo durante o qual é importante tomar algumas precauções.

Medidas preventivas

Nos casos em que exista uma tendência pessoal ou familiar, ou se houver uso de uma pílula com doses fortes, uma medida simples e eficaz consiste em fazer minha dieta de estabilização definitiva, com a Quinta-feira Proteica, as escadas e as colheres de farelo de aveia.

Em caso de insucesso ou resultados insuficientes, passe à dieta de consolidação completa, com a Quinta-feira Proteica.

Em caso de ganho de peso estabelecido

- Para um ganho de peso moderado comece com minha dieta de cruzeiro, versão de alternância 1/1 (um dia de proteínas/um dia de proteínas + legumes), até a recuperação do peso inicial, sem se esquecer de passar pela fase de consolidação e dos dez dias por quilo perdido e, em seguida, pela estabilização definitiva, com uma duração de, no mínimo, quatro meses, para não se correr o risco de ganhar peso imediatamente após.

- Para um grande ganho de peso, entre no âmbito do plano global habitual do método, conservando a Quinta-feira Proteica durante um ano.

Meu método e a gravidez

O ganho de peso ideal ao longo da gravidez (peso final, antes do parto) está compreendido entre 8 e 12 quilos, de acordo com a altura, a idade e o número de gestações. Esse ganho de peso pode ser muito superior em mulheres predispostas à obesidade.

Essas diferentes eventualidades são todas facilmente controláveis graças às múltiplas facetas e ângulos de abordagem do meu método.

Ao longo da gravidez

• **Vigilância e prevenção simples.** Em caso de risco de ganho de peso para mulheres que já tenham engordado muito ao longo de gestações anteriores ou para as que apresentam antecedentes diabéticos pessoais ou familiares, ou, ainda, por simples preocupação com a silhueta e a magreza, a melhor estratégia preventiva é instaurar, o mais cedo possível e durante toda a gravidez, a fase de consolidação do meu método, mas especialmente adaptada à gravidez, com três concessões, de maneira a tornar a dieta mais suave:

- consuma duas porções de fruta por dia em vez de uma;
- utilize leite e laticínios (iogurtes e queijos brancos) semidesnatados com 20% de gordura, em vez dos desnatados, com 0% de gordura;
- elimine a Quinta-feira Proteica.

• **Sobrepeso já existente.** É o caso de uma gravidez para uma mulher já em sobrepeso, que não teve tempo de reduzi-lo anteriormente.

Nesse caso preocupante, em que o excesso de peso já existente pode se agravar bastante, a melhor resposta é a fase da minha dieta de consolidação, reforçada pela retirada dos dois carboidratos e das duas refeições de gala, mantendo-se a Quinta-feira Proteica.

Em caso de verdadeira obesidade, quando existe de fato o risco de complicações maternas e fetais ao longo da gravidez ou do parto, é possível usar, especialmente ao início da gravidez, a fase de cruzeiro de meu método, mas com o consentimento do médico responsável e com seu acompanhamento. Nesses casos muito particulares é importante estimar e pesar na balança os benefícios e danos para a mãe e para o feto em uma dieta tão ativa.

Depois da gravidez

Encontra-se, aqui, uma situação clássica em que existe um resquício de peso mais ou menos grande, que deve ser reduzido para se chegar ao peso anterior.

Toda mulher deve, contudo, saber que nem sempre é fácil ou desejável voltar sistematicamente ao peso anterior ao da gravidez, o que seria o mesmo que se apegar indefinidamente ao peso da juventude.

Levando em conta minha experiência nesse campo, adquiri o hábito de aplicar uma regra pessoal de cálculo de evolução desejável do peso em função da idade e do número de gestações. *Com relação ao peso de uma mulher jovem (20 anos), considero que, dos 20 aos 50 anos, o crescimento médio de peso é de quase 1 quilo por dezena de anos de idade e de 2 quilos por criança*, ou seja, para uma mulher de 50 anos que pesava 50 quilos aos 20 anos, um peso de 54 quilos aos 25 anos, incluindo os resquícios das duas gestações, de 55 quilos aos 30 anos, de 56 quilos aos 40 e de 57 quilos aos 50 anos.

• **Em caso de amamentação.** Qualquer que seja o ganho de peso, não é concebível fazer uma dieta demasiada sustentada durante esse período, o que traria consequências ao crescimento do recém-nascido.

A atitude aconselhada se parece com a da dieta de simples vigilância de uma gravidez normal, fornecida pela dieta de consolidação, flexível em três pontos:

- adição de uma segunda fruta, em vez de apenas uma;
- utilização de leite e laticínios semidesnatados (20% de gordura), em vez dos totalmente desnatados (0% de gordura);
- evitar a Quinta-feira Proteica.

• **Na ausência de amamentação.** A redução de peso pode começar assim que se volta para casa.

Se o ganho de peso for normal, deixando um resquício de gravidez compreendido entre 5 a 7 quilos sete dias após o parto, o retorno ao peso normal será obtido graças à dieta de cruzeiro, em versão de alternância 1/1, isto é, um dia de proteínas puras seguido por um de proteínas + legumes, dieta seguida sem interrupção até se obter o peso fixado, sem se esquecer de passar pela fase de consolidação de dez dias por quilo perdido e, em seguida, a estabilização definitiva e suas três medidas (Quinta-feira Proteica + escadas + farelo de aveia durante pelo menos quatro meses).

Em caso de ganho de peso anormal, resquício compreendido entre 10 e 20 quilos sete dias após o parto, é necessário seguir meu método integralmente, com uma perda de peso rápida, graças aos cinco dias de proteínas puras da fase de ataque, seguidos pela alternância da dieta de cruzeiro, a passagem à fase de consolidação para, enfim, chegar à fase de estabilização definitiva com uma duração longa e suas três medidas não negociáveis: Quinta-feira Proteica + abandono das escadas + farelo de aveia. Essa fase deve ser seguida por pelo menos 12 meses, ou mais, para as pessoas predispostas que já tenham um turbulento passado ponderal.

Meu método, a pré-menopausa e a menopausa

Os perigos da menopausa

A pré-menopausa e os seis primeiros meses da menopausa confirmada representam a encruzilhada hormonal mais cheia de perigos, o período da vida da mulher em que o ganho de peso é mais frequente.

Sob o efeito combinado da idade, da redução de massa muscular e de um empobrecimento frequente da secreção tireoidiana, os gastos calóricos do organismo diminuem progressivamente.

Ao mesmo tempo, o ovário para de secretar um de seus hormônios, a progesterona, criando, assim, um desequilíbrio responsável pela instauração de ciclos irregulares, com atrasos ou ausências de menstruação.

As progesteronas de substituição, geralmente sintéticas, costumam ser utilizadas para compensar esse enfraquecimento.

Esses três fatores conjugam seus efeitos para resultar em um ganho de peso que não responde mais às habituais medidas de controle alimentar a que a maior parte das mulheres se impõe para tentar manter seu peso.

Estamos no coração da menopausa.

Quando um ovário se apaga completamente e interrompe, assim, sua secreção de estrógenos ou foliculina, os calores aparecem e sinalizam essa falta. Estamos, então, na menopausa confirmada, e o ganho de peso se acentua com o reforço do tratamento de substituição, que associa progesteronas e estrógenos. Essa tendência ao ganho de peso se prolonga até a adaptação total ao tratamento, para se esvair em alguns meses.

O saldo de peso dessa travessia agitada, que pode durar de dois a cinco anos é um ganho que oscila, estatisticamente, entre 3 e 5 quilos, de acordo com o tratamento de substituição utilizado e com a maneira mais ou menos progressiva com que é instituído. Esse ganho de peso pode, no entanto, chegar a 10 ou até mesmo 20 quilos nas mulheres predispostas que não tomam as precauções necessárias.

Os hormônios vegetais, uma alternativa original e natural para as mulheres em risco

As inúmeras polêmicas a respeito dos riscos relacionados com o tratamento hormonal de substituição da menopausa levaram a uma recusa da utilização de hormônios femininos.

Para enfrentar a turbulência de certas menopausas, a presença de calores e um ganho de peso preocupante, propôs-se um tratamento da menopausa puramente vegetal, que nos interessa aqui, particularmente.

Essas substâncias vegetais e naturais têm uma estrutura tão próxima dos hormônios femininos que são capazes de ocupar seus receptores e, em parte, substituí-los.

Bem menos ativos que os hormônios femininos, sua ação de proteção contra os calores da menopausa foi clinicamente comprovada.

Mas, para além dos calores, aparentemente o uso regular dos fitoestrógenos da soja, em doses suficientes, pode evitar, especialmente na mulher já em sobrepeso ou com risco de chegar a ele, os fatais ganhos de peso muito comuns ao longo da menopausa.

Um problema permanece: o da insuficiência de ação. Sendo os fitoestrógenos de 1 mil a 2 mil vezes menos ativos que os estrógenos femininos, a maior parte das doses atualmente propostas em forma de comprimidos ou cápsulas parece insuficiente diante do risco de ganho de peso. De acordo com observações japonesas, é o consumo regular de 200 gramas diários de tofu que explica a ausência de calores na mulher japonesa e a estabilidade de seu peso ao longo da pré-menopausa e da menopausa. Ora, 200 gramas de tofu representam uma dose diária de 100 miligramas de isoflavonas de soja, dose que parece ser a que têm melhores chances de intervir na gestão do sobrepeso.

Todos os autores que estudaram as propriedades nutricionais da soja insistem no fato de que sua ação de proteção em certas manifestações da menopausa, tais como os calores ou o envelhecimento da pele, se manifesta rapidamente. Sua ação de prevenção contra o câncer de mama, a osteoporose e o sobrepeso necessita de uma impregnação muito longa que, sozinha, pode explicar a surpreendente imunidade da mulher asiática, grande consumidora de soja.

Aconselho, então, às jovens mulheres que adquiram o hábito de consumir soja regularmente.

Não os brotos de feijão, que não possuem tal ação, mas o próprio grão de soja, ou, melhor ainda, o leite de soja e o tofu.

Medidas de prevenção

• **Menopausa simples.** Quando não existe passado ponderal de excesso de peso ou de dietas, mas, por pura prudência, se quiser prevenir qualquer ganho de peso, aconselha-se, desde os primeiros atrasos ou irregularidades da pré-menopausa, que se adapte a fase quatro de meu método, a alimentação e o modo de vida perfeitamente normais mas sob a vigilância de minha estabilização definitiva, incluindo a Quinta-feira Proteica, as escadas e as colheres de farelo de aveia. Na maior parte dos casos, isso basta para impedir o habitual ganho de peso. Essa atitude defensiva deve ser mantida durante toda a travessia geralmente caótica da pré-menopausa até a perfeita adaptação à menopausa confirmada, particularmente em caso de tratamento de substituição hormonal, período de perda de controle do peso por excelência.

• **Menopausa sob risco.** Este é o caso de inúmeras mulheres que sempre tiveram dificuldades em manter um bom peso, agindo sozinhas ou com a ajuda de um médico para conter ou reestabelecer um nível para a tendência a engordar. Tais mulheres têm perfeita razão em temer a habitual descompensação relacionada com as primeiras manifestações da menopausa.

Nesses casos, em que a simples atitude de prevenção trazida pela fase quatro de minha estabilização se mostra insuficiente, convém subir um degrau e passar à fase três de consolidação, com a porção de pão integral e de queijo, duas porções de carboidratos por semana, assim como as duas refeições de gala e a força motora representada pela Quinta-feira Proteica.

Em certos momentos críticos da pré-menopausa, quando há atrasos ou ausência prolongada de menstruação, períodos marcados pela retenção de líquidos e inchaços difundidos, ventre inchado, pernas pesadas, dedos grossos, com dificuldade de tirar os anéis e dores de cabeça, ou ao longo dos três fatídicos primeiros meses do tratamento hormonal de substituição, é indispensável subir mais um degrau e adotar a fase de cruzeiro, com uma alternância de um dia de proteínas puras seguido de um dia de proteínas + legumes durante o tempo de forte ameaça de ganho de peso.

Ganhos de peso definidos

• **Ganho de peso recente.** Na ausência de precaução e na presença de um ganho de peso recente ou em vias de estabelecimento, mas pouco ameaçador, recomenda-se começar, por três dias, minha fase de ataque, passando em seguida à fase dois de cruzeiro, com alternância de um dia de proteínas puras seguido de um dia de proteínas + legumes e, quando o peso voltar ao normal, seguir o caminho da fase de estabilização definitiva, prolongando-a até a perfeita adaptação ao tratamento hormonal de substituição, isto é, seis meses no mínimo.

• **Ganho de peso antigo.** Em caso de predisposição, para uma mulher já em sobrepeso ou obesa, o ganho de peso pode se revelar explosivo e proibir, durante algum tempo, qualquer tentativa de tratamento hormonal de substituição. Ou, pior ainda, se esse tratamento já tiver sido lançado e tal explosão já tiver ocorrido, a fase de ataque impõe-se com todo seu rigor e integralidade, começando por cinco dias de proteínas puras, ou mesmo sete, se houver muito peso a ser perdido. Deve-se passar, em seguida, à fase de cruzeiro em sua versão de alternância 5/5, isto é, cinco dias de proteínas puras seguidos de cinco dias de proteínas + legumes, ou em uma versão 1PP/1PL, se o ganho de peso for menor ou a aptidão a perder peso for menor. Quando o peso desejado for atingido ou reencontrado, passe à fase três de consolidação e siga seus parâmetros durante todo o tempo imposto pela regra de dez dias por quilo perdido para, enfim, adotar a fase quatro, de estabilização definitiva, e mantê-la pelo resto da vida.

Meu método e a desintoxicação tabagista

Desintoxicação tabagista e ganho de peso

Inúmeros são os fumantes que hesitam em parar de fumar por um medo justificado de ganharem um peso reacional. Inúmeros são, também, os que tentaram e conseguiram passar pela desintoxicação, mas que, por terem engordado ao longo da tentativa, recomeçam a fumar, crendo na reversibilidade desse ganho de peso. Eles se enganam e, fazendo isso, perdem o benefício de sua tentativa e acumulam os efeitos maléficos do tabaco.

Deve-se saber que a gordura adquirida com a interrupção do fumo é uma consequência de dois fatores interligados.

Uma necessidade de compensação na boca, que leva o fumante em desintoxicação a buscar sensações diferentes, mas do mesmo registro, sensações ditas análogas, cheiros, sabores e gestos que os pediatras e psicanalistas agrupam no termo de sensações de oralidade por referência ao estado oral dos primeiros momentos da vida do bebê, tão bem-descrito por Freud e seus sucessores. Dessa necessidade de compensar com algo análogo surgem as vontades de colocar na boca e beliscar fora das refeições todo tipo de alimento com sabor agradável e intenso, o que eleva a conta calórica.

A essa carência de sensações e ao ganho de calorias que esta gera adiciona-se um acúmulo novo de todas as calorias que a nicotina consumia.

A conjugação desses dois fatores, o sensorial e o metabólico, é responsável por um ganho de peso médio de 4 quilos, podendo chegar a 10 ou mesmo 15 quilos em pessoas predispostas ou grandes fumantes muito dependentes.

Convém saber que um peso acumulado ao longo da desintoxicação tabagista é cativo e não desaparecerá espontaneamente com o retorno ao consumo de tabaco. É, portanto, indispensável proteger-se do aumento de peso que a interrupção de uma dependência tão perigosa quanto o tabaco pode trazer.

Também é preciso ter em mente que a ameaça do ganho de gordura ligado ao fato de parar de fumar se estende por um período bem pontual e limitado a seis meses. O esforço para ir contra o ganho é, portanto, também limitado no tempo. Passado esse período, a aceleração do metabolismo para, os comportamentos de busca e compensação se atenuam e o controle do peso se torna mais fácil.

Prevenção do sobrepeso para um fumante de peso normal

Este é o caso do fumante simples, que não apresenta qualquer predisposição pessoal ou familiar ao sobrepeso, de peso normal, que nunca seguiu uma dieta.

Para um pequeno fumante, com um consumo de dez cigarros por dia ou que não engole a fumaça, a melhor solução é a adoção da fase de Estabilização última, com a Quinta-feira Proteica e as colheres de sopa de farelo de aveia durante seis meses.

Para um grande fumante, com um consumo de mais de 20 cigarros por dia, o ideal é a fase de consolidação, que deve ser feita em sua integralidade, durante os quatro primeiros meses de desintoxicação, e uma passagem à fase quatro de estabilização definitiva para os quatro meses seguintes.

Prevenção para um fumante predisposto ao sobrepeso

Quando se teme o ganho de peso para um grande fumante portador de fatores de risco (diabetes, insuficiência respiratória ou cardíaca), aconselha-se começar a desintoxicação sob a proteção da fase dois de meu método, a dieta de cruzeiro em sua versão de alternância 1/1, isto é, um dia de proteínas puras seguido de um dia de proteínas + legumes durante o primeiro mês, durante o qual o risco de ganho de peso é máximo. Em seguida, deve-se passar à fase de consolidação do peso perdido durante cinco meses, antes de chegar à fase de estabilização definitiva durante seis meses, no mínimo.

Desintoxicação tabagista de um obeso

Aqui, o risco é máximo e o ganho complementar corre o risco de agravar uma obesidade já preocupante. A situação é difícil, pois a obesidade já existente é um terreno altamente favorável ao sobrepeso, que resistiu a um forte consumo de tabaco, habitualmente protetor. Pode-se, portanto, esperar por uma explosão de metabolismo e uma necessidade dobrada de demanda de sensações na boca.

Contudo, o benefício está à altura da dificuldade, pois parar de fumar e reduzir a obesidade liberam o organismo de um duplo risco: cardiovascular e de câncer pulmonar.

Esse árduo procedimento necessita de uma motivação muito forte, um enquadramento e uma assistência psicológica conduzidos por um médico. Esse médico, frequentemente, é levado a prescrever sedativos ou mesmo antidepressivos para diminuir o choque desses dois grandes costumes comportamentais.

No caso de prioridades do tipo, prescrevo meu método em sua versão mais estrita, começando pela fase de ataque de cinco a sete dias de proteínas puras, seguida pela fase de cruzeiro com alternância de um dia de proteínas puras e um dia de proteínas + legumes. Passe, em seguida, à fase de consolidação, com duração de dez dias por quilo perdido. Por fim, e principalmente, entre na última fase de meu método: a estabilização definitiva e seu trio de medidas de prevenção: a Quinta-feira Proteica + abandono dos elevadores + as colheres de sopa de farelo de aveia por toda a vida.

Tratamento de um ganho de peso resultante de uma desintoxicação já realizada

Aqui o mal está feito e não pode ser evitado em tempo útil. Trata-se, portanto, de um sobrepeso residual no fumante que realizou perfeitamente sua desintoxicação e que deve, a todo custo, evitar a tentação de voltar ao consumo de tabaco.

O caso se parece com uma obesidade clássica e deve ser combatido com um método integral, em sua versão mais poderosa. Uma fase de ataque de cinco dias de proteínas puras seguida por uma fase de cruzeiro com alternância de um dia de proteínas puras e um dia de proteínas + legumes. Em seguida, uma fase de consolidação durante dez dias por quilo perdido. Por fim, e mais importante, a última fase de meu método, a estabilização definitiva e suas três medidas de prevenção: a Quinta-feira Proteica + abandono dos elevadores + colheres de sopa de farelo de aveia, a serem mantidos durante pelo menos oito meses e para toda a vida, se o sobrepeso for grande (mais de 15 quilos) ou se o consumo de cigarros tiver sido superior a 20 cigarros por dia.

Movimento: o catalisador obrigatório do emagrecimento

Cara leitora, caro leitor,
se você REALMENTE quer emagrecer,
se REALMENTE você não quer engordar nunca mais,
você PRECISA mudar sua percepção sobre a atividade física.

O livro que você tem em mãos é a história do percurso e da trajetória de minha vida de médico.

Em 1970 criei o fundamento da minha dieta. Na época em que apenas emagrecer contava, ele propunha 72 alimentos ricos em proteínas e uma dieta de ataque com resultados brilhantes, mas efêmeros.

Rapidamente, adicionei 28 legumes, para criar uma dieta de cruzeiro mais estável, o conjunto de alimentos prescritos que compõem minha base de 100 alimentos.

Nos anos 1980 incluí a consolidação, com o objetivo de proteger os resultados adquiridos no retorno à espontaneidade alimentar.

Nos anos 1990 incluí um polo mais inovador nessa dieta: a estabilização definitiva do peso para solidificar os resultados em longa duração.

Em 2000, considerei esse método uma ferramenta completa e concluída. O livro foi entregue nesse estado a meus leitores e meus colegas médicos, sem que eu pudesse imaginar seu sucesso. Atualmente, este livro foi lido já por milhões. É apresentado tanto em sites quanto em fóruns e blogs, foi traduzido em muitas línguas e causou muito entusiasmo, tanto em mulheres quanto em homens que me dão a honra de poder dizer que este livro e o método contido nele não me pertencem mais de fato. Em suma, e digo isto muito sinceramente, este livro pertence a você tanto quanto a mim. Tantos voluntários, anônimos e de boa-vontade, assumiram a tarefa de minha mensagem e a transmitiram, que sinto verdadeira responsabilidade com relação a esses leitores.

Por essa razão, pedi a meu editor que me passasse o microfone de volta, pois tinha algo essencial e importante a dizer e escrever. Esta é a razão deste capítulo, que foi criado para mostrar as maneiras de dobrar a eficácia e a durabilidade dos resultados do método.

Desde a primeira edição desta obra mais de dez anos se passaram e a aspereza do mundo é mais veloz que os remédios no combate aos efeitos maléficos que este produz. Um deles, o sobrepeso, me parece ser uma das marcas mais pertinentes da dificuldade de ser feliz no mundo atual. Vivemos em um ambiente que cria um modo de vida rico e estimulante, mas que perde em termos de instinto e natureza.

Este mundo, criado por nós, é o nosso, um mundo ao qual estamos habituados e do qual não poderíamos nos furtar, mas é um mundo que faz mal. E você que me lê é uma dessas pessoas que vivem esse *mal* comendo para se fazer *bem*!

Em dez anos a progressão do sobrepeso acelerou. Entenda-me bem: não se trata de dizer, simplesmente, que há, a cada ano, mais pessoas em sobrepeso, mas que a progressão se acelera, que o degrau da escada do sobrepeso que subimos é, a cada ano, um pouco mais alto. Isso significa que não apenas não fazemos boas escolhas, mas que FAZEMOS MÁS ESCOLHAS.

É, portanto, essencial encontrar uma solução que se imponha suficientemente para conquistar convicções e consensos que nos façam unir experiências, competências, meios e financiamentos necessários para melhor lutar contra esse problema social que a Organização Mundial da Saúde classificou como sexto colocado na lista de calamidades humanas.

E esta é a razão de ser deste capítulo.

Os limites de uma dieta isolada

Com este livro, até a versão que você tem em mãos, meus leitores encontravam minha dieta e suas quatro fases, a análise de todas elas com seus alimentos, sua progressão, o desenrolar de seu funcionamento e seus 100 alimentos — entre os quais 72 de origem animal e 28 legumes. O 101º alimento é o farelo de aveia.

Você sabe, porque eu já disse: hoje, 10 milhões de pessoas compraram esta obra que você agora lê. Meu editor afirma que um livro vendido é, em média, lido por três pessoas. Isso significa que mais ou menos 30 milhões de homens e mulheres leram este livro.

Não conheço a proporção daqueles que, tendo comprado o livro, seguiram a dieta proposta. E menos ainda a daqueles que, tendo praticado a dieta, chegaram ao Peso Certo. Ainda mais desconhecida — e é o que mais gostaria de descobrir — é a proporção daqueles que, tendo chegado ao Peso Certo, conseguiram estabilizá-lo, preservando-o das agressões e dificuldades da vida. Sei, contudo, de duas coisas, das quais estou certo e que posso garantir a você:

Antes de mais nada, não conheço qualquer pessoa que tenha seguido esta dieta exatamente como prescrita sem emagrecer. Pode haver diferenças de performance em função do sexo, da idade, de quanto tempo a pessoa passou em sobrepeso, da hereditariedade ou do número de dietas já seguidas. Mas, quem a fez, emagreceu. Em seu ritmo, mas emagreceu.

Sei também que uma proporção dos leitores e seguidores do meu método, os quais não posso numerar, mas que é significativa, conseguiu consolidar e estabilizar seu peso a longo prazo, ou seja, para além de três anos. Fico imensamente feliz com isso, pois recebo depoimentos regulares de leitores que se expressam por meio de mensagens de reconhecimento e afetuosa simpatia, e que me tocam profundamente.

Contudo, também recebo cartas e e-mails de pessoas que, depois de terem emagrecido, seguido a fase de consolidação e entrado em fase de estabilização definitiva, conseguiram se manter durante um certo tempo, perderam o prumo e ganharam novamente parte de seu peso perdido. Por quê? Por que, tendo conseguido chegar à estabilização final, o coração palpitante e estratégico do meu método, tais pessoas cambalearam? Conheço as causas desse tipo de fracasso, pois as vejo em minhas consultas, onde quer que a adversidade aconteça. Analisei-as e inventariei-as. E aqui estão:

- Certas pessoas não tiveram nem a motivação nem o desbloqueio, ou talvez sequer a vontade de começar a leitura deste livro e passar ao ato. O livro está na estante e espera esse desbloqueio.
- Outras pessoas leram o livro e começaram o método, mas pararam no meio do caminho, por falta de motivação e energia suficientes para chegar ao Peso Certo.
- Outras, em certas idades ou encruzilhadas sensíveis da vida, como a pré-menopausa ou a menopausa, tiveram de enfrentar resistências psicológicas, hormonais, tireoidianas ou ovarianas, a travessia de uma depressão com ingestão de medicamentos que tiveram impacto em seu peso. Todos esses maus encontros expõem a patamares de estagnação mais ou menos longos que, sem acompanhamento, minam a resistência, impelem ao erro e levam ao abandono.
- O mesmo acontece com aqueles que seguiram muitas dietas infrutíferas ou não estabilizadas, ineficazes ou mal seguidas, muito restritivas ou cansativas por conta de carências alimentares, que ocasionam o efeito sanfona, a perda e o ganho de peso como um ioiô, as más dietas. Aqui, encontram-se aquelas cuja hereditariedade e genética tornam-nos vulneráveis ao proveito alimentar. Para todos esses, a luta é mais difícil e as resistências, maiores.
- Por fim, os mais comuns: os que, no caminho em direção ao emagrecimento, qualquer que seja a fase atravessada, encontram "as más surpresas e dificuldades da vida". Uma decepção sentimental, um luto, um divórcio, um esgotamento, um assédio sexual ou tantos outros eventos dolorosos. Raros são os que resistem à tormenta, principalmente por serem pessoas que podem sofrer de uma vulnerabilidade ao sobrepeso, uma "linha de fuga" que leva ao alimento, uma defesa natural contra o estresse, o desprazer e a insegurança adquirida muito cedo, desde a infância.

É por causa desses casos difíceis, dos perfis que correm riscos e esses maus encontros capazes de fragilizar meu método que passei a não mais me contentar com a dieta em si e abri um segundo *front*, para bloquear meu velho inimigo, o sobrepeso, que se esquiva assim que encontra uma possibilidade, e volta mais forte.

Nos capítulos anteriores apresentei a você a dieta como a construí ano após ano, antes apenas para os meus pacientes, depois para os meus leitores, pensando que aquela seria a versão final. Nunca imaginei que teria tantos leitores e que eles se tornariam meus amigos e adeptos fervorosos do meu método. Esses leitores, com suas perguntas, sugestões, críticas e necessidades, me levaram a evoluir o conjunto de meu método em um enorme número de pontos, entre os quais alguns são essenciais. Mas o chat cotidiano na internet se tornou o ponto de encontro mais decisivo, em que tenho a possibilidade de sondar, em tempo real, a recepção daqueles que se apropriaram do meu método, como o vivem diariamente. Isso me possibilita acrescentar melhorias regulares.

Antes de entrar no tópico deste capítulo gostaria de começar por levantar um saldo do que, até este ano, era o coração do meu método: sua vertente alimentar, a dieta. Com um distanciamento de dez anos, eis como ela atravessou o tempo, como se constituiu em método e como é atualmente entendida por seus usuários.

Seu sucesso baseia-se na conjugação de dez vantagens, e uma extra:

1. A eficácia das proteínas.
2. A rapidez de perda de peso na fase de ataque.
3. A liberdade total quanto às quantidades, o que evita a frustração que aumentaria a fome.
4. A simplicidade de sua palavra de ordem: 100 alimentos — 72 de origem animal, 28 de origem vegetal.
5. Um modelo interno forte e diretivo, sua estrutura e a sinalização das quatro fases, da mais severa à mais flexível, cada qual com sua própria função, sua alternância, suas marcas de referência e seus limites.
6. Sua forma didática, que ensina a emagrecer emagrecendo. A ordem de introdução dos alimentos inscreve seu nível de importância na memória do corpo. Tudo começa pelo vital (as proteínas), depois passa ao essencial (os legumes), ao necessário (as frutas), ao importante (o pão integral), ao útil (os carboidratos), à recompensa (queijo) e ao prazer (refeição de gala).
7. A estabilização e a importância absoluta atribuída a essa fase, sempre negligenciada ou ocultada, cuja ausência talvez seja o principal motivo de fracasso na luta contra o sobrepeso. Duas fases em quatro

(consolidação e estabilização definitiva), com a última pelo restante da vida, cujo objetivo não é emagrecer, mas "curar o sobrepeso".

8. A introdução do rosto humano, graças à gestão do prazer e do desprazer, a empatia e o apoio ativo do mental e da motivação.

A este método faltavam três elementos para que se tornasse uma verdadeira máquina de guerra a ser "jogada na cara do sobrepeso" e para que fosse rápida o suficiente diante de uma progressão preocupante.

1. A abordagem personalizada. É um recurso essencial na ajuda contra o sobrepeso. Para aquele que emagrece, é a garantia de não ter de enfrentá-lo sozinho. Personalizar é introduzir um "chefe de projeto" que tenha capacidade de explorar a situação de uma pessoa diante de "seus" alimentos, seus pontos fracos e trunfos. E isso à luz desse recenseamento, da construção de um plano de ação adaptado à sua personalidade, por definição infinitamente mais eficaz que o comum. Mas, principalmente, é saber como ajudar essa pessoa a mudar, corrigindo suas fraquezas e explorando suas forças, para evitar que, após o emagrecimento, ela se encontre novamente na situação que a fez engordar.

2. O acompanhamento cotidiano. É o meio mais simples e mais eficaz de atenuar a dificuldade de uma dieta e a frustração lógica que esta impõe. Ser acompanhado, receber instruções precisas e diretivas de alguém que represente autoridade ou em que se confie faz com que se esteja mais bem-armado para resistir às tentações e fazer as boas escolhas.

3. Ser acompanhado é saber que se deve prestar contas dos desvios da dieta, das dificuldades, dúvidas e desistências. O acompanhamento significa que não se enfrenta sozinho uma das armadilhas mais perigosas de uma dieta: o inevitável momento em que o peso estagna sem causa aparente. Tal momento é vivido como uma injustiça, causa dúvida e pode levar ao desespero. É o papel do chefe do projeto explicar o lado normal e quase inevitável desse evento, tranquilizar e fornecer os meios para se "quebrar esse patamar de estagnação". Em suma, para quem segue uma dieta, é sentir uma presença empática a seu lado, pronta para reconfortar e desdramatizar, mas que também saiba dizer NÃO de maneira firme e, além disso, que ajude tanto a retomar as rédeas quando

se está perto da desmotivação, quanto a perpetuar o sucesso quando se mantém firme. Tudo isso é feito no *coaching* da internet.

3. ENFIM — O ASSUNTO DESTE CAPÍTULO, **um último ponto, talvez mais essencial que todos os outros:** A ATIVIDADE FÍSICA.

A ATIVIDADE FÍSICA, **o segundo general do exército, com tanta responsabilidade quanto a dieta na luta contra o sobrepeso.**

Devo reconhecer que se, como qualquer pessoa, sempre tive consciência de que a atividade física estava absolutamente incluída no procedimento virtuoso da vida saudável e do controle de peso, é pelo fato de pertencer a uma geração para quem se movimentar era tão natural, tão óbvio, que nunca senti uma obrigação tão fervorosa de demonstrar tal importância.

Quando eu era criança, a Aids não existia, o câncer era uma maneira misteriosa de levar pessoas embora deste mundo. O espectro da época era a paralisia. Todas as mães viviam angustiadas por causa da poliomielite e da "cadeira de rodas". Minha mãe me amou o suficiente para conversar comigo sobre essa preocupação e essa prioridade do corpo em movimento. Andar, correr, nadar, dançar, pular de alegria, cantar bem alto são atividades que guardo na memória como ingredientes naturais da vida.

Quando era estudante, fiz minha primeira substituição como médico na velha Montparnasse, um bairro vivo e diversificado em que fazia minhas visitas em domicílio, em sua maioria, em prédios sem elevador, cujas escadas eu subia alegremente. O movimento sempre fez parte de minha natureza e de minha cultura. Admito que, por isso, levei tempo para entender o quanto a inatividade e o desdém com relação ao esforço podiam ser um verdadeiro empecilho para a conquista de uma perda de peso rápida, eficaz, durável e com pouca frustração.

A tomada de consciência pela qual passei é anedótica. Eu estava na fila de espera de uma agência de viagens espanhola, onde três empregados no balcão respondiam aos pedidos dos clientes. Todos os três estavam confortavelmente sentados em suas cadeiras de escritório, o que lhes permitia se movimentar sem se levantar. Dois deles pareciam se divertir ao buscar documentos ou caixas que estavam, às vezes, a vários metros de distância, como se fossem paraplégicos em uma cadeira de rodas. O terceiro sempre se levantava. Coincidência ou razão termodinâmica, o terceiro era o único que tinha uma silhueta esbelta. Os dois outros, apesar de jovens, eram gordos e já barrigudos.

Nesse dia, precisamente nesse dia, essa cena boba da vida atual mudou minha maneira de abordar a luta contra o sobrepeso. Percebi bruscamente o quanto era crucial acrescentar a atividade física a meu programa. Não apenas como um simples conselho de bom-senso, como costuma ser tratado por todos os médicos, mas com veemência, estruturando a prescrição com a mesma determinação com que a dieta é prescrita. Disse a mim mesmo que se eu, um médico fervoroso, que consagrou a vida profissional à luta contra o sobrepeso, não tinha me dado conta do quanto a atividade física era deixada de lado atualmente, meu leitor provavelmente subestimava sua importância.

Apesar de ser verdade que, em teoria, ninguém pode ignorar que movimentar-se faz queimar calorias, esse conhecimento é puramente intelectual, não vai até o fundo da convicção instintiva. Na realidade, todos sabem, mas ninguém acredita ou, no mínimo, não o suficiente para dar à atividade física o mesmo nível de importância que à restrição alimentar. Começar uma dieta, privar-se, até mesmo jejuar, ou vomitar, para falar de um nível extremo! Mas caminhar, nadar, dançar, não!

Assim, comecei a não simplesmente aconselhar a atividade física, como sempre fazia, mas a PRESCREVÊ-LA, **como um medicamento, em meus atestados!**

Contudo, na prática, o que parece tão simples se choca, justamente, com esse excesso de simplicidade. É como prescrever a respiração! Vejamos, por exemplo:

Antes de mais nada, quando faço a simples pergunta: "Você pratica algum exercício físico?", tenho apenas respostas vagas ou evasivas: "Ando um pouco, como todo mundo" ou "Quando você tem filhos, é obrigado a se mexer".

Mas quando vou um pouco mais longe no questionamento, surge uma linha de divisão clara entre dois tipos de atividade física: a atividade utilitária, o esforço e o deslocamento necessários para a realização de um objetivo prático do cotidiano e o "mexer por mexer", ditado pelo discurso cultural ambiente para ser bonito, firme, magro e com boa saúde, um discurso que causa culpa e leva as pessoas a se inscreverem em uma academia, mas ainda preferindo o elevador às escadas para chegar até ela. Um paradoxo, quando se sabe que alguns pagam para fazer step, que nada mais é que uma escada transformada em aparelho de ginástica!

A questão da atividade física leva a uma reflexão sobre um dos problemas da sociedade, pois nosso modelo econômico, com base no progresso e na tecnologia, prega a erradicação do esforço. Como acreditar nas virtudes da atividade utilitária do cotidiano quando a metade das patentes depositadas no mundo diz respeito a procedimentos e objetos destinados a reduzir o esforço e ganhar tempo, os dois grandes ingredientes do sobrepeso e do estresse?

Além disso, caminhar é um ato quase tão básico quanto respirar, tão incluído na natureza e na condição do homem que dificilmente se entende o valor "terapêutico" dessa atividade, e menos ainda o seu poder emagrecedor.

Por fim, os médicos não fazem tanto esforço nesse âmbito, pois ele não é suficientemente sofisticado ou técnico. E quando falo desses médicos, incluo-me entre eles. Durante anos ative-me aos bons conselhos, principalmente a respeito da caminhada, mas sem me arriscar ao ridículo de sua prescrição formal, no papel! Eu pensava que ninguém consultava um médico altamente qualificado e com experiência e, principalmente, um especialista em nutrição, para ter uma prescrição de caminhada, ou para fazer qualquer tipo de atividade física. Eu estava errado, muito errado!

Tendo chegado a esse estágio, tentarei leva-lo comigo para que você entenda bem o que é decisivo no fato de adotar esse novo conceito de "movimento primordial", a AFPEA, atividade física prescrita em atestado. Gostaria, para isso, de fazer duas perguntas simples e concretas, para, em seguida, respondê-las sem qualquer ambiguidade:

- A atividade física emagrece?
- A atividade física é indispensável para estabilizar o peso depois de emagrecer?

A resposta para as duas perguntas é SIM, absolutamente.

Passemos, agora, à demonstração.

1. A atividade física emagrece

Quando você fecha os olhos e os abre novamente, esse simples batimento de pálpebras faz com que você queime energia. Pouca, é claro, mas energia, de qualquer forma, contabilizável em milicalorias. O mesmo acontece quando você pensa ou se lembra de alguma coisa. Muito mais quando você pensa, reflete e, mais ainda, quando tenta resolver um problema. E mais ainda quando você levanta um braço; e o dobro quando levanta os dois braços.

Levante-se: você aumentará imediatamente seu nível de combustão calórica, pois estará obrigando os três maiores grupos musculares do organismo — abdome, glúteos e quadríceps — a se contrair. Tudo o que você faz tem um custo calórico.

Leitora, leitor, até aqui, você está de acordo comigo?

Então, continuemos. Passe da porta de sua casa. Suponhamos, por exemplo, que você more no quarto andar. Evitando o elevador, você estará na rua após ter queimado seis calorias. Você se esqueceu de pegar as chaves, você sobe as escadas de dois em dois degraus, pois está com pressa. Você queimará mais 14 calorias e mais seis outras para descer. Eis que 26 calorias se foram, como água evaporando.

Avancemos um pouco. São 13 horas. Você trabalhou sentado na frente do computador durante quatro horas. Você viveu, isto é, respirou, sentiu seu coração bater, seu sangue circular. O simples fato de se manter em vida, se alimentar do mundo para proteger sua estrutura, para simplesmente evitar o que acontece com um cubo de gelo mergulhado na água, lhe custa uma caloria por minuto. Além disso, durante essas quatro horas, você efetuou suas tarefas profissionais e alguns movimentos de braços e pernas: mais 15 calorias que desapareceram. Você sente, agora, suas pernas dormentes e, com isso, a necessidade de se levantar e caminhar. Você sai.

E, agora, para seu grande espanto, vou pedir que caminhe durante UMA HORA! Sei que não é simples. E também, por que caminhar, quando se pode não caminhar? Além de tudo, isso seria uma hora a menos em sua vida profissional. Imaginemos que você aceite fazer o que lhe proponho. Em uma hora, caminhando sem se apressar, mas também sem ir muito devagar, você consome 300 calorias. Ao todo, desde que abriu a porta de casa, você já perdeu 340 calorias! Números objetivos e precisos, mas, para você, abstratos e desconectados da percepção intuitiva da vida. É verdade.

Leitora ou leitor, se você vivesse em um outro mundo, o primitivo, do caçador-colhedor, um mundo de penúria em ligação direta com um ambiente natural, tudo seria diferente. Em um universo assim, em que a alimentação deve ser capturada, caçada, em que se utiliza a energia do corpo, esses simples 60 minutos de caminhada gratuita ou de "caminhada pela caminhada" teriam um risco: o de esgotar inutilmente as reservas preciosas, estratégicas, vitais. Um risco limitado se tivesse de ficar isolado, mas grande, se você fizesse à extravagância de repeti-lo todos os dias. Esta é a espantosa importância da atividade física na gestão das reservas de energia do ser humano. Tais reservas são exatamente as que você tenta perder e que os primeiros homens consideravam como fonte de sobrevivência. Aqui, você compreende um fato crucial: por que é tão difícil emagrecer e quanto e como a atividade física contribui para isso.

Voltemos a você. Se está lendo este livro, você provavelmente pertence a essa proporção de adultos em sobrepeso. Se for o caso, cada quilo de gordura reserva que você carrega nos quadris ou nas coxas, se for uma mulher ginoide, ou no busto e na barriga, se for do tipo androide, cada um desses quilos que você detesta armazena pouco mais de 8 mil calorias. Isso significa, cientificamente, que basta caminhar apenas uma hora por dia, cinco vezes por semana, 26 vezes por mês, para que esse quilo desapareça. Demonstração: 300 calorias x 26 dias = 8.000 calorias = 1 quilo de gordura. E isso sem mudar nada em sua alimentação. Essa hora de caminhada poderia, sozinha, resolver seu problema de peso, fazer com que você perdesse 12 quilos ao longo dos 12 meses do ano. Bom demais pra ser verdade! Vejo, de antemão, surgirem as objeções: quem pode reservar uma hora por dia 26 vezes por mês? Como conciliar o tempo de uma atividade com uma vida profissional carregada? As obrigações, os filhos, o cansaço, a preguiça!

Tudo isso é verdade, concordo, e certamente não é o que lhe peço. Não é porque a atividade física entrou com toda a força na luta contra o sobrepeso que vou modificar toda a dieta e confiar a ela a exclusividade da luta. O que estou tentando fazer aqui, neste novo capítulo, é falar sobre o poder impressionante do gasto físico, uma força que sempre esteve a nosso alcance. Melhor ainda: uma força que carregamos conosco e para nós mesmos. Por que, então, não usamos esse valioso recurso senão sob a forma de simples conselhos de bom-senso, o que, de fato, privou a atividade física de toda a sua eficácia? Quando conhecemos todos os esforços — e estou nesse campo há 30 anos — consentidos no plano da restrição alimentar, com graus elevados de fracasso, entendemos que a comunicação ou o ensinamento relativos à eficácia da atividade física foram malgarantidos ou dificultados.

Seria mais desagradável ou difícil se movimentar que seguir uma dieta? A resposta é NÃO! Mas há a condição de se estar convencido de sua eficácia e, aparentemente, até agora, para a grande maioria das pessoas, apenas a dieta e a restrição alimentar são os fiadores de uma ação emagrecedora. A atividade física está no meio disso apenas graças à boa consciência, para proteger a massa muscular e a firmeza do corpo.

Esta é a razão pela qual decidi investir nesta comunicação, começando por introduzi-la em meu próprio discurso. Como todos os outros médicos, construí meu método em torno de um plano alimentar. É justamente por causa desse sucesso que quero incluir nele o que considero como um segundo motor — nem mais, nem menos! Emagrecer, para quem consegue fazê-lo perfeitamente, tem um custo psíquico. Afrontar a si mesmo é algo rude, é uma experiência enriquecedora, um sucesso cheio de sentido, de valorização de si mesmo, de reencontro com a autoestima. MAS também é um engajamento e um combate que necessitam de preparação, enquadramento, estrutura de apoio, método confiável e seguro, cuidado e vigilância permanentes. Uma luta contra si mesmo, mas também contra os outros, contra os que também gostariam de começar a dieta, mas que ainda não tiveram o desbloqueio, ou aqueles que seguem os maus conselhos alheios, os inventores do "só desta vez", você conhece bem! Uma luta também contra a cultura ambiente, que promove o consumo, contra os produtos que vendem mais o gorduroso, o calórico, o doce, o gratificante no lugar do saudável, contra as propagandas que encontram palavras, slogans, imagens "de matar", no sentido mais abrangente da expressão!

Além disso, se meu método teve tantos adeptos que, tendo se beneficiado dele, julgaram ser questão de honra torná-lo conhecido, defendê-lo e promovê-lo, é meu dever abrir o que considero como uma nova base na luta contra o sobrepeso. Ela vai para aqueles que, por dificuldade ou vulnerabilidade, não têm energia ou coragem suficientes para entrar em luta aberta contra si mesmos, para emagrecer sabendo o quanto a perda de peso almejada lhes será moral e fisicamente prestativa.

Decidi, então, apresentar o que, há alguns anos, me surgiu como a ligação fraca, sem luta efetiva contra o sobrepeso: a tomada de consciência da eficácia, não relativa, mas absoluta, da atividade e do gasto físicos. Rompe-se, assim, com o discurso cultural ambiente, vago e incerto, que legitima, em teoria, o papel do gasto físico, sem confirmar sua ação na prática.

Aparentemente, essa hesitação em tomar atitudes parece emblemática das sociedades em que vivemos e que promovem dois mandamentos contraditórios:

Por um lado, o "não te movimentarás", com todos os seus instrumentos e máquinas criadas para evitar qualquer esforço inútil, até escovas de dente elétricas! O modelo econômico de nossas sociedades promove, assim, todas as tecnologias aplicadas ao conforto e à redução do esforço. A mecânica, a robótica e os meios de transporte diminuem, há muito, o trabalho, e os esforços inúteis usurpam cada vez mais os gestos e os movimentos de expressão mais naturais do homem.

Por outro lado, o "movimente-se", uma cultura do exercício físico, da saúde, da juventude, das academias de ginástica e do retorno paradoxal à mecânica para produzir "aparelhos que fazem exercícios", esteiras de caminhada, bicicletas ergométricas...

Entre os dois, existe, você verá, toda sorte de atividades que mostram um caráter contraditório.

2. A atividade física intervém na gestão do prazer e do desprazer

Caro leitor, cara leitora, pedirei a você que me siga em um território surpreendente, nas entranhas da vida, lá onde se moldam as primeiras decisões, onde se enraízam suas razões para viver e não morrer. Aparentemente longe do prosaico problema do sobrepeso, mas, na verdade, como você vai ver, no coração desse problema. Vamos, siga-me, você não vai se arrepender.

Se você está em sobrepeso, provavelmente sabe que não engordou por ter comido quando tinha fome. Raros são, atualmente, aqueles que realmente sentem fome. Hoje em dia não engordamos senão por nos alimentarmos além de nossas necessidades biológicas, justamente além de nossa fome. A mulher que come demais, amaldiçoando o sobrepeso que se origina desse fato, não está em busca de uma alimentação nutritiva. Ela come levada por uma necessidade que ultrapassa seu medo de engordar. "É mais forte que eu", diz. O que ela busca, então? O que ela tenta, de forma desajeitada e inconsciente é fabricar o prazer que tem nas mãos para compensar o prazer que não consegue encontrar em quantidade satisfatória em seu cotidiano. Ou para neutralizar um sofrimento ou um excesso de estresse que a impede de ver seu próprio horizonte. É quase sempre assim que se engorda.

A dificuldade se deve ao fato de que, para emagrecer, é preciso seguir o caminho inverso. Não apenas deixar de compensar as diversas faltas de ordem na alimentação, mas privar-se, perder a espontaneidade alimentar, em suma, produzir o desprazer, produzir a frustração, o exato oposto do que se procura quando se come demais.

Como, então, pode ser possível emagrecer — e, principalmente, emagrecer de maneira durável — buscando o que se deseja de maneira confusa, encontrando na comida esse prazer que é o motor da vida, tão essencial que nos faz, tantas vezes, sacrificar a forma, a silhueta, a beleza, a sedução e, às vezes, até nossa própria saúde? Como uma mulher que, dia após dia, buscou prazer comendo poderia virar as costas para essa busca seguindo uma dieta? Essa contradição explica por que emagrecer é tão difícil e engordar novamente é tão fácil.

E, no entanto, é possível, há um caminho. Mas ele não é usado, ou é mal-usado. Esse caminho é o da salvação, muito estreito, entre dois abismos: por um lado, nada fazer e sofrer por isso; por outro lado, fazer errado e fracassar! O caminho da salvação é o que faz com que emagreçamos e que não engordemos novamente, o que chamo de "curar-se do peso". Para entendê-lo e descobri-lo, abramos juntos o capô do "motor da vida".

Em torno da quinta semana de gravidez, no ventre da futura mãe, no frágil embrião que se tornou um ovo fecundado, surge um centro cerebral que emite a primeira pulsação de vida autônoma, que só deixará de pulsar no momento de sua morte. O que é essa pulsação da vida? A programação e a energia existentes em cada ser vivo, uma evidência que se lhe impõe sem que este precise saber. Chamemos esse centro que o encobre e pulsa nele de pulsão de vida. Quando se manifesta, temos uma vontade poderosa de aderir à vida, de realizar todas as ações e comportamentos que a protegem e encorajam. Beber, comer, dormir, se reproduzir, jogar, caçar, fazer o corpo funcionar, estar em segurança, pertencer a um grupo, agir de forma a continuar nele, encontrar nele um lugar em função de nossas atitudes.

Toda espécie viva possui um modo de funcionamento particular, que garante sua sobrevivência. Você e eu, humanos, temos o nosso, que foi retido pela evolução e inscrito em nossos genes por sua eficácia em nos ajudar a sobreviver no meio humano. Se seguirmos espontânea e naturalmente esses tutores de comportamento, aumentaremos nossas chances de sobrevivência e seremos recompensados pela sensação agradável que chamamos de Prazer. Isso explica por que beber quando o corpo está desidratado ou comer quando as células do organismo precisam de mais carburador produz prazer. Tudo aquilo que facilita a sobrevivência gera prazer, e tudo o que a contraria recolhe desprazer. Tudo o que fazemos serve para conquistar o prazer ou evitar o desprazer.

Mas isso não é tudo. Há coisas ainda mais surpreendentes, ou mesmo importantes, e o convido a me seguir, pois essa informação servirá para melhor gerenciar sua vida. Atrás da sensação agradável de prazer, navega um parceiro invisível, um outro alimento vital, mas de outra maneira. Esse parceiro invisível acompanha o prazer pelos caminhos neurológicos do cérebro, quando o prazer vira sensação agradável; o outro viajante continua até o emissor de vida. Esse passageiro clandestino detém um papel fundamental: ele tem por missão alcançar a pulsão de vida, para recarregá-la com energia, para reforçar e manter sua emissão de vida.

Para resumir, a pulsão de vida impulsiona a vontade e a necessidade de viver. A vida produzida se traduz em ações e comportamentos que buscam e recolhem prazer. Acompanhando a sensação de prazer, um alimento em especial volta à pulsão para se alimentar dele. Trata-se de um feedback, como tanto se vê nas manifestações do ser vivo, mas esse feedback está situado na mais alta hierarquia da gestão vital.

Esse alimento neurológico, frequentemente confundido com o prazer que o recobre com seu gritante caráter agradável, é de importância considerável. Estranhamente, essa substância vital não tem nome, em meu conhecimento. Eu a batizei "satisfacência" para dar a ela uma mesma noção de satisfação e beneficência.

Você deve estar se perguntando por que um desvio tão longo para legitimar a atividade física na luta contra o sobrepeso. Faço isso para que você entenda que o ato de se alimentar, comportamento aparentemente banal e dos mais fáceis de satisfazer é, com beber e respirar, o mais necessário à vida e, por esse motivo, um dos fornecedores mais eficazes da "satisfacência".

Você entenderá facilmente por que, diante da adversidade de um cotidiano difícil, insuficientemente prazeroso, enfadonho, rápido e estressante, tantos homens e mulheres são incapazes de alcançar essa preciosa satisfacência da maneira necessária, sem a qual a pulsão vital se torna lenta e a qualidade de vida diminui drasticamente. Quando se está nesse ponto, as sirenes estridentes da sobrevivência começam a ressoar, a machucar os ouvidos para forçar a colheita. E se essa colheita continua sem ser feita, a pulsão, por sua vez, para de se manifestar, a vontade de viver definha, morre, e essa é a entrada no que é tão frequente hoje em nosso mundo: o estado depressivo, a ruptura da evidência de um fato primeiro da consciência, a recusa de participar da própria vida.

Nessa busca frequentemente inconsciente, às vezes urgente, o meio mais simples, fácil e imediato é pura e simplesmente comer. Comer, colocar na boca, ingerir, incorporar para se alimentar e se utilizar disso para produzir algum contentamento, algo que tranquilize e que seja agradável que, até aqui, se confundiu com o prazer. O imaginário cerebral permite visualizar a ressonância cerebral de qualquer comportamento humano. Ora, de todos esses atos, comportamentos ou estados mentais, o mais carregado de emoções, o que engrena o fogo de artifício intracerebral mais intenso é **o fato de comer alimentos agradáveis.** O ato de comer está no plano da ressonância neurológica e da produção de prazer quase tão intensamente quanto um orgasmo, mas tem a vantagem de durar muito mais tempo. Isso explica por que é tão fácil engordar em um ambiente frustrante e tão difícil emagrecer quando se reduz o recurso ao alimento, primeiro fornecedor de satisfacência e gratificação a serviço da vida.

Quer uma anedota surpreendente? Trata-se de uma experiência feita e refeita em todos os laboratórios de fisiologia animal. Em uma gaiola clássica, coloque um rato calibrado, que vive sua vida e é alimentado graças a um comedouro sempre cheio. O rato come quando tem vontade e para quando está saciado. Aperte seu rabo com uma pinça, para machucá-lo. O rato ficará incomodado com a dor em seu rabo. Repare bem: em seis semanas ele estará obeso. Ele compensa e se protege do desprazer opondo-se a ele com o prazer, cria o positivo para neutralizar o negativo.

Voltemos à atividade física e a seu papel na gestão do prazer e da satisfacência. Se fiz esse desvio e essa longa argumentação, é porque a atividade física é totalmente depreciada hoje em dia. Para a maioria de nós, ela se tornou um peso, uma tarefa árdua, um trabalho a ser evitado. Seu próprio nome diz: esforço físico. Ora, para quem quer que esteja decidido a emagrecer, deve acontecer exatamente o contrário: a atividade física pode e deve se tornar a primeira e mais poderosa aliada e amiga do emagrecimento.

Se os que engordam comem demais, sem ignorar que isso os fará engordar, fazem isso para fabricar a satisfacência, sem a qual seu motor de vida ficará travado. Como, normalmente, são homens e mulheres que têm facilidade particular para compensar frustrações na alimentação, eles deveriam, mais que os outros, procurar na atividade física o elemento de peso capaz de modular sua relação com o prazer e o desprazer. O que peço a você, caro leitor, ou leitora, é que faça o esforço e o trabalho mental para mudar seu olhar sobre a atividade física. Essa atividade do seu corpo, por mais simples, natural e óbvia que possa parecer, é o elemento que deve mudar radicalmente o ângulo de ataque da luta contra o sobrepeso. E, principalmente, por favor, confie em mim, eu prometo: você não vai se arrepender.

Vejamos como a atividade física pode ajudá-lo "fundamentalmente" a emagrecer, em primeira instância e, em segunda instância, a conservar seu Peso Certo para, enfim, "curá-lo do sobrepeso".

1. A atividade física reforça poderosamente a eficácia da dieta.

Você tem duas maneiras de reduzir progressivamente o volume e o peso de um recipiente ou de uma bacia: ou reduz o enchimento ou aumenta o despejo. Do mesmo modo, para reduzir os estoques de uma empresa, você pode comprar menos ou vender mais. Para emagrecer a lógica é a mesma. Você dispõe de dois meios de "igual" importância: ou reduz as quantidades — come menos e ingere menos calorias —, ou aumenta as despesas — mexe-se mais, queima mais. O ideal, obviamente, é acoplar os dois meios. Em uma dieta balanceada, quanto mais você se movimenta, mais emagrece.

2. A atividade física reduz a frustração da dieta.

Quanto mais você se movimenta e queima calorias, menos necessidade tem de se restringir e, nesse caso, sofre menos. É necessário que você, a todo custo, integre em sua maneira de pensar o fato de que existe um princípio de conversão entre a alimentação e a atividade física. Ao falar isso penso em um de meus pacientes, um fanático por vinhos, um artista para quem o deleite gerado por um bom vinho era uma das grandes alegrias de viver. Ele me dizia: "Doutor, a sua dieta é totalmente conveniente para mim, mas PRECISO de uma taça de vinho todas as noites." Eu lhe disse que, se era tão importante assim, ele deveria pagar pela taça! E como ele não entendeu, expliquei: "O preço é de 20 minutos. Você pode beber sua taça de vinho e, ao fim da refeição ou do jantar, deverá caminhar durante 20 minutos. Isto será como se você não tivesse tomado a taça de vinho. Você a terá neutralizado, liquidado." Como esse apaixonado por vinhos tinha escondido parte da realidade, e consumia três taças e não uma, adaptou a solução proposta à quantidade bebida. Além do imenso prazer de continuar a consumir seu néctar precioso, descobriu um outro, do qual se tornou tão fanático e dependente quanto: a caminhada e, depois, o *jogging*! E, claro, ele emagreceu e estabilizou seu peso. Ele não se consulta mais comigo, mas como é um homem público percebo, quando o vejo na televisão, que continua a exibir orgulhosamente uma silhueta esbelta.

3. A atividade física gera prazer.

Uma atividade muscular suficiente nos músculos quentes libera uma secreção de endorfinas, um mediador químico que causa euforia no sistema nervoso central. Para produzir endorfina suficiente é preciso um mínimo de treino muscular. Contudo, quando o estágio da produção de endorfinas acaba, quando o corpo se movimenta e produz prazer, o sobrepeso não é mais um problema durável, o corpo que o carrega passou a ter prazer em perdê-lo! Uma de minhas pacientes me chamou a atenção para o fato de que ela nunca tinha se apaixonado por uma dieta, mas que isso havia acontecido com a atividade física: ela se tornou dependente, "viciada", dizia ela, para dar ênfase à expressão. Em seu caso, estou praticamente certo de que não haverá mais dificuldade em conservar o peso que perdeu. Esta é uma das máximas que se aplicam a qualquer atividade, ação ou comportamento, mas ainda mais quanto se trata de engordar ou emagrecer, "Tudo que fazemos sem prazer, cansa; tudo que fazemos com desprazer, se parte."

4. A atividade física, ao contrário da dieta, faz emagrecer sem desenvolver resistência.

Chegamos a um dos pontos críticos da luta contra o sobrepeso. Todo mundo sabe que, quanto mais dietas fazemos, mais nos tornamos resistentes e se torna mais difícil emagrecer. Nossa espécie nasceu em um tempo em que se devia brigar para conquistar a comida. A gordura de reserva era, então, a melhor garantia de sobrevivência, e fomos programados para resistir ao desperdício de calorias e à consagração de nossas reservas de gordura. Hoje, vivemos na abundância e na pletora, mas nossos genes e nossa programação em nada mudaram: nosso corpo ainda é tão visceralmente apegado às suas gorduras quanto antes.

Do mesmo modo, todo emagrecimento é vivido pelo corpo como uma espoliação e um perigo diante dos quais está programado para resistir.

Como ele resiste? De duas maneiras: por um lado, gasta menos, vive em economia, "em fogo brando"; por outro lado, aproveita plenamente os alimentos consumidos, tira deles toda a sua substância. Desse modo, quanto mais dietas seguir, mais seu corpo aprenderá a resistir. Tal resistência se traduz em uma diminuição da velocidade do emagrecimento e, quanto mais lenta for a perda, maior será o risco de desencorajamento, de cansaço. E o fracasso parece maior.

É nesse tipo de situação que sobrevém à situação mais perigosa para uma dieta: o patamar de estagnação, um período em que a dieta, por mais bem-seguida que seja, deixa de gerar a perda de peso. Se não existe nada mais gratificante e incitante que a perda de peso, nada é mais penoso que um ponteiro de balança que não mostra a recompensa esperada. Essa estagnação de peso não merecida e duradoura é responsável por uma das maiores taxas de abandono e fracasso.

Ora, um ponto importante é que seu corpo, se sabe muito bem como se adaptar à redução de calorias e às dietas, não tem como resistir ao gasto calórico ocasionado pelo esforço físico. Ele não é programado para isso. Você pode queimar 350 calorias correndo durante uma hora todos os dias durante meses e sempre perder o mesmo número de calorias. Mas se reduzir 350 calorias de sua alimentação, em algumas semanas seu corpo estará adaptado e você não emagrecerá mais. Você precisará diminuir 500 calorias em vez disso, ou abandonar o sistema de contagem de calorias.

Associar dieta e gasto físico se torna, então, o melhor meio de evitar os efeitos desastrosos da resistência às dietas sucessivas.

5. A atividade física faz emagrecer de maneira mais "firme".
Mesmo para pessoas com sobrepeso, cuja pele foi estendida pela gordura subjacente, uma musculatura bem-mantida reforça a aparência de firmeza. Com um peso igual, um corpo exercitado e musculoso parece mais jovem, mais tônico, mais feliz, mais bonito. Tal corpo se torna uma morada agradável da qual se pode ter orgulho, tanto aos olhos dos outros quanto aos próprios olhos.

6. A atividade física é indispensável à estabilização a longo prazo.
Movimentar-se diminui a dependência da restrição alimentar, que é frustrante a longo prazo. Vinte minutos de caminhada possibilitam a neutralização, por exemplo, de uma taça de vinho ou de três quadrados de chocolate. Neutralizar significa que tudo acontece como se nada tivesse sido levado à boca. Todos sabem que o esforço aplicado no emagrecimento não é possível se for limitado no tempo, pontual e circunscrito.

Quando o Peso Certo é alcançado, é tempo de passar à consolidação e, depois, à estabilização, que se abre para uma alimentação com novos itens, que a torna mais espontânea e menos limitada.

Ora, sabe-se, por experiência, que os acasos da vida, dificuldades, estresses e adversidades podem desorganizar caminhos traçados, ainda mais pelo fato de que, nesses momentos vulneráveis, procuramos justamente o calor dos alimentos mais gratificantes.

A manutenção de uma atividade física satisfatória, pelas calorias consumidas e, frequentemente, pelo prazer que se obtém em realizá-la, permite, justamente, que se possa comer mais abertamente e de maneira mais gratificante.

A atividade permite que se integre mais facilmente os momentos de fraqueza, os "acessos de loucura", os "abandonos". Ela faz com que se atenue seu alcance e a culpa advinda.

Além disso, a atividade física permite que se mantenha um ritmo que se conserve um estado de espírito, um orgulho de si e de seu corpo que atuam como proteção aos desvios.

E, principalmente, por meio da secreção de endorfinas liberadas em grande escala nas pessoas habituadas, a atividade física, pelo prazer neurológico que cria, reduz a necessidade, igualmente neurológica, de buscar refúgio no prazer artificial "fabricado" ao comer. O caso de mulheres deprimidas que desejam ardentemente emagrecer é esclarecedor. A curto prazo, elas podem seguir uma dieta, com a condição de que ela seja perfeitamente estruturada e que alguém se encarregue delas. Mas não é possível prolongar esse esforço, principalmente depois que o resultado é obtido. Enquanto o estado depressivo dura, "insuficientemente felizes", elas voltam, mecanicamente, a uma alimentação gratificante, seu melhor antídoto contra a infelicidade. Para elas, e mais ainda para os não deprimidos, encontrar prazer se mexendo e queimando calorias é A melhor proteção ao peso perdido!

7. A atividade física ajuda a "quebrar os patamares de estagnação".

Pratico nutrição há 30 anos. Assim, vi evoluir uma geração de homens e mulheres que afrontam o sobrepeso. Certamente, há cada vez mais pessoas em sobrepeso — isto é, infelizmente, muito comum! Mas também observei, principalmente, que a proporção das pacientes que considero "casos difíceis", resistentes às dietas, aumenta ainda mais rápido que os casos simples. Quem são essas mulheres? São, principalmente, mulheres de mais de 40 anos, que podem ser classificadas em uma ou mais das quatro categorias seguintes:

- Podem ser mulheres para as quais o sobrepeso é uma **velha história**. Adoro quando, assim que se sentam diante de mim, em meu consultório, me dizem com um sorrisinho de cumplicidade: "Doutor, tenho que dizer que já fiz *todas* as dietas!"

- Também costuma ser, com frequência, o caso de mulheres que têm uma **hereditariedade pesada** na família, mães que vêm para se consultar com um de seus filhos, também corpulento, e que têm, elas mesmas, uma mãe ou um pai ou tios e tias gordos e, não raro, diabéticos.
- É, claro, o caso de pessoas **muito pesadas, obesos** para quem o sobrepeso é tão elevado que a reversibilidade integral é difícil de se obter. De maneira surpreendente, não são as mais obstinadas em perder o excesso de peso. Frequentemente, vejo que são menos teimosas que as "quase perfeitas" que lutam desesperadamente para perder os poucos quilos a mais que as torturam.
- Finalmente, são quase sempre **verdadeiras sedentárias** que vivem o mundo em sua modernidade, em um tempo comprimido, em que a precipitação, o acúmulo de tarefas e o cansaço fazem com que sejam alérgicas a qualquer esforço extra.

São essas mulheres que se tornaram resistentes às dietas, que, quando decidem adotar uma nova, sabem que são vulneráveis. Lançam-se de corpo e alma e perdem rapidamente os quilos fáceis, especialmente em caso de grande sobrepeso. Lentamente, vem a resistência, a perda se torna mais lenta e chega o dia em que o corpo resiste um pouco mais e a perda de peso se interrompe. É a chegada dos famosos patamares de estagnação com alto risco. A dieta é seguida com muita atenção e cuidado, mas a balança permanece imóvel. O perigo, nesses casos, é de ver a motivação enfraquecer, a tentação ressurgir, os pequenos desvios acontecerem e a estagnação ser ainda mais alimentada. Um grande número de casos "estagnados" desistem, voltam, entram em irregularidade e, cedo ou tarde, abandonam completamente.

Nesses casos, é importante estar certo de que não há desregulamento hormonal ou insuficiência tireoidiana, capazes de travar as melhores dietas, assim como alguma retenção de líquidos verdadeiramente preocupante.

Se a busca é negativa, não se deve, de maneira alguma, desistir da dieta, mas reforçá-la.

Nesses casos, em que o risco de abandono é grande, o papel da atividade física é *crucial*.

Um organismo que entra em resistência, que reduz seus gastos e, principalmente, que aproveita plenamente os alimentos para bloquear o emagrecimento durante um certo tempo, pode acabar fracassando. **Contudo**, se nessa situação de bloqueio, em que as forças presentes se equilibram como dois pratos em uma balança, surge uma dose de "atividade física prescrita em atestado", tal atividade desestrutura o corpo e rompe com o equilíbrio. Sua resistência cede, o prato despenca, o ponteiro da balança volta a descer, a partida está ganha, o peso diminui, o moral volta, a adesão ao método é reforçada, o ciclo vicioso se torna um ciclo virtuoso!

Certamente, é verdade que, para os mais obstinados, o seguimento da dieta acabaria por produzir os efeitos desejados, mas com grandes riscos, pois é difícil prever a duração de uma fase de estagnação.

Nesses casos, para reduzir a espera dispendiosa em motivação, prescrevo o que chamo de **"operação fulminante e violenta"**, uma espécie de operação de comando que associa, em um tempo muito curto:

- Voltar a quatro dias PP, dieta de ataque infalível.
- Beber 2 litros de água pouco mineralizada.
- Comer com o mínimo sal possível.
- Dormir o mais cedo possível, pois o sono de antes da meia-noite é mais revigorante que o de mais tarde.
- Adicionar um drenador vegetal na água, para eliminar uma retenção de líquidos camuflada.
- E, ACIMA DE TUDO, CAMINHAR 60 MINUTOS POR DIA DURANTE ESSES QUATRO DIAS.

Esses seis elementos são a minha prescrição de choque contra a estagnação. Frequentemente, é a caminhada que faz toda a diferença. Desse modo, se acontecer um dia de você se encontrar em estagnação, não se esqueça dessa prescrição e saiba que, ao longo do emagrecimento, é constante e praticamente inevitável atravessar um patamar de estagnação. O que importa é sair dele, e a atividade física proporciona isso.

Ao tornar possível que se emagreça mais e melhor, mais rápido, de maneira mais firme e que se fique mais bonito, a atividade física contribui muito para a realização de um projeto pessoal e para a OBTENÇÃO DO SUCESSO. E você não pode ignorar que o sucesso é uma das fontes primárias de felicidade e autorrealização, um dos prazeres e uma das gratificações mais ligadas à autoestima, à alegria e à felicidade.

Isso mostra o quanto a atividade física é parte *CONSIDERÁVEL* do ato de emagrecer.

Foi ao constatar, no cotidiano, a eficácia excepcional de uma atividade física simples, mas prescrita de maneira imperativa e precisa, que decidi introduzir esse novo fronte de ATIVIDADE FÍSICA PRESCRITA EM ATESTADO, o "AFPEA", no plano de ação que é a essência deste livro.

Há mais de dez anos, desde a primeira edição de *Eu não consigo emagrecer*, ao constatar as reações suscitadas pelo livro, suas inúmeras adesões, o surgimento de tantos adeptos e voluntários que reivindicavam o papel de transmissores do método, vendo e lendo todas as cartas que recebo, pensava que o método que tinha criado peça por peça havia encontrado sua forma final e definitiva, e podia bater asas e entrar progressivamente como uma referência na luta contra o sobrepeso. Eu estava errado: atualmente, devo constatar que esse protocolo físico não é uma simples adição, uma melhora marginal, mas a introdução de algo que muda radicalmente a natureza e os resultados da dieta. Bicéfalo, o método é, agora, uma união de duas forças contra o sobrepeso que vai impedi-lo de resistir e fugir do pesadelo da estagnação.

Se aqueles que tentam emagrecer conhecessem REALMENTE o alcance, o grande propósito, importante, essencial, indispensável, ABSOLUTO da atividade física na busca da perda de peso, estou convencido de que se dedicariam tanto a essa atividade quanto se dedicam à dieta. Desde que comecei a "prescrever" a atividade física como um medicamento, com sua posologia e sua frequência, e quando explico e demonstro com provas — comparando a dieta separada da dieta com atividade física —, constato que os mais preguiçosos, sem tempo e desobedientes, mas principalmente os mais resistentes às dietas, aderem plenamente, e ficam surpresos com os resultados. Eles afirmam sempre ter sabido disso, mas sem acreditar de verdade. É nessa discrepância entre o saber e a crença que se encontra a importância da prescrição.

Minha leitora, meu leitor, peço, então, que você mude seu olhar a respeito da atividade física. Trata-se de uma arma perigosa da qual você nunca realmente se serviu.

Posso e devo garantir a você que, se seguir meu método em quatro etapas, da fase de ataque à estabilização definitiva, e meu plano de atividade física prescrito em atestado, você obterá seu Peso Certo e o conservará, não importa o quão resistente seja às dietas. Você não terá apenas perdido peso, mas também se curado de seu sobrepeso. Quanto a mim, poderei considerar que você saiu das estatísticas do sobrepeso.

Prática cotidiana do plano AFPEA: Atividade Física Prescrita em Atestado

A ausência de eficácia da incitação a fazer exercícios físicos se deve ao fato de que ninguém acredita em tal eficácia, nem os médicos que prescrevem tratamentos de emagrecimento, nem as pessoas que o seguem. Até o momento, os médicos sempre se contentaram em recitar conselhos de bom-senso do politicamente correto: "Tente se movimentar um pouco mais, procure ter mais tempo para isso, faça um esforço." Formulados dessa maneira, esses conselhos não têm QUALQUER chance de serem seguidos, pois, evidentemente, a pessoa que os formula não acredita neles. No entanto, os gastos calóricos e os inúmeros benefícios da atividade física mostram o que é óbvio, mas o modelo econômico e o modo de vida de nossas sociedades são mais voltados para a comercialização de inúmeras máquinas que trabalham no lugar do homem e erradicam o esforço. Já faz mais de 50 anos que se finge lutar contra o sobrepeso e se indignar com sua inflação. Atualmente, em diversos países, mais da metade da população está em sobrepeso, e a França se aproxima lentamente dessa linha de estatística mediana. Diante dessa evolução, uma questão cheia de sentido deve começar a ser considerada pela humanidade. Devemos aceitar que nossa espécie evolua em direção a um modelo de homem em sobrepeso, uma espécie que se torna adiposa por comer demais para compensar a estridência do mundo atual? Os cetáceos fizeram-no antes de nós, para poderem se adaptar ao frio dos oceanos. Ou devemos recusar a obesidade? Temos as armas contra ela? Para dizer a você o que penso, sinceramente, creio que a humanidade, sem se fazer a pergunta correta, tende, inevitavelmente, a uma tolerância com relação ao sobrepeso generalizado. Você certamente ouvirá ministros e grandes líderes alertarem contra a superabundância alimentar e o sedentarismo, mas nada é efetivamente realizado para se opor a esses problemas. A eterna questão da colmeia e da abelha, da sociedade e do indivíduo?

Você conhece minha posição, pois está lendo justamente uma obra que propõe uma oposição ao sobrepeso e as maneiras de combatê-lo. Estou violentamente do lado da abelha, que encontra o prazer colhendo o pólen das flores em seus cálices, recolhendo seu néctar, deixando o mel e a cera em segundo plano, no fundo do favo. Não é surpreendente minha tentativa de otimizar o método ao qual dediquei toda a minha energia desde o dia em que fui colocado nesse caminho por meu paciente obeso. E vejo na atividade física o elemento estratégico que pode, em associação à minha dieta, oferecer a você uma maneira de escolher pessoalmente o destino de seu corpo, de sua imagem e de recusar entrar no planeta dos gordos. É por isso que peço a você que abandone o conceito vago de movimentar-se mais e comer menos que, associado ao conselho de comer cinco frutas e legumes por dia, assume um lugar de álibi e boa consciência para nossos responsáveis. Se quiser realmente emagrecer com o máximo de eficácia, durabilidade e o mínimo de frustração, você deve seguir os conselhos de atividade que incluí nas quatro fases de meu método.

O argumento da falta de tempo, até hoje o mais evocado para evitar ou contornar a atividade física e ficar apenas com a dieta, é uma desculpa esfarrapada. A experiência prova que quem quer emagrecer se sujeita a tratamentos de corpo e beleza infinitamente mais penosos, que tomam muito mais tempo que a atividade física. Também aqui é essencial ter a convicção de que a atividade física tem um papel concreto e verdadeiro no ato de emagrecer, que não é pura e simplesmente um coadjuvante da dieta, mas que se une a ela para dobrar as chances de êxito de um emagrecimento em curto, médio e, acima de tudo, em muito longo prazo.

O major da atividade física: a caminhada

Se houvesse uma única atividade a se prescrever, seria esta. Por quê?

1. A caminhada é a mais natural de todas as atividades humanas.

Para os antropólogos, o homem deixou para trás seu status de macaco para assumir o de homem ao se apoiar sobre seus dois membros inferiores e andar. A partir desse momento decisivo, todas as suas atividades foram profundamente modificadas, seus deslocamentos, sua defesa, sua caça. O uso das mãos livres interagiu com seu cérebro para torná-lo mais complexo, abrindo caminho para a inteligência, a consciência, a linguagem e a cultura. Isso mostra o quanto a caminhada é essencial na trama fundadora de nosso cérebro, de nossos primeiros comportamentos.

Nesse contexto desnaturado e estressante, a caminhada se tornou, ao mesmo tempo, uma perda de tempo e uma privação vantajosa para os fabricantes do movimento assistido no contexto econômico atual, uma atividade a ser evitada, a ser desvalorizada. Por que caminhar, quando escadas e esteiras rolantes, elevadores, bicicletas elétricas, motos e carros estão disponíveis?

É, contudo, justamente a caminhada que escolho como minha melhor aliada na luta contra o sobrepeso, pois andar é não apenas inevitável mas algo esperado por nossa humanidade. Verdadeira celebração das origens, a caminhada, inscrita em nossa natureza e em nossos genes, é um dos meios mais eficazes de se lutar contra a artificialidade de nosso modo de vida. Caminhar nos obriga a continuar a ser humanos, a usar nosso corpo para se deslocar, e nos recompensa secretando endorfinas, que testemunham o prazer procurado para o contentamento do corpo. Desse modo, caminhando, nos fazemos bem e, progressivamente, passamos a ter mais prazer em caminhar e acabamos por ter necessidade de fazê-lo.

2. A caminhada é a mais simples de todas as atividades físicas.

Todo ser humano em formação, em estado de embrião no ventre de sua mãe, reproduz de maneira acelerada a longa evolução do mundo animal, do peixe aos mamíferos, para chegar aos macacos. Quando o pequeno ser humano nasce, continua a desenvolver sua programação e aprende a ficar de pé, para depois caminhar. Já em seus primeiros passos a criança parece dizer a seus pais: "Eu sou um de vocês." A partir desse instante, o homem caminha como respira, de maneira natural e simples: "Basta colocar um pé atrás do outro e recomeçar." Essa simplicidade é um grande trunfo, pois reduz consideravelmente a sensação de esforço em proveito do deslocamento no espaço propício à descoberta e ao encontro com outros seres humanos. De fato, a caminhada é tão simples e automática que possibilita uma simultaneidade com quase todas as outras atividades. Caminhando, pode-se pensar, organizar o dia, pode-se comunicar, falar com o companheiro de caminhada ou telefonar. A vida não para quando caminhamos.

3. A caminhada é a atividade menos cansativa e praticável pela maior parte das pessoas.

É possível caminhar durante horas sem se cansar. O esforço é uniformemente repartido em três grandes territórios musculares e ósseos. Para uma longa caminhada, basta usar sapatos adequados, mas para caminhadas do cotidiano, realizadas com a intenção de otimizar o emagrecimento, qualquer tipo de sapato serve, até mesmo os saltos femininos. Por esse motivo, a caminhada não faz transpirar e pode ser praticada no improviso, com qualquer tipo de vestimenta. Não há necessidade de equipamentos especiais, banho ou troca de roupas.

4. A caminhada é a atividade humana que mobiliza, simultaneamente, o maior número de músculos.

É difícil ter consciência da complexidade dessa ação tão natural e espontânea. Foi preciso um investimento colossal por parte dos especialistas em cibernética para analisá-la e reproduzi-la em robôs de ficção científica ou para montar aparelhos motores para deficientes físicos. Além disso, os músculos mais atuantes na caminhada são os grandes consumidores de calorias do organismo.

Os músculos que mais atuam na caminhada são:

- Os quadríceps. Ficam na parte da frente da coxa e são, de longe, os maiores músculos do corpo. São eles que levantam e empurram a coxa e a perna para a frente.
- Os tendões do jarrete, que formam a parte de trás da coxa e levam o membro inferior para trás.
- Os glúteos, músculos muito poderosos e volumosos, que têm por missão completar o movimento do passo para trás. O desabamento habitual dessas massas musculares é uma crua visualização da insuficiência da utilização desses músculos em sua função primária: a caminhada.
- Os abdominais, que têm participação ativa na caminhada, pois se contraem a cada passo.
- As panturrilhas, menores e mais esguias, estão entre os músculos mais solicitados durante a caminhada.

Os músculos secundários que também têm implicação na caminhada

- Os estabilizadores da bacia, que formam uma coroa muscular que a envolve para evitar que desabe em posição ereta. Adutores externos e internos, abdominais para a frente e espinais atrás.
- Os jarretes anteriores simétricos antes dos músculos da panturrilha. Servem para levantar os pés e evitar que não se arrastem no solo durante os passos. A caminhada desenvolve muito esses músculos.
- Os músculos dos braços e os ombros, que têm uma participação menor que os demais na caminhada simples, mas podem ser extremamente solicitados em uma caminhada esportiva.

O reagrupamento e a solicitação simultâneas de todos esses músculos explicam o custo calórico de uma atividade que coloca em jogo tantos músculos gulosos por calorias.

5. A caminhada é a mais emagrecedora das atividades físicas.

Isso pode parecer surpreendente, mas a caminhada queima tantas calorias quanto o tênis e muitos outros esportes. Essa otimização de gastos se dá graças ao fato de que é uma atividade fluida e ininterrupta, enquanto, durante uma partida de tênis, a metade do tempo de jogo serve para cobrir suas paradas e os momentos em que se espera o retorno das bolas.

Tal otimização de gastos também se deve ao fato de ser totalmente imersa no cotidiano e poder ser feita para cobrir qualquer lapso de tempo inativo ou para ocupar um tempo inutilizado, em qualquer lugar e a qualquer hora do dia ou da noite. Isto é, a caminhada é infinitamente mais acessível que uma pista de neve ou um campo de futebol.

6. A caminhada é a atividade física mais útil em termos de estabilização definitiva.

Essa é a única atividade que, por ter provado sua eficácia durante o emagrecimento, pode ser integrada aos novos hábitos a serem conservados durante a fase de consolidação, mas com muito mais eficácia ao longo do crucial período da estabilização definitiva. Por todas as razões anteriormente evocadas, a caminhada, fácil, simples, natural, saudável e sem perigos, é a atividade mais facilmente praticada de maneira regular, pois, como já foi dito, caminhamos como respiramos!

7. A caminhada é a única atividade física que pode ser praticada sem riscos para os obesos.

E isso com os resultados e a eficácia proporcionais ao sobrepeso que carregam, sobretudo sem risco de se machucar ou ter algum problema cardiovascular. Nunca esqueça que o peso de um obeso, ou mesmo de uma pessoa em sobrepeso, representa uma carga. Carregar 15 quilos a mais pode ser considerado um esporte em si, mas com a condição de que a pessoa se desloque. Enquanto isso, o oposto acontece em atividades físicas como a natação ou a bicicleta, em que o peso não é carregado e nos quais a atividade é praticada em uma quase imponderabilidade. Quanto mais gordo, mais importante é caminhar.

8. Finalmente, a caminhada é a atividade que mais protege contra o envelhecimento.

A caminhada, intimamente integrada à natureza humana, não é sofrida, mas **esperada** pelo corpo. Caminhando, você otimiza o funcionamento da maioria das grandes funções do organismo: a circulatória, a respiratória, a óssea, a hormonal, a muscular e a mental. Em sua ausência, todas essas grandes funções não são tão bem-garantidas e o corpo envelhece mais rápido. Desse modo, caminhar 30 minutos por dia, além de facilitar o emagrecimento e a estabilização do peso, faz com que se viva por mais tempo e em melhor estado. Ademais, a caminhada está profundamente relacionada com a saúde mental. É a atividade física que, com um esforço comparável, induz a mais forte secreção de mediadores químicos pelo cérebro. Esse é o caso das endorfinas, mediador cerebral do prazer, e também o da serotonina, "o hormônio da felicidade", cuja carência pode ocasionar a depressão.

Como caminhar ao longo das quatro fases da dieta

Você já entendeu, com a leitura das páginas anteriores, por que o incito a caminhar e a proteger essa atividade natural sem a qual você perderia parte de sua humanidade, o que, de uma maneira ou de outra, dificulta seu acesso ao bem-estar.

Em se tratando de dieta, a caminhada deve ser associada a ela levando-se em conta a especificidade e a missão próprias de cada uma de suas fases.

Na fase de ataque, cuja duração varia de dois a sete dias, ou mesmo dez dias, em certos casos, a caminhada é praticamente a única atividade prescrita possível, viabilizando a maximização dos resultados sem ocasionar cansaço e aumento do apetite.

Na fase de ataque, a missão é dar o pontapé inicial e obter uma perda de peso suficientemente fulminante para criar a motivação. Em um contexto de esforço como este, **prescrevo a caminhada em uma dose de 20 minutos por dia.** À exceção de hábitos e afinidades particulares e anteriores, é recomendável não fazer nem mais, NEM MENOS que a dose prescrita.

Em geral, dois dias de PP levam a uma perda média de 800 gramas a 1 quilo e 1 quilo e 200, com a adição da caminhada. Para as pessoas obesas, especialmente se têm quadris, joelhos e calcanhares frágeis, aconselho que se fragmente essa caminhada em duas doses de 10 minutos cada uma.

Na fase de cruzeiro, a missão é que a perda de peso continue, contra ventos e marés, diante de um corpo que, surpreendido pelo ataque, tenta se recuperar e resistir. Para lutar contra esse risco, **prescrevo a caminhada em uma dose de 30 minutos por dia.** Ao longo dessa fase a caminhada é particularmente indispensável. Sim, pode fazer frio. Sim, você pode sentir que não tem tempo. Passe por cima das dificuldades e vá caminhar, posso garantir a você que o benefício que virá ultrapassa, em muito, tudo que você pode imaginar.

Ao longo dessa fase, inevitavelmente, haverá momentos em que, apesar da dieta, o seu corpo, que freia a todo custo, conseguirá reduzir e, em seguida, parar a perda de peso, o que todos os especialistas chamam de "estagnação". Para quem precisa da mensagem tranquilizadora da balança para ter ainda mais motivação e ocultar o tédio e a frustração, essa interrupção leva a pessoa a interpelar, questionar, desestabilizar e, às vezes, abandonar o programa e fracassar. Em caso de estagnação não merecida ou não explicada por uma causa perfeitamente identificável, como uma grande retenção de líquidos ou uma insuficiência da tireoide, um desequilíbrio hormonal ou a ingestão de medicamentos que engordam (cortisona, antidepressivos...), convém, por quatro dias, passar de 30 a 60 minutos de caminhada por dia. É possível fragmentar essa hora de caminhada em dois períodos de 30 minutos.

Na fase de consolidação, a missão é passar por uma represa de transição entre a totalidade da dieta e a não dieta. Alguns esperam impacientemente por esse momento, mas o mais comum é temer a abertura da dieta e a reintrodução de alimentos que poderiam destruir o que conquistaram. Sempre fico surpreso ao ver mulheres e homens que foram grandes glutões ou que comiam descontroladamente me perguntarem por que deveriam sair dessa dieta segura das proteínas e dos legumes, em que tinham um território limitado, mas perfeitamente afixado e altamente seguro, em que não tinham de sofrer a tentação. Ora, é preciso ter de volta a espontaneidade alimentar e voltar a ser adulto na gestão da própria alimentação.

Na consolidação, prescrevo a caminhada em uma dose de 25 minutos por dia, não negociável. É um período muito importante, ao final do qual não apenas o objetivo do peso terá sido alcançado, mas consolidado. Caminhar é de primeira importância, não deixe de fazê-lo.

Na fase de estabilização, a missão é retomar o curso diário normal da vida, sem nunca mais engordar. Esse "nunca mais" impõe uma nova prescrição mínima, mas também definitiva. Certamente, a palavra "definitivo" é preocupante, mas posso garantir a você que quem quer que oculte sua predisposição a engordar enquanto estava em sobrepeso voltará a tê-lo. Emagrecer não modifica o corpo que emagrece. Para proteger o peso conquistado é preciso querer, aceitar ver na dieta de consolidação inteiramente desenvolvido uma base alimentar de segurança, um reagrupamento de sinais de referência que compõem uma alimentação saudável, frugal, mas altamente segura. A partir dessa base, todo o resto é submetido à espontaneidade alimentar, exceto por três medidas que erguem uma muralha de segurança e não retorno. Você já as conhece, mas é sempre bom repetir as essenciais: a Quinta-feira Proteica, o abandono dos elevadores e as três colheres de sopa de farelo de aveia.

Nessa fase, que considero, de MUITO LONGE, a mais importante, **prescrevo a caminhada em uma dose de 20 minutos por dia**. É pouco, pouquíssimo, pois é o limiar corporal da humanidade e, aquém desse tempo, o caráter humano se perde. Uma palavra forte, mas uma realidade que se traduz por reações indiretas e distantes, porém gravíssimas, pois ameaçam restringir o acesso ao bem-estar e à felicidade.

1. Na fase de ataque, 20 minutos de caminhada por dia.
2. Na fase de cruzeiro, 30 minutos de caminhada por dia.
3. Se a estagnação for superior a sete dias, passe a 60 minutos de caminhada por dia, durante quatro dias.
4. Na fase de consolidação, 25 minutos de caminhada por dia.
5. Na fase de estabilização definitiva, nunca deixe de manter 20 minutos de caminhada por dia.

A melhor maneira de caminhar

A caminhada, em associação com minha dieta para otimizar ainda mais seus resultados, não é especializada, como a caminhada nórdica, nem a que se pratica quando fazemos compras no shopping. É uma caminhada alerta, um pouco como a que você praticaria se tivesse de passar nos correios antes de ir ao trabalho, quando você não tem exatamente tempo a perder. Nem mais, nem menos.

Por outro lado, a caminhada pode ser otimizada pela modulação de seus horários, se associada a certos complementos específicos.

A caminhada digestiva

Caminhar logo depois da refeição aumenta o gasto calórico em 30%. Se na meia-hora seguinte à refeição, você se levantar para caminhar, não apenas queimará o que é necessário à própria caminhada, mas, ao mesmo tempo, aumentará o efeito térmico da digestão e o calor do corpo, o que reduz ainda mais o valor calórico da refeição. E quanto mais farta for a refeição, seja festiva ou indevida, mais elevado será o gasto. Aqui você tem uma maneira simples de consertar o erro de ter comido algo que não devia durante a dieta.

A caminhada para trás

Não se trata de se deslocar para trás, mas de usar o tempo atrás do passo de caminhada para aumenta seu gasto calórico e tonificar os músculos "esquecidos".

As pessoas que caminham sempre caminham olhando para a frente, procurando, instintivamente, o apoio do que está adiante. É o que chamamos de tempo futuro da caminhada. O pé é lançado e a coxa segue, enquanto a outra perna passa, passivamente, para trás. Esse tempo antes do movimento solicita, principalmente, os famosos quadríceps, músculos da parte da frente da coxa, sem dúvida os maiores músculos do organismo. Também solicita os abdominais e o jarrete anterior, colado à tíbia, que se levanta a cada passo para evitar que se "corte" o solo.

Para melhorar a caminhada, para aumentar seu gasto calórico e tonificar os músculos mais esquecidos, deve-se trabalhar os que gerenciam o tempo atrás da caminhada. Quando o pé termina o passo adiante e volta à posição vertical e avança passivamente para começar o passo traseiro, encarregue-se dele para fazer com que seu tempo se torne ativo. Para isso, em vez de deixar o pé levantar como um pêndulo, mantenha-o no chão por uma contração do glúteo e do músculo da parte de trás da coxa. Desse modo você dobra o gasto calórico, aumenta os músculos ativos e faz com que a caminhada solicite tanto a parte dianteira quanto a parte de trás do corpo pelo mesmo tempo de esforço atribuído.

Mantenha as costas eretas

Este é um maravilhoso complemento, que serve para todas as idades. Mantenha a postura: você provavelmente ouviu isso quando era criança e talvez tenha guardado a lembrança de quando estava na escola. Esqueça isso, pois não se trata de um exercício, mas de uma maneira de viver. Vejamos por quê. Antes, o que é, exatamente, manter as costas esticadas? É, simplesmente, manter a cabeça em alinhamento com o busto e o pescoço bem-estirado, as costas para trás e para baixo.

Para as jovens mulheres e adolescentes, caminhar com esse porte de busto e cabeça é profundamente original e confere um refinamento, uma elegância natural e muita classe. Inútil dizer que esses atributos raros são eminentemente sedutores e valorativos. Isso sem contar que se manter ereto, quando não se tem o hábito, consume muita energia, pois tal postura faz oscilar um número impressionante de músculos.

Para uma mulher ou um homem de mais de 50 anos, manter-se ereto e caminhar rejuvenesce! Como? Faça uma experiência simples, olhe ao seu redor. Um dos primeiros sinais do envelhecimento, depois das rugas, a descoloração dos cabelos e o rebaixamento da parte inferior do rosto é a postura encurvada para a frente e o pescoço atarracado. Acredito, que se manter encurvado envelhece bem mais que a silhueta e o sobrepeso.

Então, emagreça seguindo a dieta e praticando a caminhada, mas acrescente também essa postura elegante, que é infinitamente mais rara que a magreza. Basta abrir o peito, jogar os ombros para fora e empurrá-los para baixo, levantando a cabeça para cima, para alongar o pescoço.

Os quatro movimentos-chave do método para quatro tipos de flacidez do corpo que emagrece

Opções em excesso acabam com o privilégio da escolha

Quando o projeto Emagrecer toma conta do espírito de uma pessoa em sobrepeso, ela, que investe no projeto, abandona um extremo e o substitui por outro. O obeso sabe bem que o desbloqueio que o mobiliza tem apenas um certo tempo e procura estabelecer tal tempo para reforçá-lo. É dessa maneira que inúmeros sedentários procuram meios mágicos de acelerar seus gastos físicos. Assim, encontram uma infinidade de movimentos, uma avalanche de propostas; esse grande número de opções e sua incapacidade de escolher os paralisa.

Ao longo de toda a minha vida de médico confrontado com o sobrepeso desenvolvi, de acordo com a minha natureza profunda e minha personalidade, uma atitude de me responsabilizar pelas pessoas e uma predileção por um enquadramento diretivo dos meus pacientes. Não pelo gosto da autoridade, pois, sem a menor dúvida, prefiro a proximidade afetiva e a assistência, mas porque estou certo de que as instruções simples, concretas, sem ambiguidade, confiáveis e diretivas melhoram em muito o acompanhamento e a observação de tais instruções. Por esse motivo, selecionei quatro movimentos, os mais adaptados a duas preocupações: a perda de peso pela maior cobertura possível de setores musculares e a intensidade de sua combustão calórica. Tudo isso foi feito para responder ao pedido de pacientes cuja perda de peso ocasiona uma flacidez e um "excesso de pele" nos quatro territórios em que a pele mais sofre: a barriga, os braços, os glúteos e as coxas.

As quatro zonas de flacidez do corpo que emagrece	
Barriga mole e flácida	Braços sem firmeza e "pelancudos"
Glúteos amolecidos e caídos	Coxas moles

As quatro zonas vulneráveis de um corpo que emagrece

Para além de uma perda de 8 quilos, uma caminhada de velocidade se empenha entre a gordura que se elimina e a pele que se retrai. Na verdade, a gordura que derrete mais rápido que a pele não pode se comprimir, o envelope não é retrátil o bastante para seu conteúdo. Essa dificuldade de ajuste é ainda mais notável nas zonas em que a pele é mais fina ou mais solicitada.

Assim, existem quatro territórios de cuja perda de elasticidade e excesso de pele as mulheres mais frequentemente reclamam:

- A barriga mole e flácida. Quando você emagrece, a perda de peso e de tecido adiposo tem a ver tanto com o exterior quanto com o interior, com a camada de gordura que existe entre os músculos abdominais e a gordura interna que envolve as vísceras. Quando a gordura interna derrete, os músculos ficam mais tensos e o ventre parece relaxado e protuberante. Quando a gordura externa derrete, a pele fica menos firme. Depois de um emagrecimento, a pele se retrai, mas tão lentamente que precisa de seis meses para atingir sua melhor tonicidade. Além disso, não se deve mais esperar melhora, mas nada de radical deve ser experimentado antes disso. Quanto ao aspecto barrigudo do abdome, este se deve ao relaxamento da parede muscular. Para tonificá-la e conseguir uma barriga reta e musculosa é preciso trabalhar o cinto abdominal com os clássicos exercícios abdominais. Existe um número enorme de exercícios, exercícios demais para um praticante indeciso. Criei o meu, proponho apenas um. Ele basta, mas deve ser praticado todos os dias, imperativamente.

- Parte de trás dos braços: essencialmente, são as mulheres que tinham braços gordos antes de emagrecer que mais reclamam da flacidez. Depois do emagrecimento, os braços ficam menos volumosos, mas a pele não seguiu a diminuição e a parte de trás do braço balança. Para isso, também, tenho um único movimento, que serve para simplificar e esclarecer a instrução.
- Glúteos moles, caídos: os glúteos da mulher são naturalmente habitados metade por grandes músculos portadores e metade por uma espessa camada de gordura, que facilita, ao mesmo tempo, a sinalização sexual e o conforto da posição sentada. A mulher sedentária apresenta um atrofiamento de seus músculos glúteos e, quando emagrece, perde rapidamente sua camada adiposa. Assim, passa a ter glúteos moles e caídos, que fazem com que perca grande parte de seu apelo sexual. Para esse caso tão frequente, utilizo um movimento completo, único, mas suficiente.
- Coxas moles: essa flacidez diz respeito, principalmente, às mulheres do tipo ginoide, que engordam na parte debaixo do corpo — quadris, coxas e joelhos. Quando a perda de peso é muito grande, as coxas emagrecidas ficam menos firmes e seu revestimento cutâneo perde a tonicidade. Aqui também prescrevo um movimento único, capaz de desenvolver a massa do quadríceps, o maior músculo do organismo, e de voltar a conferir tonicidade aos contornos da coxa.

1. O especial Dukan

Esse movimento é meu canivete suíço, criado, a princípio, para meu próprio uso e que pratico há 20 anos. Prescrevo-o para meus pacientes há três anos, e boa parte deles o adotou. Considero esse exercício algo universal, que possui a melhor relação entre eficácia, facilidade e territórios musculares implicados. À parte a caminhada, se tiver um único exercício a conservar, peço que opte por este. Por quê? Porque ele é simples, fácil de fazer. Porque é fácil de ser integrado à vida cotidiana. Curto e rápido, pode e deve ser praticado na cama, uma vez pela manhã, ao acordar, e uma vez à noite, na hora de dormir. Porque ele é de uma eficácia excepcional. E, finalmente, porque solicita um grande leque de grupos musculares: abdominais, coxas e braços. Vejamos:

Em sua cama, na hora de acordar, ou antes do café da manhã, use um travesseiro e uma almofada para compor um plano inclinado confortável. Alongue-se, colocando as costas no plano inclinado. Dobre os joelhos flexionando-os e segure-os com os braços esticados, da maneira que preferir, seja segurando por baixo com as mãos ou do lado interno ou externo. Com essa posição semideitada, endireite o busto na vertical com a força de seus abdominais, sem usar os braços. Em seguida, desça até tocar o plano inclinado formado pelo travesseiro e pela almofada. Tente efetuar 15 movimentos sem recorrer aos braços.

Assim que tiver efetuado os 15 movimentos, recomece do zero, levantando-se não mais com o abdome, mas com os braços. Puxe seu busto até a vertical, exclusivamente com os bíceps, cuja força é muito inferior à dos abdominais. Tente, assim mesmo, efetuar 15 movimentos, o que resultará em um total de 30 pela manhã — e isto já é um ótimo começo.

À noite, antes de se deitar, recomece exatamente a mesma série e serão 60 movimentos duplos. Desde o primeiro dia você terá adquirido uma primeira base de firmeza de sua parede abdominal e de seus bíceps. Esse movimento duplo, que também mexe com os músculos das coxas, não dura mais que um minuto pela manhã e um minuto à noite.

Todos os dias, tente fazer um pouco melhor, um movimento a mais com os abdominais e um outro com os braços, de manhã e à noite, ou 31 + 31 no segundo dia, 32 + 32 no terceiro e 36 + 36 ao fim da primeira semana. O objetivo é chegar a 70 + 70 ao fim do primeiro mês e, com o tempo, fazer 100 pela manhã e 100 à noite. Quando tiver chegado lá, você verá que os 200 exercícios não ocuparão mais que três minutos do seu tempo, o que não atrapalha muito.

Nesse momento, você constatará que, graças a esse exercício que não ocupa muito tempo, mas de eficácia impressionante, a barriga que você considerava mole e protuberante terá se tornado firme e reta.

2. O especial glúteos

Esse movimento é outro que pratico todos os dias imediatamente após o primeiro, na cama, ao acordar e antes de dormir. Esse exercício é o complemento lógico, continuação lógica imediata. É espetacularmente eficaz pois, como faço todos os dias há muito tempo, todas as manhãs e todas as noites, percebo seus efeitos imediatos: as coxas, o antebraço e a parte de trás das coxas se aquecem rapidamente e sinto que se tonificam também rapidamente. Além disso, esse movimento tem, a meu ver, a grande vantagem de ser lúdico, pois, como você vai ver, causa a mesma sensação que uma cama elástica. Enfim, como o primeiro exercício, tem uma ação não apenas nos glúteos, mas nos músculos da parte de trás das coxas, os jarretes do tendão, os músculos da parte de trás dos braços. Vamos lá:

Comece por tirar o travesseiro e a almofada, pois o movimento é feito na horizontal. Deite-se de barriga para cima e estique os braços na cama, ao longo do tronco. Dobre os joelhos sobre as coxas, formando um ângulo reto.

Nessa posição, apoiando-se de um lado sobre os braços esticados e, do outro, sobre os pés e os músculos da parte de trás da coxa, faça uma ponte, levantando os glúteos em direção ao teto, até que o busto e as pernas estejam alinhadas de maneira inclinada. Assim que conseguir fazer o alinhamento, desça rapidamente até cair no colchão, voltando a fazer o movimento de ponte novamente. Esse é justamente o efeito cama elástica, que facilita um pouco o movimento e lhe permite refazer o movimento cada vez mais, até sentir o calor e a tonicidade invadirem a grande zona da parte de trás do braço, dos glúteos e da parte de trás das coxas. Um grande movimento!

Também para esse exercício, comece por fazer 30 movimentos e recomece a série à noite, na hora de dormir. Isso resulta em 60 movimentos por dia, não mais que um minuto e meio, pois os movimentos se encadeiam rapidamente. Se assim não fosse, você não conseguiria executar os 30 movimentos, o que significaria que você tem uma bacia e glúteos muito pesados e, principalmente, uma base muscular insuficiente ou atrofiada pelo sedentarismo. Nesse caso, não se preocupe, reduza o número de movimentos e saiba que esses músculos têm excelente capacidade de adaptação, e, com o tempo você conseguirá. Tente, no entanto, não fazer menos que dez elevações de manhã e dez à noite, pois sua dificuldade prova que você tem verdadeira necessidade de realizar o exercício.

E como o exercício anterior, tente adicionar mais uma repetição todos os dias, até chegar a 100 de manhã e 100 à noite. Nesse estágio, você terá um busto e uma bacia afinados pela perda de peso, tonificados e musculosos pela soma desses dois exercícios excepcionais.

3. O especial coxas

Esse movimento tem uma vantagem dupla, pois é o que consome mais calorias, uma vez que imobiliza o maior músculo do organismo, o quadríceps, que, como seu nome indica, é composto por quatro fibras musculares. Além disso, intervém em um dos territórios mais atingidos pela celulite, em que a perda de peso e a flacidez ocasionada por ela podem torná-la mole, seu pior destino.

O objetivo desse movimento é, portanto, queimar calorias e, ao mesmo tempo, reocupar com músculo firme e denso o lugar abandonado pela gordura perdida. Existem muitos e muitos exercícios que focam no trabalho dos músculos das coxas. Esse é, ao mesmo tempo, simples e eficaz, e por isso satisfaz minha busca pelo movimento único.

Para praticá-lo, fique de pé, se possível, diante de um espelho, pés ligeiramente afastados para um apoio firme e seguro. Apoie-se com as duas mãos em uma mesa ou pia. Desça lentamente até ficar de cócoras, flexionando os joelhos até que seus glúteos toquem os calcanhares. Suba novamente e recomece da posição inicial.

Esse movimento é difícil, mas extremamente performático. É, por definição, dependente de seu peso, de sua localização e de seu treino. Se você for muito pesado — mais de 100 quilos —, terá dificuldades em fazê-lo sozinho. Nesse caso, comece o movimento sem completá-lo, faça o que puder e a progressão servirá para testar sua perda de peso e a repercussão da perda em suas performances físicas. Com o passar dos dias e das semanas, emagrecendo e treinando, chegará o momento em que você poderá fazer o exercício integralmente. O segundo virá rápido e o caminho, então, se abrirá para chegar ao ideal para uma pessoa em sobrepeso. A série de 15 repetições mostrará que você já não está mais tão longe de seu Peso Certo.

Se tiver um sobrepeso simples e for capaz, desde o primeiro dia, tente fazer ao menos um movimento e conseguirá fazer a série de 15 repetições em dois dias, adicionando um movimento a mais toda vez que for possível e proibindo-se de voltar atrás, com o risco de deixar os músculos se recuperarem um pouco e continuar no mesmo nível do dia anterior. Quando tiver completado a primeira série de 15, tenha o foco nos 30, mas vá no seu ritmo, um movimento a mais por semana já é muito bom. Chegando aos 30, você terá em mãos um pequeno tesouro — coxas firmes e delineadas — e oito monstrinhos — quatro quadríceps que passarão seu tempo a queimar calorias ao longo do dia e da noite. Aproveito para lhe dar uma boa notícia a respeito de seus músculos. Quando você faz um exercício físico, a contração muscular queima seu carburante calórico. Até aí, você já sabe. Mas o que você provavelmente ainda não sabe é que, quando o exercício acaba, o músculo continua a consumir calorias. Certamente, muito menos que durante o esforço, mas sem interrupção, dia e noite, durante 72 horas para, finalmente, se apagar. Esta é a importância de encadear e articular os exercícios. O ideal é se movimentar todos os dias.

4. O especial braço mole

O braço feminino é um marcador bastante fino do histórico do sobrepeso, da espessura e da qualidade da pele e do tipo de morfologia de uma mulher. Existe uma simetria de repartição da celulite nas coxas e nos braços. A maioria das mulheres que tem celulite nas coxas também têm braços gordos. Quando essas mulheres emagrecem, perdem mais nos braços que nas coxas, o que explica que, com frequência, os braços gordos emagrecidos percam sua tonicidade e fiquem moles. Não é algo com o qual se viva bem e existem poucas soluções para esse problema frequente: os cremes são ineficazes e a cirurgia não é indicada, pois deixa muitas cicatrizes. Também para esse caso, há um leque de opções de exercícios de musculação para os braços. Escolhi esse exercício e proporei apenas ele, pois tudo que é muito complicado perturba e dilui a instrução. Esse é o meu exercício preferido, pois é simples, global e eficaz quando a flacidez não é muito marcada; e, mesmo nesse caso, o exercício nunca é vão.

O exercício também tem a vantagem de trabalhar, em um mesmo movimento, dois músculos antagonistas: o bíceps na parte da frente do braço e o tríceps, na parte de trás. Assim, toda a parte carnuda do braço é trabalhada com força para esticar novamente seu revestimento cutâneo amolecido.

Fique de pé e tenha nas mãos uma garrafa de 1,5 litro de água ou um haltere do mesmo peso. Comece o movimento com os braços esticados para baixo, seguindo a linha do corpo. Flexione o antebraço sobre o braço para levar a garrafa até o ombro. Estenda o braço para voltar à versão vertical do início e ultrapassá-la para, com os braços esticados, levar o mais alto possível para trás até chegar à horizontal ou mesmo ultrapassá-la. A primeira parte do movimento contrai o bíceps, a segunda, o tríceps, e o conjunto tonifica e aumenta a massa muscular do braço, esticando a pele que o recobre.

Esse movimento completo deve ser repetido 15 vezes, a fim de se obter um crescimento suficiente da massa muscular e colocar a pele em estado de tensão. Tente chegar ao máximo de suas possibilidades e, sentindo-se capaz de ir além, faça-o, pois um músculo só se hipertrofia quando em solicitação máxima. Quando tiver praticado as 15 repetições todos os dias durante uma semana, tente passar para 20. Na outra semana, passe para 25, até chegar a 30 movimentos sucessivos ao fim do primeiro mês. Faça ainda mais repetições se considerar necessário, mas, com 30 movimentos, tenha certeza de que terá braços mais firmes.

Por outro lado, conserve na memória que uma pele distendida por emagrecimento precisa de seis meses antes de realizar integralmente seu trabalho de retração. Passado esse prazo, não espere mais qualquer melhora espontânea.

Assim, para esses quatro exercícios, a palavra de ordem é: tonificar, endurecer a pele por dentro e esperar sua retratação plena.

Precauções e contraindicações

Quem deve, quem pode e quem não pode seguir meu método?

Caro leitor, quando você abre uma caixa de remédio, também encontra nela uma bula que explica, além de sua ação e posologia, seus efeitos indesejáveis e as precauções quanto ao uso. É exatamente o que vou propor hoje com relação ao meu método neste pequeno capítulo.

O que posso lhes dizer, antes de mais nada, é que meu método não saiu, um belo dia, acabado e definitivo de minha cabeça. Eu o construí pacientemente, sem ideia preconcebida, sem outro fio condutor senão a vontade de fazer melhor o que já existia.

Para entender melhor o meu percurso você deve saber que terminei meus estudos secundários com formação em filosofia, da qual conservei a curiosidade e o espírito crítico. Desse modo, observei o problema do sobrepeso de outra maneira, não a partir de seu ângulo energético e material de simples gordura de reserva. Percebi, muito cedo, que o sobrepeso era menos um problema de "nutrientes que de comportamentos e categorias de alimentos". O que importava para mim era menos o que se colocava na boca do que por que se colocava algo na boca.

Assim, entendi, com o passar dos anos, que se o sobrepeso resistia à medicina mais eficaz de todos os tempos, a todos os medicamentos mais agressivos, a todos as dietas propostas, a todas as campanhas governamentais e sanitárias, assim como a todas as operações comerciais sustentadas pela máquina publicitária e o marketing internacional, era porque, atrás dessa resistente e desesperadora gordura nociva e desnecessária escondia-se alguma coisa mais profunda, mais fundamental, alguma coisa que estaria inscrita na própria natureza humana.

Você deve estar se perguntando aonde quero levá-lo, você que não quer nada além de perder, justa e simplesmente, essa gordura nociva e desnecessária. Sim, eu o estou levando a um outro nível de observação e compreensão do problema do sobrepeso, aquele em que se elabora **o prazer de viver e, mais ainda, a vontade de viver**. Digo a você que, se engordou, se acumulou essa gordura nociva e desnecessária, isso aconteceu porque, mesmo que esse ganho de peso o tenha feito sofrer, você, no entanto, não deixou de comer muito, e mal. Não consigo deixar de pensar que você o fez, inconscientemente, para neutralizar um outro sofrimento ainda mais forte que o de engordar. Acredito, sinceramente, que esta seja a verdadeira causa do sobrepeso no mundo atualmente, e apenas dessa causa podem surgir a resposta e a solução. Se você me acompanhou, certamente me perguntará que sofrimento é esse que seria superior ao de engordar.

Não tenho espaço para tratar de um assunto tão importante e profundo quanto esse, mas para fazê-lo de maneira breve, sem cair no simplismo, acho que entre o que somos, nossa natureza humana original inscrita em nossos genes e a cultura atual, entre o modo de vida do primeiro homem e o modo de vida que temos agora, existe uma disparidade, uma dificuldade tão grande de adaptação QUE ELA NOS FAZ SOFRER. E que, para neutralizar esse sofrimento de gênero novo, um a cada dois adultos hoje, na França, come demais ou come mal e, por isso, engorda.

Alguns de vocês que me leem ficarão surpresos com o enunciado desse sofrimento do qual não se tem consciência. Estão provavelmente acostumados, pois o sofrimento é tão compartilhado e instituído em nossos hábitos que podemos desconhecê-lo, não percebê-lo. Olhemos de mais perto.

Quando um ser humano encontra cada vez mais dificuldade em manter um relacionamento estável e se sentir bem em uma relação complementar com seu cônjuge. Quando tantos casais criam filhos em famílias arruinadas. Quando tantos adultos são, eles mesmos, crianças traumatizadas. Quando se torna cada vez mais raro para a maioria das pessoas encontrar prazer e sentido no trabalho. Quando o *habitat* humano na cidade se paga por "metro quadrado". Quando o corpo, com sua função de equilíbrio, é desertado, e a atividade física entra em concorrência com as máquinas que erradicam as tarefas, os movimentos e gestos humanos. Quando o espetáculo e a frequentação da natureza e dos animais, aos quais somos visceralmente apegados, são abandonados por telas e pela virtualidade às quais nos sujeitaram. Quando a necessidade universal do jogo e do lúdico se restringe, para a maioria, ao uso intrusivo da televisão. Quando, enfim, o belo, o sagrado e a espiritualidade cedem ao utilitário, ao material e ao consumo. Quando todas essas fontes simples e naturais de bem-estar, contentamento e prazer de viver se acabam, um grande número de pessoas, sem necessariamente ter consciência disso, sofre nas profundezas de sua vida instintiva e emocional. E, ainda na inconsciência desses mecanismos de sobrevivência, agarram-se a tudo que boia à sua frente, para não se afogarem. Você entendeu que o alimento de gratificação, o fato de colocar coisas na boca para compensar frustrações, representa, hoje, a boia salva-vidas mais fácil de se apanhar.

Ao fazer muitas perguntas a meus pacientes e debater com eles sobre a origem e as razões de seu ganho de peso, compreendi que o que era essencial para entender o sobrepeso não eram as calorias ingeridas, mas os comportamentos que levavam a tal ingestão. Assim, a escolha das proteínas como motor da minha dieta é menos ditada por razões biológicas ou metabólicas, e, ainda menos, calóricas, que por razões comportamentais. Explico-me.

O que me interessa nas proteínas é o fato de levarem a uma perda de peso rápida e encorajadora, e o fato de essa eficácia e esse encorajamento gerarem prazer e motivação. Esse estado de contentamento e mobilização leva imediatamente às práticas que facilitam a perda de peso.

Do mesmo modo, as proteínas são difíceis de digerir e assimilar e, exatamente por isso, causam saciedade, o que evita a fome e a frustração e reforça a motivação necessária ao prosseguimento da dieta.

O fato de as proteínas serem hidrófugas e se oporem à retenção de líquidos, de facilitarem a drenagem do corpo e seu desinchaço rápido gera prazer e reforça a motivação.

Em cada uma de suas etapas, todo o meu método persegue e estimula o prazer de emagrecer e se atém a contornar ou evitar o desprazer e a frustração da dieta, uma vez que o objetivo é reforçar ao máximo os comportamentos emagrecedores.

A rapidez do começo do emagrecimento na dieta e sua eficácia, a ausência de fome ligada à liberdade de quantidades, sua estrutura em quatro fases, seu enquadramento, sua dimensão de prazer graças às inúmeras receitas disponíveis, as virtudes do farelo de aveia, seu sabor, sua consistência, a atividade física que visa a caminhada, o acompanhamento caso a caso, cotidiano e interativo pela internet, a presença de um médico encarregado de fornecer os comandos, a prioridade dada à estabilização do peso obtido, o cálculo de um Peso Certo científico, que fixa claramente um objetivo provado, a facilidade de estabelecer, sozinho, a duração da consolidação, com base em dez dias por quilo perdido, as duas refeições de gala por semana, as três medidas simples, concretas e indolores que garantem a estabilização do peso obtido pelo resto da vida com a Quinta-feira Proteica, o abandono dos elevadores e as três colheres de sopa de farelo de aveia: todos esses elementos de meu método se enraízam em comportamentos vividos como algo benéfico, comportamentos que podem se tornar hábitos com mais facilidade. Isso explica o sucesso da minha dieta em pessoas que tenham acumulado fracasso sobre fracasso com objetivos simples como apenas diminuir as calorias e prestar atenção aos nutrientes.

Eu já disse diversas vezes que espero muito desse método. Nunca imaginei, quando o construí, que teria tantos adeptos. Com a distância necessária, penso que foi justamente por ter desenvolvido comportamentos que facilitam o emagrecimento que os utilizadores de meu sistema se apegaram, se dedicaram e tiveram mais êxito que em outras tentativas.

Como praticar meu método e evitar qualquer risco atrelado à dieta

Conserve sempre na memória que o sobrepeso, a obesidade e o diabetes de sobrepeso são os responsáveis diretos por mais de 50 mil mortes por ano na França. Quando falamos em efeitos

secundários de um método de emagrecimento, devemos sempre relacioná-los com as vantagens primárias, as da sobrevivência.

Criei esse método há 35 anos. Há dez, o método é difundido e usado em cerca de 30 países e federado, atualmente, a uma comunidade espontânea de 10 a 15 milhões de pessoas ao redor do mundo. **Durante todo esse longo período de uso do meu método por tantas pessoas recebi considerável número de mensagens de agradecimento e depoimentos de sucesso, tanto em curto quanto em médio e longo prazos. Entretanto, em um terço de século, nunca fui confrontado com um incidente de percurso sequer, qualquer dano, nocividade ou uma única reclamação de qualquer utilizador.** Sim, efeitos secundários menores, mas nunca de efeito primário.

Contudo, conforme meu método estende seu território de ação, um número crescente de indivíduos em sobrepeso continua e continuará a se apropriar dele e não poderei mais estar tão presente para responder a todas as perguntas. Por isso, gostaria de ter a certeza de que ninguém vai se enganar na interpretação de minhas instruções.

A primeira recomendação é dedicada ao leitor que se lança em minha dieta com a intenção de perder mais de 7 quilos: mantenha seu médico informado de sua intenção. Melhor, peça o aval dele.

Melhor ainda, peça sua ajuda. Como?

Se for um bom clínico geral, provavelmente estará sobrecarregado de trabalho e correndo contra o tempo. Ele talvez não tenha tempo de cuidar de seu emagrecimento e de acompanhá-lo, mas pode acompanhar sua evolução médica. Ele o conhece e é o mais bem-colocado para saber se não há alguma coisa em sua saúde que possa contraindicar uma perda de peso. Ele também pode desaconselhá-lo a emagrecer se você não tiver realmente necessidade, se seu peso for considerado "normal" para a saúde.

O ideal seria que, se estiver de acordo em enquadrá-lo no seguimento de meu método, ele comece por prescrever um balanço biológico rotineiro. O que buscar? Uma dislipidemia (excesso de colesterol, o bom HDL e o mau LDL, ou um excesso de triglicerídeos), assim como diabetes ou pré-diabetes, pelo prazer de ver os níveis diminuírem, o que é praticamente sempre o caso quando reduzimos gorduras e açúcares. Quando se começa uma dieta rica em proteínas, é útil verificar a ausência de insuficiência renal iniciante ou instalada. O que é a insuficiência renal? É um rim preguiçoso, cansado ou doente. Basta incluir a creatinina e sua rapidez de eliminação com o nível de ureia na prescrição do exame de sangue para se ter uma ideia bastante precisa do funcionamento de seu rim. Em caso de insuficiência renal grave, devem ser evitadas as dietas em que o rim precisa eliminar dejetos de proteínas. Quando o rim está apenas cansado, basta beber 1,5 litro de água por dia, comer pouco sal e evitar o álcool e os medicamentos muito agressivos para o órgão, a fim de não cansá-lo ainda mais. Se o rim for apenas preguiçoso, basta beber, nada mais. Enfim, um balanço simples nos faz testar o funcionamento da tireoide, em busca de uma preguiça ou insuficiência tireoidiana. O teste tem uma dosagem de três hormônios: o TSH, o T4 e o T3. Fazê-lo antes de começar a dieta evitará forçar seu corpo, que se recusará a emagrecer e resistirá a qualquer dieta, mesmo as mais eficazes. Esse balanço é a atitude prévia que prescrevo aos meus pacientes pessoais e que recomendo fortemente a meus leitores. A descoberta de um desequilíbrio biológico grave pede acompanhamento médico, reforça a determinação de quem passa a ter consciência do problema e compreende que a perda de peso servirá para reequilibrar esses distúrbios.

O que você deve saber sobre a gestão de suas vulnerabilidades quando começa meu método

Se você está em sobrepeso, principalmente se esse sobrepeso é grande e antigo e se você tiver mais de 45 anos, tem boas chances de apresentar pequenos sinais de fragilidade, manifestações clínicas ou biológicas atreladas à alimentação pletórica e ao sobrepeso. Esse tipo de perda de peso enraizado e frequentemente resistente tenderá a estender-se no tempo. Nesse caso, como emagrecer com as melhores chances de melhorar esses sinais clínicos ou simplesmente biológicos de pletora, ou até mesmo fazê-los desaparecer? Como evitar os riscos de carência? E, finalmente, como evitar ou atenuar os efeitos secundários ou indesejáveis da dieta?

1. Se você tem vulnerabilidade aos lipídios, predisposição ao colesterol ou, simplesmente, teme ter tais problemas, preste bastante atenção para não confundir carne magra com carne gorda. Não se esqueça de que, em meu método, o porco e o cordeiro não são autorizados, e que o vitelo e o boi são autorizados com a condição de que se evite o entrecosto ou a costela de boi, muito gordurosas.

Além disso, ainda que você possa comer essas carnes sem restrições em seu caso, recomendo que privilegie o peixe, e ainda mais os peixes gordurosos, como o salmão, a sardinha, o carapau e o atum, pois seu teor em gordura limpa as artérias. A gordura dos animais de terra suja e dos peixes limpa os vasos. Enfim, consuma livremente a carne dos crustáceos, evitando o coral de todos eles, da vieira, da cabeça de camarão etc.

Por outro lado, se o caso for de colesterol alto, não se esqueça de tirar a pele do frango, de evitar os miúdos e limitar o consumo de ovos a três ou quatro gemas por semana. Coma, no entanto, quantas claras quiser: omeletes de clara de ovo à americana ou uma única gema com duas, três ou quatro claras, se tiver fome. Munido dessas precauções, você terá grandes chances de melhorar suas taxas de colesterol.

2. Se você apresenta vulnerabilidade ao açúcar, isto é, uma simples predisposição familiar ao diabetes, o início de diabates ou mesmo diabetes já instalado, é muito importante emagrecer, mas respeitando algumas regras.

- Se for diabético do tipo 1, isto é, que precisa injetar insulina, você necessita não apenas de um clínico geral, mas também de um especialista em diabetes. Em seu caso, o risco não é mais a hiperglicemia, mas a hipoglicemia momentânea, forte fonte de mal-estar. Minha dieta pode lhe ser muito útil, com a condição expressa de ser integralmente acompanhada por seu especialista em diabetes, que deverá adaptar sua necessidade de insulina ao emagrecimento. A melhor maneira de tornar segura a dieta de um diabético dependente de insulina é integrar três panquecas de aveia à sua alimentação: uma de manhã, no café, uma no almoço e uma no jantar. O farelo de aveia torna mais lenta a absorção de açúcares e hidratos de carbono muito rápidos, evitando os picos de insulina responsáveis pela hipoglicemia. Isso não vai curá-lo, mas você sentirá menos necessidade de insulina, ou seja, estará melhor que antes.

- Se for diabético do tipo 2, não tratado com insulina, mas com antidiabéticos orais, meu método é ideal para você, pois associa perda de peso e exercício físico. É, contudo, indispensável falar com seu médico, pois o diabetes é uma doença que deve, imperativamente, permanecer sob controle. Em seu caso, coma muito peixe, alterne dias de proteínas puras e de proteínas com legumes, consuma uma panqueca de aveia por dia: uma de manhã e uma à noite, pelo prazer, por seu efeito de saciedade e para facilitar o controle de sua diabete. Em seu caso, a glicemia da manhã será reduzida em pouquíssimo tempo. Se tiver um contador de glicemia, poderá constatar a redução desde a primeira semana.
- Se for apenas pré-diabético, se tiver tido um aumento de diabetes graças a uma ou diversas gestações ou se tiver uma hereditariedade da doença, um parente direto que seja ou tenha sido diabético, meu método é feito para você. Fale a respeito com seu médico e siga-o o mais perfeitamente possível, pois você pode simplesmente se "curar", interromper o caminho que poderia levá-lo a esta doença.

3. Se apresentar uma vulnerabilidade renal, é importante que você saiba a respeito. O que é, exatamente, uma fragilidade renal? O rim é o órgão de purificação do organismo. Ele filtra o sangue de modo permanente, para que se livre de seus dejetos. Como para qualquer órgão, existem rins geneticamente mais performativos que outros, rins que foram fragilizados por doenças, cálculos, infecções e, finalmente, rins de mulheres freadas por uma grande sensibilidade dos hormônios dos ovários, gestações, pré-menopausa, retenção de líquidos. Também há doenças graves dos rins, que colocam todo o seu funcionamento em perigo: as insuficiências renais.

- Se for uma insuficiência renal grave, podendo levar à obrigação de diálises regulares, é claro que as dietas, quaisquer que sejam, não são indicadas nesses casos, e ainda menos as ricas em proteínas, pois seu metabolismo libera dejetos que o rim teria dificuldade em eliminar. Em geral, tais casos são antigos, claramente identificáveis e seguidos de internações em hospital. Se houver um grande sobrepeso ou uma obesidade ameaçadora, devem ser acompanhados por um médico, um nefrologista que deve se encarregar das decisões e responsabilidades. Desaconselho veementemente o seguimento da minha dieta a quem tem insuficiência renal.

- Pode se tratar de uma insuficiência renal mais leve, sem manifestação clínica, mas visível nos balanços biológicos e marcadores renais, como a ureia, a creatinina e os índices de filtro do rim. Quando tais marcadores estão enfraquecidos, a intervenção de seu médico será particularmente útil. Ele saberá se a elevação dos marcadores tem ou não consequências e saberá seguir a evolução de balanços repetidos. Apenas ele pode falar sobre o risco do sobrepeso e do acúmulo de dejetos.
- Finalmente, existem os rins preguiçosos ou insuficientemente drenados, que manifestam sua preguiça apenas por uma tendência marcada à retenção de líquidos. Nesses casos, é importante beber bastante água para facilitar o filtro renal, mas sem passar de 1,5 litro por dia, para não correr o risco de reter essa água. Também é importante reduzir o consumo de sal e de alimentos ricos em dejetos, como os embutidos, as conservas, os pratos industrializados, o álcool. Em todos os casos de preguiça renal, é igualmente indispensável solicitar a opinião de seu médico, que deve verificar a função renal e observar as flutuações ao longo de toda a dieta.

Dieta e carências

Toda dieta, qualquer que seja, pode, se for malseguido, ou exageradamente restritiva, gerar insuficiências de micronutrientes ou deficits que podem ir, em casos extremos, até carência. Contudo, é importante lembrar que as carências são extremamente raras hoje em dia. Descobriu-se a primeira vitamina, a vitamina C, em marinheiros privados de legumes frescos durante muito tempo, mais de seis meses, que desenvolveram uma carência chamada escorbuto, reversível com a introdução de legumes verdes. Desde que comecei a trabalhar com nutrição, vi deficits vitamínicos, mas nunca uma verdadeira carência.

Meu método alimentar, como você já sabe, começa por uma fase de ataque que visa o consumo exclusivo de 72 alimentos proteicos magros. Esta fase costuma durar entre dois e sete dias, de acordo com o número de quilos que se deve perder, isto é, em média, quatro dias para uma pessoa que tenha 10 quilos de sobrepeso. Em quatro dias, não há QUALQUER risco de deficit, mesmo o mais leve, e ainda menos de carência.

A entrada em fase de cruzeiro adiciona 28 legumes ao consumo, utilizados em alternância com as proteínas, até que se atinja o Peso Certo.

Vejamos quais são os riscos de deficit ao longo dessas duas primeiras fases, em que o corpo se concentra na perda de peso. A partir da terceira fase de consolidação, todas as famílias de alimentos são representadas e a questão do déficit deixa de existir.

A primeira das carências a se temer ao longo da dieta é a insuficiência de proteínas. Existem dietas loucas, como a dieta Citron, a da Sopa de Couve ou a de Beverly Hills, concentrada apenas no consumo de frutas exóticas. Como o corpo humano não sabe sintetizar as proteínas de que precisa, a cada oito horas ele reage imediatamente, começando a buscá-la em seus músculos a partir da nona hora. O resultado dessa busca em fontes musculares é a perda do brilho da pele, dos cabelos, das unhas e um enfraquecimento da mineralização óssea, o que eleva o risco de osteoporose. Dando livre acesso às proteínas, meu método alimentar é, provavelmente, o que tem menos risco desse tipo de carência, pois autoriza seu consumo "à vontade". De todas as dietas, é a que tem melhores chances de não reduzir a massa muscular.

Com relação às vitaminas, existem duas famílias. A primeira é daquelas que têm fundamento nos lipídios e são transportadas na gordura dos alimentos. Chamam-se vitaminas lipossolúveis, as vitaminas A, D e E. A segunda é a das solúveis em água, que vêm principalmente dos legumes e das frutas: são as vitaminas hidrossolúveis. É relativamente fácil evitar os deficits vitamínicos, escolhendo bem entre os 100 alimentos autorizados.

As vitaminas lipossolúveis

Vitamina A

É fornecida principalmente pelo fígado de galinha ou vitelo, pelo ovo, pelos peixes gordurosos, como a sardinha, o salmão, o atum e o carapau. Mas a principal fonte de vitamina A vem mais facilmente de seu precursor, o betacaroteno, que se apresenta de maneira muito rica em certos legumes autorizados à vontade em minha dieta: espinafre, salsinha, cenoura, vagem e endívia. Logo, é difícil que essa carência ocorra.

Vitamina D

É principalmente sintetizada pela pele sob ação de exposição solar. Sua melhor fonte alimentar, além do clássico óleo de fígado de bacalhau, atualmente abandonado, é simplesmente o salmão, o alimento mais consumido pela maioria de meus pacientes e leitores, seguido da sardinha, do ovo, do arenque e, mais de longe, dos cogumelos frescos. No inverno europeu, grande parte da população carece de vitamina D, o que pode ser visto no balanço biológico que seu médico terá aconselhado e prescrito. É preferível, nesses casos, que haja um suplemento da vitamina.

Vitamina E

É veiculada pelo corpo gorduroso e, mais especificamente, pelos óleos, mas também é encontrada nas fibras cereais. Ao longo das duas primeiras fases, de ataque e cruzeiro, você consumirá essa vitamina com o farelo de aveia, o cacau (inclusive o desnatado), o ovo e o fígado, além de encontrá-la na carne, nas aves e, principalmente, nos peixes.

Para as vitaminas solúveis

Grupo de vitaminas B

Com a exceção da vitamina B12, as vitaminas desse grupo são, de certa forma, encontradas em todos os 100 alimentos da minha dieta, especialmente no farelo de aveia, mas também, em grandes quantidades, na levedura de cerveja, cujo consumo aconselho para toda a sua vida.

Quanto à vitamina B12, trata-se de uma vitamina rara e crítica, pois pode levar facilmente a anemias graves, especialmente no caso frequente das mulheres que assimilam mal o ferro. Em minha dieta, esse risco não existe, pois ela abunda em vitamina B12 e ferro; ambos essencialmente presentes nos alimentos de origem animal: carnes, aves, peixes. Os vegetarianos podem encontrá-los em quantidades notoriamente menores nos ovos e nos laticínios, mas os vegetarianos puros, que não se dão o direito de consumir ovos e laticínios, devem imperativamente aceitar uma substituição medicamentosa, a fim de evitar o deficit e a carência, que podem ser extremamente perigosos.

Vitamina C

Tem a reputação de ser o apanágio de frutas não representadas nas duas primeiras fases. Isto não é verdade: encontramos essa vitamina em praticamente todos os legumes; sem dúvida, em quantidade ínfima na maior parte deles, mas em certos legumes com um teor bem superior à média das frutas. É o caso do pimentão e dos repolhos (duas vezes mais que a laranja), e de maneira menos concentrada no tomate e na vagem. Mas o campeão de fonte de vitamina C é a salsinha, que está no pódio, bem perto do kiwi.

Os riscos de deficit em micronutrientes

O ferro é um micronutriente cuja carência é muito frequente nas mulheres, especialmente no caso de fluxo menstrual intenso ou com pouco espaço de tempo entre um ciclo e outro. Esse risco não existe em minha dieta, rica em alimentos de origem animal, como a carne, as aves, o peixe, que são grandes fornecedores de ferro.

O selênio também está muito presente nos produtos de origem animal: carnes, peixes, aves, frutos do mar, especialmente a ostra, que tem o troféu de melhor teor desse micronutriente.

O zinco é bem-representado pelas proteínas de origem animal — carne, leite, ovo —, mas as campeãs de todas as categorias são as ostras e os mariscos mais comuns.

O problema do sal

O consumo de sal na França,é de duas a três vezes superior ao normal,sem se contar as dietas. Em minha dieta, desaconselho o excesso de sal. Entre os 100 alimentos de minhas duas primeiras fases — ataque e cruzeiro —, apenas o salmão defumado, os presuntos magros e a carne de caça são industrialmente salgados. Quando se está sujeito à hipertensão arterial, é aconselhável privilegiar o salmão marinado e reduzir o consumo de carne de caça — e, se possível, comprar o salmão cortado na hora, não já embalado.

As fibras em minha dieta

Há um século o consumo de fibras diminuiu consideravelmente, por causa do refinamento de farinhas e um ínfimo consumo de alimentos que as contêm. Na França, o consumo médio de fibras passou de mais de 30 gramas por dia para 15-20 gramas. **Nove em dez franceses não consomem fibra suficiente.**

Ao longo do período de emagrecimento propriamente dito de meu método — ataque + cruzeiro —, a fonte de fibras vem dos legumes e se torna insuficiente, mas se normaliza com o consumo do farelo de aveia, extremamente rico em fibras.

Concluindo essa visão panorâmica dos eventuais riscos de carência durante minha dieta, é claro que, para evitar qualquer deficit em micronutrientes, deve-se começar por comer de acordo com sua fome, pois, comendo aquém do mínimo diário de calorias é difícil evitar a insuficiência. Lembro mais uma vez que a quantidade de calorias não é limitada e que querer reduzi-la para obter melhores resultados não tem senão uma importância limitada. A limitação de calorias deve ser reservada apenas aos períodos de estagnação. Para o obeso, a quantidade de peso a ser perdida aumenta a duração das fases de emagrecimento e pode aumentar o risco de deficit. Nesses casos, aconselha-se associar um complexo multivitamínico à dieta, até que se chegue ao Peso Certo, pois este complexo exclui *de facto* e imediatamente qualquer risco de deficit.

Resposta às críticas e reações que meu método e seu sucesso puderam criar. Respondo aqui para desarmá-las e esclarecê-las, a fim de que não interfiram no bom andamento da sua dieta.

Desde que meu método adquiriu, graças à sua audiência, o surpreendente status de fenômeno de sociedade, certos jornalistas, ávidos por polêmica, procuraram contraditores para colocar comigo na arena. Foi assim que alguns médicos — nutricionistas que conheço há décadas e que nada tinham a dizer sobre meu método enquanto sua existência não os afetava — começaram a expor suas restrições a ele e até mesmo a atacá-lo.

Vivemos em liberdade e em democracia, e sei que, quando se muda a ordem das coisas, quando se inova e se tenta modificar o que existe, e principalmente quando se consegue fazê-lo, deve-se esperar o descontentamento dos que estavam confortavelmente instalados nessa antiga ordem. Tais pessoas têm o direito de defender seus interesses e sua posição. É a regra do jogo, eu a conheço, pois foi criada ao longo de toda a história das ciências e tecnologias. Se fossem apenas ataques direcionados a mim, não responderia, mas elas são a causa e a missão que estabeleci para mim mesmo, que dizem respeito a milhões de pessoas na França, pessoas que me buscam, cujos sofrimentos, dificuldades incorridas e descontrole conheço bem.

Liberdade, direito de expressão, sem dúvida, mas quando se é médico e quando se fez um juramento, é preciso saber se livrar dos egos, interesses pessoais, vontades fervorosas de defender o próprio domínio e posição social e econômica, para se elevar e levar em conta o interesse geral das doenças e dos sofredores sobre os quais se é responsável. Essa responsabilidade exige a imparcialidade com relação aos métodos sobre os quais repousam os tratamentos que se dispensa, e os métodos novos que podem contrariá-los.

Os críticos se dividem em dois polos: o das poucas calorias e sua contagem e o segundo, do mundo da psicoterapia.

Resposta global ao dogma das poucas calorias, que paralisam qualquer inovação na luta contra o sobrepeso

A maioria dos nutricionistas defende as poucas calorias, único ensinamento da faculdade na época em que todos nos formamos. Essa teoria nasceu no dia seguinte à última guerra, um período em que, não nos esqueçamos, a epidemia do sobrepeso ainda não existia. Antes da guerra, raros eram os casos de obesidade hormonal, e casos um pouco menos raros de sobrepeso, então considerados algo relacionado ao domínio da sedução feminina. Ao fim da guerra, desdobram-se, secretamente, os primeiros desenvolvimentos do sobrepeso, ligados à irrupção do consumo e da abundância, depois de seis anos de guerra e privações.

Nessa época, nascia a nutrição, e os que a concebiam não tinham qualquer referência, qualquer experiência real e, para se tranquilizarem e "imporem seu domínio", quiseram fazer dela não apenas uma verdadeira ciência, mas uma ciência exata, à imagem da física e da química, tão triunfantes. Disso, nasceu a famosa "equação energética do sobrepeso", que aplicava ao homem o modelo da máquina e das leis da termodinâmica. Assim, tal equação afirmava que engordávamos por consumirmos mais calorias do que gastávamos. Aparentemente e matematicamente inatacável, era uma maneira grandiosa de superar os obstáculos. Levando a teoria a consequências lógicas, devia-se comer menos e de tudo. Cinco módulos de dieta surgiram disso, um de 1.800 calorias para uma pessoa que deveria gastar 2 mil, um outro módulo, de 1.500 calorias, um de 1.200, um de 900, até chegar a 600 calorias, nos casos de maior resistência.

Essa teoria, que assemelha o homem a uma máquina, só tem sentido quando aquele que come não tem acesso à alimentação. É o caso do bebê, que só pode comer o que a mãe lhe coloca na boca, o do prisioneiro, cuja alimentação é confiada ao carcereiro, ou o do animal de laboratório. Esses três devem aceitar o número de calorias que lhes é imposto e fornecido pela pessoa que decide por eles, e todos os três vão emagrecer se gastarem mais calorias do que recebem.

Contudo, para uma mulher ou um homem livre para escolher suas provisões, que acaba comendo em resposta a seu estresse, suas insatisfações ou sua insuficiência de bem-estar, quem pode garantir que aceita se ater ao número de calorias imposto? Aderir à teoria das poucas calorias é imaginar que o homem reage com a docilidade de uma máquina ou de um computador. É esquecer que esse mesmo homem é um ser de carne, de emoções e afetos e que, quando a emoção se torna estridente, a contagem de calorias passa imediatamente para segundo plano. Ainda mais quando não é simples calcular o que se consome, e, ainda menos simples, ter de se limitar às quantidades para poder comer um pouco de tudo. Quem se contenta com apenas um quadradinho de chocolate? Uma de minhas pacientes me dizia que, quando uma barra era aberta, não podia parar até chegar ao último quadradinho. Todos os animais superiores, e mais especialmente os mamíferos que somos, são **programados para não parar de comer enquanto sentem necessidade ou vontade.**

Essa teoria, puramente termodinâmica, construída em bases ruins, conseguiu ser artificialmente mantida enquanto a população com sobrepeso continuava limitada. A partir dos anos 1990, a progressão do sobrepeso disparou e o monopólio imposto pelas poucas calorias deixou o campo livre, causando um erro considerável na luta contra o sobrepeso. Desde 1950 o método das poucas calorias, modelo de nutrição acadêmica, reina em suserania implacável e é possessivo com sua autoridade. Por esse motivo dificultou o caminho de qualquer evolução e a aparição de qualquer inovação. Impor uma terapia oficial pouco eficaz e uma linha de defesa da qual o invasor ri é deixar a doença prosperar, é deixá-la, lentamente, atingir o estágio de complicação, é permitir que os gordos e obesos se enterrem na patologia cardiovascular, no diabetes, na hipertensão arterial. É correr o risco de ver um obeso diabético e hipertenso morrer por causa de seu sobrepeso. Tal atitude de laxismo interesseiro tem um nome: "não assistência à pessoa em perigo." Hoje tenho a extraordinária sorte de propor um método que uma comunidade internacional de 15 milhões de leitores, no momento em que escrevo, adotou com entusiasmo. Em um mundo individualista e pouco solidário, uma reunião de indivíduos não interesseiros, participativos, benévolos e militantes reforça o respeito e nada deve ao acaso. Milhões de pessoas mantidas tanto tempo em impotência e descontrole descobrem uma saída, apropriam-se dela e não querem mais ficar sem ela.

Diante delas, os inflexíveis defensores desse velho dogma continuam a proteger seu território, deixando o campo livre ao sobrepeso. Esses contraditores são médicos, cientistas. Foram formados para saber ler estatísticas e aferir as consequências do fracasso de um método. Nutricionistas recebem pacientes que pedem sua ajuda e constatam, como eles mesmos dizem, que nada podem fazer por esses. Chegam a escrever livros para dizer que as dietas não funcionam. Ao mesmo tempo, foram os primeiros a ver meu método se constituir e crescer em poder ao longo dos últimos dez anos. Não podem ocultar o impulso que esse método suscita e sabem, porque me disseram em particular tantas vezes, que meu método é provavelmente o mais natural que existe, tanto por seus alimentos autorizados quanto pelos comportamentos a que induz.

Os partidários da não dieta

No estado atual da luta contra o sobrepeso, gostaria de falar sobre uma corrente de pensamento original, surpreendente, provocadora, que propõe nada menos que abandonar as dietas na luta contra o sobrepeso. A teoria, de origem anglo-saxã, foi retomada na França por intervenientes próximos da psiquiatria, mais particularmente da psicanálise. Esse movimento de aparência inofensiva e impertinente é altamente subversivo. Por sua ação, aceita tacitamente a evolução da espécie humana para um tipo gordo. É uma maneira resignada de regular o problema do sobrepeso, abaixar os braços diante do inimigo, oferecer-lhe as chaves da fortaleza sitiada — um movimento que tem o mérito da franqueza e da clareza, mas que poderia criar um grande erro na luta contra o sobrepeso, caso não fosse tão confidencial.

Na França, os membros são representados por uma associação chamada G.R.O.S., Grupo de Reflexão sobre a Obesidade e o Sobrepeso. Os cabeças são o doutor Apfeldorfer, psiquiatra, e o doutor Zermati, médico atleta com perfil de psicólogo. As ideias defendidas por essa associação não são novas, mas foram forjadas nos Estados Unidos, no movimento freudiano, nesse mesmo país em que o pai da psicanálise, Sigmund Freud, ao chegar a Nova York, diante do acolhimento triunfal que lhe reservaram, disse em aparte: "Se soubessem que lhes trago a peste..." Um século depois suas previsões continuam válidas.

O que diz o G.R.O.S.? Para seus fundadores, o sobrepeso e a obesidade seriam causados pela prática de dietas. As pessoas engordariam por terem seguido uma dieta e por terem engordado novamente, sucessivamente, até chegarem à obesidade. Para o doutor Zermati, que tem, segundo suas próprias palavras, alergia à palavra dieta, "dietas não funcionam" — ele evoca estatísticas que revelam que 95% das pessoas que tenham seguido uma dieta e emagrecido acabam por engordar novamente. Ambos estimam que a dieta, principalmente quando se mostra eficaz, representa um trauma capaz de criar verdadeiros distúrbios no comportamento alimentar.

O doutor Apfeldorfer tem formação em psiquiatria e nutrição. Está acostumado a receber pacientes que sofrem de distúrbios de comportamento alimentar de ordem psiquiátrica, pacientes que evoluem, desde a adolescência, ou mesmo mais cedo, para a anorexia ou a bulimia. Com muita experiência nessas patologias caracterizadas, tem um olhar desesperado sobre o fenômeno do sobrepeso atual. Desse modo, toma uma parte pelo todo. Certamente, existe, na França, um certo número de casos de distúrbio alimentar, pessoas em grande sofrimento, vulneráveis, para quem a dieta, e ainda mais a restritiva, não é, de maneira alguma, a solução. Precisam, fundamentalmente, de psicoterapia e tratamento. E, no fim das contas, não há 20 milhões de casos do tipo na França, mas, ao todo, algumas centenas ou milhares de pessoas com tal problema. Os intervenientes do G.R.O.S. não levam em conta essa profunda diferença, e se apegam ao mesmo discurso para todos os gordos. O que propõem aos 20 milhões de franceses com sobrepeso ou obesos? Antes, dizem-lhes que aceitem seu sobrepeso; e, em caso contrário, que afrontem sua obesidade com um argumento mágico: o retorno às sensações e aos comportamentos alimentares do homem primitivo. "Esqueça as dietas e concentre suas sensações de fome, coma apenas quando essa sensação der sinal e pare assim que se sentir satisfeito." Isto é, alimentar-se com o frescor dos reflexos do primitivo bem-integrado na natureza mãe.

Mas, afinal, senhores Zermati e Apfeldorfer, em que mundo vocês vivem? Vocês nunca observaram que essas sensações e mensagens arcaicas do corpo não fazem mais parte deste mundo? Em minha longa vida de médico, devo ter conhecido dezenas de milhares de pessoas com sobrepeso, homens e mulheres que engordaram justamente por causa de sua relação com o alimento, aproveitando o poder e a sensação que os alimentos causam para se adaptar à adversidade de todas as formas. Nunca encontrei um sequer que tenha conservado o traço desses mecanismos arcaicos, esperando o sinal de sua fome para comer e o da saciedade para parar. Tudo isso existiu quando vivíamos em um âmbito natural, em meio a proteínas de patas bem vivas, que corriam e se defendiam, e a vegetais que os outros animais, especialmente o pássaro, colhiam melhor que nós. Todo esse belo equilíbrio desapareceu há 10 mil anos, com os primeiros criadores e agricultores, depois, com a entrada progressiva na terra da abundância e, últimos avatares dessa evolução, com o consumismo, a propaganda, a incitação perpétua. Vivemos em um mundo em que o instinto é destruído por todos os lados. Colegas obstetras constatam, com tristeza, que grande número de novas mães não sabe segurar seu bebê nos braços com naturalidade. E, atualmente, quem come por fome? Em países ricos, quando se engorda, isso se deve mais a comer para se tranquilizar e para evitar a retenção do estresse do que por fome, e só se para quando se está mais calmo, o que pode levar tempo. Ouça o depoimento dos que se levantam à noite e dão uma volta na cozinha antes de voltarem a dormir.

Estive duas vezes no mesmo palco de televisão com os doutores Zermati e Apfeldorfer, e todas as vezes os ouvi afirmar ao nosso auditório que as pessoas com sobrepeso não apenas podiam, mas deviam comer chocolate ou qualquer outra confeitaria ou alimento adorado toda vez que sentissem vontade. Sua instrução tem o mérito de ser clara: não devemos nos privar de nada, pois a privação é "tóxica, frustrante e contraprodutiva". Para teorizar sua posição utilizam uma expressão-conceito, que agrupa todo o seu sentido: restrição cognitiva. Para traduzir de maneira simples, quem quer que não se fie exclusivamente em seus instintos e na sabedoria inata de seu corpo, que leia os rótulos dos alimentos e seja influenciado pelas informações nutricionais fornecidas pela ciência, restringe-se voluntária e conscientemente, de maneira "cognitiva". Com efeito, pensar consciente, intelectual e voluntariamente sobre nossa alimentação perturbaria nossos comportamentos inatos de mamífero e nos faria engordar.

Recebo pacientes em sobrepeso há 40 anos e acredito conhecer bem a psicologia ligada ao sobrepeso e à obesidade. Vivemos todos imersos em um mundo forjado pelo âmbito econômico. Sim, esse novo modo de vida é rico, estimulante, exacerba a velocidade e o funcionamento de nossas dezenas de milhares de neurônios cerebrais, mas isso tem um preço: ele troca satisfações essenciais, profundas e naturais, por satisfações de superfície, efêmeras e baseadas no consumo. Negligenciamos os meios simples e naturais de satisfação e bem-estar para nos fartar de coisas insignificantes. Nunca se deve esquecer que existem em nós instalações programadas para a obtenção do prazer, comportamentos integrados em nossos genes que pedem alegria e vontade de viver. Quando os grandes caminhos que levam ao contentamento de viver e à felicidade são obstruídos, uma sede de insatisfação se instaura, em todos os pontos semelhante à sede normal, uma apetência que utiliza processos biológicos de urgência para fabricar satisfação em qualquer forma que seja. Nessas condições, o alimento se torna um valor de refúgio simples, pouco oneroso, concreto e encarregado da evolução do ser vivo e das espécies do mais forte poder gratificante conhecido. Isso explica por que um a cada dois adultos na França, e dois a cada três nos Estados Unidos — país onde o modelo econômico é o mais violento e onde o consumo e a propaganda são mais operacionais —, se encontram acima do peso.

Devemos, por isso, refazer o mundo? Devemos nos tornar propagandofóbicos, aceitar o sofrimento do sobrepeso e o desvio em direção a uma mutação cultural, que faria da espécie humana uma espécie adiposa? Uma de minhas pacientes me disse, certo dia: "Doutor, sou viúva, aposentada, e meus filhos moram longe de mim. Quando volto para casa à noite, sinto-me sozinha, como se sentisse frio. Coloco a mesa e como, como até sentir menos frio, a vida se aquece em mim e posso dormir com a sensação de que tive minha dose. Quando você entra em um cômodo frio, doutor, imagino que vá até o aquecedor. Bem, isso é exatamente o que faço quando não me sinto muito feliz, e tenho certeza de que não sou a única."

Para concluir, a todos vocês que intervêm na luta contra o sobrepeso, que venham de um establishment conservador com essa ultrajante e desumana contagem de calorias, que venham da *psy connection*, peço um momento de reflexão objetiva. Tive a sorte de ter despertado um feixe de luz que criou muita esperança a respeito do meu método. Proponho que se unam a mim, pois preciso de vocês. O que representam os 13 milhões de pessoas unidas em torno de meu polo de resistência, quando ainda há 1.300 milhões que poderiam estar incluídos nesse ciclo virtuoso? Recentemente, meu livro foi publicado nos Estados Unidos, na China, na Rússia, no mundo árabe e no Brasil. Em todos esses países haverá um site operacional na internet, em todos os pontos semelhante aos que funcionam na Inglaterra e em todos os países de língua inglesa, na Espanha e nos países da América do Sul. Vocês sabem que não existem nutricionistas suficientes para encarar de frente a epidemia do sobrepeso no mundo. A internet e um *coaching* personalizado, cotidiano e interativo devem ser aprimorados dia após dia para se tornarem o futuro dessa luta. Nunca me resignarei a aceitar uma humanidade "gorda", pois não seria um progresso, mas um sinal de decadência. Não se deve contar calorias, não se deve tirar o crédito das dietas ou contar com uma regulação fisiológica totalmente submersa. É preciso lutar e convencer nossos pacientes com sobrepeso a aceitar mudar de muleta, a abandonar o alimento de compensação para encontrar, justamente nesse combate, o verdadeiro remédio contra o enfraquecimento do prazer e do bem-estar. Proponho a todos os meus pacientes e todos os meus leitores, como você, que realizem um projeto de vida, sem dúvidas difícil, mas que os fará reencontrar a própria identidade, beleza, poder de sedução, bem-estar, leveza, saúde e confiança, o retorno da autoestima. Tantas mercadorias comestíveis e preciosas que nos fazem bem, em vez de nos enterrarmos, em gemidos, no sobrepeso.

A posição dos políticos e órgãos de saúde a respeito do sobrepeso

Em todos os grandes países do mundo o problema do sobrepeso teve, ao longo dos últimos dez anos, a dimensão de uma epidemia, cujas consequências para o homem e para a economia se tornaram intoleráveis. Em todos os lugares, políticos em busca de economias de gestão e do interesse público se inclinam sobre o problema para compreendê-lo e responder a essa urgência. Não sendo médicos, e menos ainda praticantes de campo, encarregam sua administração de instruí-los com tais questões. Essas mesmas administrações nomeiam seus especialistas, por sua vez. E esses são escolhidos no establishment mais acadêmico, entre os quais os inflexíveis defensores das poucas calorias. Isto é o mesmo que ser juiz e partidário, sua interdição de ter uma opinião imparcial sobre essa questão. Esses especialistas, que se cooptam há 60 anos, conservam, invariavelmente, as conclusões protetoras do sistema no Estado. Confrontados ao fracasso patente do sobrepeso, continuam a defender o equilíbrio, o pacifismo diante de um inimigo que mata mais que os acidentes nas estradas e o cigarro, juntos.

Quando se decide tomar as armas para lutar contra uma calamidade tão presente quanto o sobrepeso e a obesidade, deve-se aceitar correr alguns riscos. Melhor ainda, esses riscos devem ser reivindicados, circunscritos e medidos em comparação aos benefícios esperados. A história do universo, da vida e das espécies, a história do progresso humano, das ciências e da medicina, toda essa fenomenal caminhada adiante só foi possível graças ao caminho repleto de riscos. Sob sua aparência bonachona, o sobrepeso é uma das marcas mais significativas da dificuldade do homem em encontrar o bem-estar no mundo contemporâneo, pois é o testemunho do descontrole e do afastamento de seu ambiente natural. O sobrepeso não é apenas um barômetro que anuncia a tempestade, mas a própria tempestade, e o papel dos que estão no comando é considerar, ao mesmo tempo, seu perigo para o indivíduo e seu custo para a sociedade.

Saiba mais sobre a Dieta Dukan em:

www.dietadukan.com.br

Este livro foi composto na tipologia ITC Cheltenham Std,
em corpo 10,5/15, e impresso em papel off-white,
no Sistema Cameron da Divisão Gráfica
da Distribuidora Record.